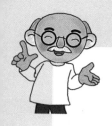

通俗 趣味 科学 实用

大众医学**80**讲

DAZHONG YIXUE 80 JIANG

董明强　编　著

健康四大基石　生命五大杀手
体检四大功能　并存两大医学
中西四大差异　看病两大选择
就医十大技巧　人体十大系统
营养七大要素　病原八大类别

河南科学技术出版社
·郑州·

内容提要

本书以讲解大众化医学知识为宗旨，分10章、80讲，较详细地介绍了养生防病的健康四大基石，威胁人类生命健康的五种疾病，中西医之间的交汇与差异，就医的两大选择和十大技巧，人体的十大系统，七种营养素和八类病原微生物等，语言通俗易懂，配以歌诀、象形诗歌、插图等内容，集科学性、趣味性和实用性于一体。本书适合所有关心身体健康、对医学有兴趣的朋友阅读，特别是那些经常和医院打交道的中老年朋友，读后定会有所收益。

图书在版编目（CIP）数据

大众医学80讲/董明强著. —郑州：河南科学技术出版社，2021.3

ISBN 978-7-5725-0296-5

Ⅰ.①大… Ⅱ.①董… Ⅲ.①医学—普及读物 Ⅳ.①R-49

中国版本图书馆CIP数据核字（2021）第026321号

出版发行： 河南科学技术出版社
北京名医世纪文化传媒有限公司
地址：北京市丰台区万丰路316号万开基地B座1-115 邮编：100161
电话：010-63863186 010-63863168
策划编辑： 杨磊石
文字编辑： 郭春喜
责任审读： 周晓洲
责任校对： 龚利霞
封面设计： 吴朝洪
版式设计： 崔刚工作室
责任印制： 苟小红
印　　刷： 北京盛通印刷股份有限公司
经　　销： 全国新华书店、医学书店、网店
开　　本： 850 mm×1168 mm　1/32　**印张：** 10.875　**字数：** 278千字
版　　次： 2021年3月第1版　2021年3月第1次印刷
定　　价： 39.00元

如发现印、装质量问题，影响阅读，请与出版社联系并调换

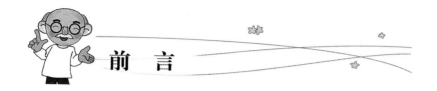

前　言

　　医学是研究人体的结构、功能，并通过科学方法及技术手段治疗和预防各种疾病的一门学科。大众指的是并非学医和从事医务行业的广大民众。医学貌似非常深奥，却与人们生活的方方面面息息相关，可以这样讲，没有一种学科像医学这样与民众如此贴近。上过医学院校的朋友都知道，学医学制长、学科多，需要记、诵的东西也很多。作为一个并非学医、懂医的普通民众，要系统学习和掌握医学知识很不现实，但粗略地了解一点人体结构和医学相关知识，对于养生防病、求医看病、体检和阅读体检报告等，都是非常有益的和必要的。于是，"大众医学"就有了诞生和存在的价值。

　　这本《大众医学80讲》，就是基于以上考虑写成的。本书共分10章80讲，涉及内容比较广泛。

　　第一章"健康四大基石"，分别从合理膳食、适量运动、戒烟限酒和心理平衡这四个方面讲解养生防病知识；第二章"生命五大杀手"，讲解糖尿病、高血压、冠心病、脑血管病和癌症这五种严重危害人类健康的疾病概况；第三章"体检四大功能"，讲解如何选择体检项目、体检的注意事项、解读体检报告和体检的四项功能等有关体检的一般常识；第四章"并存两大医学"，讲解中医、西医的基本概况，两医之间的交汇；第五章"中西医学四大差异"，讲解中医、西医之间在诊断过程、诊断名称、治疗过程和分科等方面存在的巨大差异；第六章"看病两大选择"，结合两个病案给人的启示，讨论十种情况下的中西医选择；第七章"就医十大技巧"，分别讲解看中医和看西医时的选择、技巧和注意事项;第八章"人体十大系统",讲解人体神经、心血管、呼吸、消化、内分泌、泌尿、生殖、运动、血液、免疫系统和眼、耳、鼻、咽、喉、口腔的基本结构和与临床的联系;第九章"营养七大要素",分别介绍蛋白质、脂肪、糖类(碳水化合物)、矿物质、水、维生素和膳食纤维七类营养要素;第十章"病原八大类别"分别介绍细菌、病毒、衣原体、支原体、立克次体、螺旋体、放线菌和真菌八类病原微生物的概况。

书的内容看起来似乎有些零乱,但都是大众需要了解的、有科学依据的、特别有实用价值的医学知识。有些内容是从教科书上找不到的,如有关健康四大基石的详细解释,中医、西医之间的交汇和差异,就医时的选择,看病的技巧等。

本书的叙述尽可能避开深奥的医学名词,采用通俗易懂的语言。同时,配以歌诀、象形诗歌、插图等内容,集知识性、趣味性和实用性于一体。本书适合所有关心身体健康、对医学有兴趣的朋友阅读,特别是那些经常和医院打交道的中老年朋友,读后定会有所收益。

书中所载诗歌,除一部分选自古代或名人之作外,大部分都是笔者自编自创,但也有一部分属于民间流传,还有几首是根据报刊所载诗歌改编而成,如《劝君少喝一杯酒》和《糖尿病三字经》等,在此谨向诗歌的原作者表示诚挚的谢意!

由于作者水平有限,书中可能存在疏漏和不妥之处,敬请读者朋友和有关专家批评指正,在此深表感谢!

衷心祝愿各位读者朋友:珍爱健康,永葆青春,幸福长寿!

董明强

2020 年 10 月

目 录

第一章　健康四大基石

本章第1讲,以养生概念引出健康四大基石理论,第2—14讲,比较详尽地讲解合理膳食、适量运动、戒烟限酒和心理平衡这四大基石在养生防病中的作用。

第1讲　养生与健康四大基石理论的提出

在介绍"养生"这个概念之前,先请大家欣赏两首古诗。

第一首古诗,题目是《人生一世吟》,创作于宋代,作者叫邵雍,是北宋时期的一位哲学家。

人生一世吟

前有亿万年,后有亿万世,

中间一百年,做得几何事!

又况人之寿,几人能百岁?

如何不喜欢,强自生憔悴!

这首古诗虽然写于遥远的宋代,但其语言非常通俗,道理非常浅显,一看就会明白是什么意思。这里边唯一需要解释一下的就是"憔悴"这个词,憔悴是形容人瘦弱、面色不好的样子,并由此引申为精神的萎靡和困顿,说白了一点,就是既不健康,又不愉快。全诗的意思是：与人类历史的长河相比，人的一生非常短暂，不过几十年的光景，能超过一百岁的人毕竟很少见，在这珍贵而又短暂的几十年时间里，为什么不快乐而健康地生活？为什么不多做一些有益的事情呢？这就是这首古诗向人们展示的一个既浅显而又深刻的人生哲理。

第二首古诗，题目叫《病少愈·偶作》，也是写于宋代，是诗人陆游所作。

病少愈·偶作

萧条白发卧蓬庐，虚读人间万卷书。
遇事始知闻道晚，抱疴方悔养生疏。

陆游，南宋时期著名的爱国诗人，一生仕途坎坷，但其才气超逸，有极高的文学成就。一生写诗一万余首，许多佳句至今流传不衰。《病少愈·偶作》是他晚年的作品。"萧条白发卧蓬庐"，诉说着他晚年的贫困和凄凉，蓬庐，指破旧的茅草屋；"虚读人间万卷书"，指自己虽然读书不少，却没把平生的事情办好；最后两句是他对人生的感悟："遇事始知闻道晚"，遇到了事情，才知道自己孤陋寡闻，懂得道理太少了；"抱疴方悔养生疏"，得病了，才后悔自己平日不注意养生保健。然而这一切都已经过去了，悔之晚矣！

这两首古诗都饱含着古人对人生的感慨，前者感慨人生的短暂，后者感慨人生的珍贵。特别是第二首，当人到暮年，病魔缠身的时候，会更加留恋已经逝去的岁月，更加珍惜生命留给他的每一寸光阴。

在科学高度发达的今天，已经很少有人相信人生还有来世。虽然人们经常说"下辈子"怎样怎样，"再转人"怎样怎样，但人的一生从生到死打的是一张单程票，不会再转世托生，也不可能返程重来。至于那些死后"升天"，成"仙"成"佛"，或者进入另一个世界的说法,更是人们虚无缥缈的想象。人生只有一次,又很短暂,可以说是弥足珍贵的。如今提倡养生、保健,就是为了使短暂而珍贵的人生旅途更加美好,更加辉煌,更有意义。然而,养生和保健又是不能急功近利的,也是不会立竿见影的,而必须从点滴做起,循序渐进,日积月累,方能显出成效。不要等到身患重病、时日无几的时候才开始珍惜人生,才知道养生防病的重要,不要让悔恨和遗憾伴随我们度过人生的最后时光!

健康和长寿可以说是人类的共同理想和愿望,然而疾病却无时无刻不在伴随着我们,不断侵蚀着我们的机体,困扰着我们的生活,损毁着我们的健康,以至夺取我们的生命。应该采取什么样的措施才能最大限度地防止疾病的侵袭,健康而愉快地度过一生呢?

说到这里,自然引出了"养生"这一概念。

何谓养生? 养生是通过各种方法,怡养心神,调摄情志,增强体质,从而达到预防疾病和延年益寿目的的医事活动。简而言之,养生就是保养生命的意思。

人类在漫长的与疾病抗争的过程中,积累了丰富的养生经验,要探讨这些经验的始末,必须从中华养生文化谈起。

中华养生文化源远流长,相对世界其他地区的养生文化而言,中华养生文化以古代哲学和中医基本理论为底蕴,显得尤为博大精深。它汇集了中国历代劳动人民防病健身的众多方法,糅合了儒、道、佛及诸子百家的思想精华,堪称一棵充满勃勃生机和东方神秘色彩的智慧树。

中华养生学经历了商周、先秦、汉唐、宋元和明清时期几千年的发展,积累了一整套实用的,体现中国古代劳动人民聪明才智的实践方法,可谓历史悠久、成果丰硕。由于这些成果离不开历代养生家、学者的孜孜追求,历代出现的养生名人数不胜数,如老子、庄子、孔子、孟子等;各种学说、流派层出不穷,如养神学派、养形学派、起居养生学派、合度养生学派、食养学派和药饵学派等。

虽然各家学说流派之间也有交流和融合,但从整体上讲因缺乏科学、系统的总结,难免给人以众说纷纭、莫衷一是、庞杂无序、不得要领的感觉,直到健康四大基石理论的提出,才彻底改变了这种局面。

说到这里,就引出了本讲的第二个问题:健康四大基石理论的提出。

1992年,世界卫生组织在加拿大维多利亚召开国际心脏健康学术会议,会议向全世界发布了一个著名的宣言,称之为"维多利亚宣言"。宣言认为,当前主要的问题是在科学论据和民众之间架起一座健康金桥,使科学更好地为民众服务,这座金桥有四大基石。

合理膳食

适量运动

戒烟限酒

心理平衡

这就是我们经常提到的健康四大基石理论。

先从文体上看,用这四句话、十六个字,概括养生防病的四个方面,简明扼要、重点突出,让人一目了然;同时通俗易懂、易诵易记,使每一个普通民众都能够理解,能够接受,可以说是一看就懂,一学就会,一用就灵。

再从内容上看,用这四句话、十六个字,概括养生防病的四个方面,具有很高的科学性和概括性。国内外流行病学研究指出,如果我们严格按照这四个方面去做,几种严重危害人类健康的疾病发病率就会明显下降,如高血压病可减少55%,脑血管病可减少75%,糖尿病可减少50%,肿瘤可减少1/3,人类平均寿命可延长10年以上。

由此可见,这健康四大基石理论无疑就是我们养生防病的法宝(象形诗歌1)。

健康宝葫芦诗

健康

长　寿

四　大　基　石

第　一　讲　膳　食

科　学　合　理　搭　配

蔬　菜　杂　粮　多　吃

第　二　讲　运　动

循　序　渐　进

量　合　适

形　式　多　样

锻　炼　贵　坚　持

第　三　戒　烟　限　酒

酒　要　少　喝　烟　戒　之

第　四　心　理　要　平　衡

乐　观　开　朗　充　实

泰　然　处　万　事

欢　笑　度　日

象形诗歌 1

第2讲 "膳食宝塔"与"三低二衡"

膳食,说白了就是讲吃,讲吃什么、怎么吃的问题。古人云:"民以食为天",意思是说,吃,是头等大事儿,是比天还要大的事儿。的确,吃,是我们人类赖以生存的一项最基本、最重要的生理活动。

在维多利亚宣言中曾对合理膳食做过具体的阐述,认为合理膳食可以让你不胖也不瘦,胆固醇不高也不低,血黏度不黏也不稀,具体做法是:两句话,十个字。第一句话是一、二、三、四、五,第二句话是红、黄、绿、白、黑。

有关一、二、三、四、五,我们总结成一首歌。

健身食谱"一二三四五"

一袋牛奶每天都喝,五到八两碳水化合,
高蛋白食每日三份,豆腐瘦肉鸡蛋一个,
有四句话应当记牢,不甜不咸适中味道,
有粗有细粮食搭配,三四五顿七八分饱,
每天蔬菜五百多克,健身食谱请君仿效。

"一"是每天喝一袋牛奶;"二"是每天 250～400 克碳水化合物(糖类),相当于 5～8 两主食;"三"是每天 3 份高蛋白食物,如 50 克(1 两)瘦肉,1 个鸡蛋,100 克(2 两)豆腐等;"四"是每天 4 句话:有粗有细、不甜不咸、三四五顿、七八分饱;"五"是每天 500 克蔬菜。

有关红、黄、绿、白、黑,也总结成一首歌。

饮食的"红黄绿白黑"

每天一个西红柿,红葡萄酒常喝之。
黄色蔬菜胡萝卜,柑橘南瓜玉米吃。
绿色蔬菜及绿茶,白色燕麦降血脂。
黑色特指黑木耳,降血黏度君可试。

"红"指西红柿和红葡萄酒,经常吃西红柿可预防前列腺癌;经常喝点红、白葡萄酒或米酒,可以活血化瘀,减少动脉硬化的发生,但不宜多喝;"黄"指黄色蔬菜、瓜果、红薯、玉米等,因其富含维生素 A,可预防肿瘤、动脉硬化和视物模糊等疾病;"绿"指绿色蔬菜及绿茶,绿茶含有多种抗氧自由基的物质,可减缓人体老化;"白"指燕麦粉、燕麦片,常吃可降低胆固醇、三酰甘油,并有助于治疗糖尿病、减肥;"黑"特指黑木耳,可抗血小板聚集,降低血黏度,预防脑梗死、冠心病的发生。

但这两句话、十个字,是维多利亚宣言针对世界范围提出来的,对于中国民众来说,可能并不完全适用;中国营养学会的专家们结合我国国情,绘制了一幅平衡膳食宝塔图,提出了一个符合国人饮食习惯的膳食模式(图 1-1)。

宝塔的第一层是谷薯类,也就是糖类,主食,量是 250～400克;第二层是蔬菜类,500 克,以及水果类 200～350 克;第三层是肉类、水产类和蛋类,指的是高蛋白饮食;第四层是奶类、大豆坚果类;第五层是盐和油,盐＜6 克(一钱多一点儿),油 25～30 克(也就是半两左右)。另外,还有一样特别不能忘记的,那就是水,每天 1500～1700 毫升,放在宝塔第一层的下面,是基础的基础,体现水的重要性。大家都知道,水是人体的重要组成部分,约占人体重量的 70％。人在没有食物只有水的情况下可以生存三个星期,但如果没有水,只能生存三天。一位美国作者曾写了一本书叫《水是最好的药》,阐述了健康的饮水习惯对疾病的缓解和消

中国居民平衡膳食宝塔（2016）

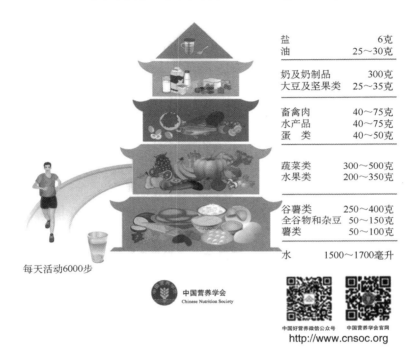

盐	6克
油	25～30克
奶及奶制品	300克
大豆及坚果类	25～35克
畜禽肉	40～75克
水产品	40～75克
蛋 类	40～50克
蔬菜类	300～500克
水果类	200～350克
谷薯类	250～400克
全谷物和杂豆	50～150克
薯类	50～100克
水	1500～1700毫升

每天活动6000步

中国营养学会
Chinese Nutrition Society

中国好营养微信公众号　中国营养学会官网
http://www.cnsoc.org

图1-1　平衡膳食宝塔

除作用。但说到这里，也要特别提醒大家：凡事都要适可而止，水也不是越多越好，水喝得太多了会发生"水中毒"。严重的水中毒一样可以要人命的。

有的朋友说了，你说这个合理膳食方案好是好，就是不好掌握，不好操作，你不可能每顿饭前，都要把你所吃的食品上秤约一约，或放在天平上称一称。确实是这样，为了更便于掌握和操作，我们可以把合理膳食简化成一句话、四个字，那就是，三低二衡。

三低是低盐、低糖、低油质；二衡是均衡和平衡。

三低不用特别地解释,低盐,可以减少高血压和动脉硬化;低糖,可以减少高血糖和糖尿病;低油质可以减少肥胖和高血脂。

均衡是指食物的质,即从食物种类的均衡到营养的均衡,具体来说,就是要多吃一些五谷杂粮和各种蔬菜水果,不宜偏食。同时也要注意食物的清洁和防止食物中毒。那么,偏食有什么害处呢?宋代诗人邵雍在一首《无题》小诗中曾经说过:"爽口物多终作疾"。意思是说,好吃顺口的食物不要吃起来没完,否则的话必然会招来疾病。

平衡是指进食的量,要与自身消耗的能量相平衡,也就是供需平衡。不要过剩,也不要不足。过剩就是供大于求,久而久之,会造成肥胖和高血脂;不足则是供不应求,是透支,长时间的透支,会造成消瘦和营养不良。在当今的社会和生活条件下,不足很少发生,过剩倒是司空见惯之事,希望引起大家的注意。

那么过剩和不足怎样掌握呢?就凭感觉,凭饥饿的感觉,饿了就多吃一些,不饿就少吃一些,同时不管饿与不饿,都不要吃得过饱,以7～8分饱为度,就可以掌握这种饮食量的平衡。

说到这里,我们特别需要解释一下"饥饿",什么情况下产生饥饿感?我们说,产生饥饿感有两个要素:一是的胃的排空,二是血糖的下降。我们平常所说的"饥肠辘辘",就是胃排空的感觉;所谓"饿得慌",就是血糖下降的感觉,血糖下降就会心率加快,就会心慌乏力,甚至会出冷汗,所以叫"饿得慌"。

饥饿是饮食和消化的动力,没有饥饿感,你会食欲缺乏,或者叫"食不甘味",不想吃东西,即使勉强吃下去,也会觉得肚子胀、不舒服,甚至恶心呕吐。有那么一句俗话,叫作"饿了粗糠甜如蜜,饱了蜜不甜",就是这个道理。那么,一日三餐究竟应该怎么吃,才能达到饮食的平衡,才有利于健康呢?

有一种风趣的说法,叫作:"早饭吃得像皇帝,午饭吃得像土豪,晚饭吃得像乞丐。"其实说的就是早饭吃得好点儿,午饭吃得饱点儿,晚饭吃得少点儿。这种说法如今已成为大家的共识,几

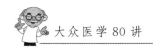

乎人人皆知,经过科学的验证,这种说法还是很有道理的,是值得遵循的饮食规则。

为什么早饭要吃得好一点儿,而不是饱一点儿呢?这首先与人的血糖有关,经过科学证实,人的一天,早晨血糖最高,中午血糖最低,晚上血糖居中。早晨虽然胃是排空的,但因为血糖较高,所以饥饿感不是很强烈,因此不宜吃得太饱,同时因为我们吃完早饭要去工作,去劳动,去学习,而一天当中,一般上午的工作、劳动和学习都要比下午忙一些,繁重一些,要消耗较多的能量,所以要吃得好一些,吃些高营养的食品,以供身体的消耗。

但有的人习惯于不吃早饭,对身体是有益还是有害呢?我们的回答是有害的,因为如果头一天的晚饭吃得不是太多,第二天又不吃早饭,一直要等到中午才吃饭,那么两顿饭的间隔时间将持续 16～18 个小时,这不仅对胃非常不利,因为长时间不进食,胃酸将对胃黏膜造成损害,而且整个一个繁忙的上午都没有能量的供给,对身体也是一种透支。而长时间的透支对身体是有很大伤害的,一些人之所以养成不吃早饭的习惯。最初多是由于他的懒散,早晨不愿起床,8 点上班,7 点半还不想起床,没有留出吃早饭的时间,一来二去就养成了不吃早饭的习惯。真诚希望有这种习惯的朋友改一改,为了你的健康,每天早晨认认真真地吃一顿早餐吧。

那么午饭为什么要吃得饱一点儿呢?这里可以给出三点理由:其一,从生理上讲,中午血糖最低,是一个需要吃饭的时节;其二,人们经过一上午的工作、劳动和学习,已经将早餐摄入的能量消耗殆尽,已经饥肠辘辘,急需进食补充;其三,因下午还要继续工作、劳动和学习,不储备足够的能量是不行的。但即使是吃饱,也不要十分或十二分的饱,也要留有余地,七八分饱即可,最多也不能超过九分。

最后说一说晚饭,为什么晚饭要吃少一点儿呢?这是因为,一般人吃完晚饭后就不会从事繁重的工作、劳动和学习了,顶多做一些轻松的活动,如散散步、玩一玩等。特别是冬季,天又短,又寒冷,晚饭后的户外活动机会明显减少,一些性情懒惰的人吃完晚饭后索性窝都不动,看看电视就睡了。这时候如果晚饭吃得过多,不易消化,容易患胃肠功能紊乱和胃肠炎等疾病;容易营养过剩,使脂肪堆积,造成肥胖、血脂高、血黏稠和脂肪肝等疾病。

我们身体的能量代谢也像居家过日子一样,过日子如果钱花不完要存在银行,以备不时之需,当人体内的营养过剩时,以脂肪的形式储存于皮下和腹腔,因为脂肪是高能量物质,同样重量所含的能量相当于糖的 2 倍,适合储存。我们所吃的食物,不管是糖还是蛋白质,最后都能转化为脂肪储存起来。脂肪储存过多,不但不是什么好事,反而会招致包括心脑血管病在内的很多疾病。因此,在我们人体的内部,宁可过月光族的穷日子,也不过有很多存款的富裕日子。我们前面讲的,进食的量要与身体消耗的能量相平衡,就是这个道理。

第3讲　肉食与蔬菜

不管是维多利亚宣言提出的"一二三四五"和"红黄绿白黑"也好,还是我国的平衡膳食宝塔也罢,其中都提到肉食和蔬菜。那么今天,就详细讲一下"肉"和"菜"。

首先说吃肉。经常有人提出这样的问题:可不可以吃肉?经常吃肉对身体有没有好处?我们的回答是,可以吃,而且应该吃,因为肉是一种高蛋白、高营养食品,经常吃一些肉以补充营养、补充能量是非常必要的,对身体也有益的;但吃肉不宜多,而且吃什么肉最好,都是很有讲究的。

肉大致可以分为三类,即畜肉、禽肉和鱼肉,这三种肉比较来说,哪一种肉更好呢?有一种说法是"四条腿的不如两条腿的,两条腿的不如没腿的。"意思是说,畜肉不如禽肉,禽肉不如鱼肉。那么畜肉,即猪、羊、牛、马肉为什么不如禽肉,即鸡、鸭、鹅肉呢?这是因为:第一,禽类所含营养要比畜类丰富;第二,禽类所含脂肪要比畜类少;第三,禽类的肌肉纤维要比畜类纤细而致密,结缔组织也更柔软。所以禽肉比畜肉更鲜嫩,更利于消化。在禽类当中,尤以小的禽类,如鹌鹑、鸽子肉更好。为什么这样讲呢? 大家都知道,禽类是一类会飞的动物,要飞起来,第一需要较大的体能,第二需要较轻的体重,所以禽类都不会让自己体内脂肪积累过多体重过重,而鸡、鸭、鹅类的飞翔功能已大部分退化,远不如鹌鹑、鸽子飞得灵巧,所以鹌鹑和鸽子更具有禽类的特征,肉也更好。

那么,鱼肉为什么要比禽肉和畜肉都好呢? 这是因为,禽肉所具备的三方面优点鱼肉都有,而且更胜一筹。首先,营养丰富,鱼类含有更多的蛋白质和更加丰富的维生素和无机盐,所含蛋白质是完全蛋白质或叫优质蛋白质,所含的必需氨基酸种类齐全,比例适当,与人类的必需氨基酸恰好吻合,所含的维生素有 A、D、E、K 等多种。所含的无机盐中尤以镁最丰富,而镁对人体的心血管有很好的保护作用。其次,脂肪少,而且鱼肉含有一种不饱和脂肪酸,有降低血脂和抑制血小板凝集作用,有利于心脑血管病的预防和治疗。第三,鱼的肌肉和结缔组织更加松软。因此,鱼肉有味道鲜美,口感松软,营养丰富和利于吸收的多种优点(象形诗歌 2)

再说吃菜。蔬菜,从营养结构分析,应该被称为现代饮食观念的宠儿,因为含有丰富的维生素、膳食纤维和多种矿物质,是人类健康不可缺少的营养物质,任何名馔、佳肴都无法替代。特别是其中的膳食纤维,从化学结构上看,也属于碳水化合物(糖类)的一种。以前人们一直认为膳食纤维是食物中的残渣废料,而不加重视。近年来的多学科多项科学研究表明,膳食纤维有重要的营养功能,并将其与传统的六大营养素并列称为第七大营养素。联合国粮农组织也指出,膳食纤维是平衡膳食结构的必要营养素之一。

鱼　歌

鱼

多　吃

最　明　智

营　养　丰　富

高　含　蛋　白　质

胆　固　醇　可　降　低

心　脑　疾　病　可　防　治

孕　妇　吃　鱼　胎　儿　健　壮

儿　童　吃　鱼　聪　明　又　懂　事

女　士　吃　鱼　助　美　容

老　人　吃　鱼　不　呆　痴

鲤　鱼　健　脾　开　胃

带　鱼　肝　炎　治

鲫　鱼　补　气

消　水　肿

下　乳　汁

鲢　鱼　温　中

肌　肤　可　润　之

黄　鳝　鱼　祛　风　湿

象形诗歌 2

不少疾病的发生也与缺少膳食纤维有关。在高脂肪低膳食纤维的西方饮食日益蔓延之际，患习惯性便秘的人越来越多，而粪便在大肠内停留时间过长，是诱发大肠癌的重要原因之一。膳食纤维可以加强肠道蠕动，能够加快粪便在肠道内的移动速度，因而避免了致癌物与肠黏膜接触时间过长，降低了患癌的危险。增加膳食纤维摄入量，除能有效地防止便秘，还能预防痔疮和直肠癌。

此外,膳食纤维还具有解毒和排毒功能,它可诱导肠道内有益菌群的大量繁殖,并与肠道内有毒素物质结合,促其排出体外,缩短有毒物质对肠道的毒害时间,从而避免癌症的发生。

同时,膳食纤维还能减少脂肪、胆固醇在肠道的吸收,并促进胆固醇和胆酸从粪便排出,因而有降血脂、胆固醇的作用。除此之外,增加膳食纤维的摄入,还具有降低血糖、减轻肥胖、预防乳腺癌和改善口腔牙齿功能等作用。

各种蔬菜,除具备以上共同效益之外,还各自有其不同的特点。

卷心菜:具有良好的防衰老、抗氧化作用;富含维生素C和叶酸,适宜怀孕的妇女和贫血患者。此外,还有提高人体免疫力、预防感冒和防癌抗癌功效。

芹菜:含水分高,热能低,是钾和铁的优质来源,适宜于缺铁性贫血和高血压病及其并发症患者;对血管硬化、神经衰弱和性功能低下患者,也有辅助治疗作用。

番茄:水分含量高,热能低,是维生素A和维生素C的较好来源,对心血管有保护作用。有独特的抗氧化能力,能清除自由基,保护细胞,阻止癌变进程。可有效减少乳腺癌、直肠癌、喉癌、口腔癌、肺癌、乳腺癌等癌症的发病危险。

韭菜:含水量高,能量低,是钾和维生素A的上等来源。有促进食欲、防止便秘和肠癌作用;对预防高血压、冠心病、高血脂等疾病也有一定益处。

菠菜:胡萝卜素、叶酸和镁含量丰富,有助于防止心、脑血管病和贫血。其所含纤维,可以促进肠蠕动,防止便秘。

这首象形蔬菜歌(象形诗歌3),是从中医角度阐述蔬菜的功效。

蔬　菜　歌

白　菜　平　甘

```
清　热　止　渴　又　通　便
芹　润　肺　凉　血　治　晕　眩
菜　滋　阴　养　血　润　肠　抗　癌　变
菠　理　气　止　血　温　壮　效　果　显
菜　洋　葱　降　脂　糖　利　阳　便
韭　西　红　柿　开　胃　平　小　肝
菜　胡　萝　卜　清　湿　热　解　毒　满
　　健　脾　卜　化　宽　中　胸　消　食
　　白　萝　化　痰　治　消　气　喘
　　下　气　子　清　热　又　气　除　湿
　　茄　血　消　能　肿　兼　收　敛
　　散　藕　除　热　健　胃
　　　　　　　　　脾　烦
```

象形诗歌3

第4讲　饮食的"丰富多彩"与"利弊"

　　中国饮食文化的一个重要特点就是丰富多彩,这种丰富多彩主要表现在食物的品种繁多。还表现在吃法的多种多样,而中国人高超的烹调技术更是享誉世界。近些年来,越来越多的外国人对中餐情有独钟,称赞中国的菜太好吃了。如今在世界各地,到处都有中国餐馆,以至于很多外国人一想起中国人就想起了中国餐馆,好像中国人只会开餐馆似的。

中国饮食文化丰富多彩的另一种表现,是在用餐的过程中,中国人吃饭用筷子、坐圆桌,取其"团圆"之意。不管高官还是百姓,不管富豪还是贫民,只要围圆桌而坐,就可增进感情、平等交流沟通。特别是逢年过节、休闲外出之时,一家人或亲朋好友欢聚一"桌",互敬互让,边吃边聊,关系融洽,气氛热烈。多少矛盾在餐桌上得到化解,多少隔阂在共餐中冰雪消融。这与西方人使刀叉、坐方桌,各吃各的饭,各结各的账,是完全不同的两种氛围。在中国,邀请亲友一起吃饭,已成为表达诚意和沟通感情的一种有效途径,饱腹反而成了次要目的。

然而,多年来,饮食的这一功能已被某些人用之太过,动辄大摆宴席、大吃大喝,甚至到了花天酒地、挥霍无度的地步。须知,不管是公款,还是私款,不管是你结账,还是我买单,这样做都是在浪费资源,浪费时间。同时,对身体也是有百害而无一益的,也是我们不愿意看到的。

说到饮食,即吃,应有三种联想:生理需要;生活享受;病从口入。

前两种是功能,即利的方面;后一种是危害,即弊的方面。

从生理需要来讲,吃,是为了生存,正所谓"人是铁,饭是钢,一顿不吃饿得慌"。

然而,随着社会的发展和物质的丰富,"吃"渐渐由生理的需要演变为生活的享受。试想,当你面对山珍海味,美味佳肴而垂涎欲滴时,"享享口福"就会成为你的第一欲望,而"饱腹",则成了次要目的。

但如果只知道吃是为了生存,为了享受,而忘记了"病从口入"这样一句古训的话,吃,将为我们带来疾病,带来灾难,甚至会带来生命之虞!

下面就讲一讲病从口入的问题。

"病从口入"按照当今的理解,可以有以下几种含义:饮食不节制;饮食不清洁;膳食失衡;食物中毒。

第一，饮食不节制

饮食不节制是指饮食没有节制，如暴饮暴食或过食生冷酸辣等，可引发消化不良（或称胃肠功能紊乱），常伴呕吐、腹泻、腹痛等症状。严重的暴饮暴食可诱发急性胰腺炎，出现剧烈腹痛、呕吐，甚至危及生命，须立即住院治疗。

第二，饮食不清洁

饮食不清洁是指吃了霉烂变质或受各种病原体污染的食物，从而引发各种疾病。如吃了霉烂变质或不干净的食物，可引发胃肠炎；吃了受各种细菌、病毒或寄生虫污染的食物，可引发多种传染病。

2004 年颁布的《中华人民共和国传染病防治法》规定的法定传染病共有 37 种，其中经肠道传播的就有 11 种，占 28.2%，如病毒性肝炎、痢疾、伤寒、脊髓灰质炎、感染性腹泻等。这些传染病，均为"病从口入"。

第三，膳食失衡

当前，伴随经济的繁荣和物质的丰富，人们在摆脱了饥饿和营养不良的困扰之后，开始追求物质享受，而"吃"正是物质享受中最重要的一项。于是，偏食就成为一种普遍现象。现在相当多的家庭，动物性脂肪超过了膳食构成比例的 60%，这就为各种"文明病"的发生埋下了祸根。

膳食失衡的另一种表现，是在食物量的方面。吃得太多，或吃得太少，使能量的摄取和消耗之间失去平衡，对身体同样是有害的。

中国有句古话，"饮食者，人之命脉也"。意思是饮食是关乎人们生命安全的一件大事。世界卫生组织对影响人类健康的众多因素进行评估的结果表明，遗传因素对健康的影响居首位，为 15%；膳食营养因素仅次于遗传因素，为 13%；远大于医疗卫生条件因素作用的 8%。

由此不难看出，膳食营养对人体健康是多么重要。世界卫生组织指出,营养过剩、不良生活方式造成的疾病已成为威胁人类健康的头号杀手。各种致命的慢性病,即所谓现代文明病的发病率大幅度提高。

什么叫文明病?"文明病"也叫"富贵病",是一组相互联系,互为因果的代谢性疾病,西方称之为"五病综合征"。就是以肥胖为中心,包括高血压、高血脂、心脑血管病及糖尿病,其发生均与营养摄入过剩密切相关。过去这些病多发生于中老年人,而现在发病年龄在不断年轻化,这些疾病已成为当今威胁人类健康的主要"杀手"。难怪美国人惊呼,"文明人痛快地吞进了'文明病',用自己的牙齿在制造坟墓!"

第四,食物中毒

对于"病从口入"最直接,最贴切的诠释,当为食物中毒。何谓食物中毒?食物中毒是指人们吃了有毒的食物而引起的一种急性疾病。食物中毒具有发病急,潜伏期短,所食毒物与中毒表现呈因果关系,同时进食者发病表现大致相同等特点。

食物中毒的病人除少数为轻生自杀者外,多数为误食。其所吃的有毒食物,在外观上看是可食的状态,与正常的食物没有明显差异,进食量也与平时相同。因此,前面讲到的因饮食不节而引起的消化不良,经食物污染而引起的肠道传染病,以及个别人吃了某种食物,诱发的过敏性疾病等均不属于食物中毒的范畴。

食物中毒一般分为两类,微生物性和非微生物性,前者又分为细菌性和真菌性食物中毒,其中细菌性最为常见,是因吃了含有大量活菌或细菌毒素的食物而引起;非微生物性食物中毒包括植物性、动物性和化学性三种。

食物中毒对人体的危害是直接的,有时是很严重的,甚至会危及生命。因此,我们在选择食物时一定要小心谨慎,不可粗枝大叶、随心所欲。

以上是"合理膳食"的全部内容。真诚希望大家通过合理膳食,吃出健康,吃出长寿,吃出五彩人生来!

第5讲　运动的方式和功能

　　运动，从字义上讲，是指从事体育活动的基本内容和方法，包括旨在促进身体正常发育和充分发展身体功能的各种锻炼方法和活动项目。

　　"生命在于运动"，运动是健康之本，是祛病延年，抗衰长寿的良方。青少年经常运动，能够促进生长发育，强健体格；中年人经常运动，能增强身体素质，使精力充沛；老年人经常运动，能够延缓各器官的衰老过程，保持快乐的精神状态。因此，运动养生法也成为中华传统养生方法中非常重要的一环。

　　中国是最早应用体育健身和防治疾病的国家。在中国最老的医学经典《黄帝内经·素问》中就曾这样提过："其病多痿厥热寒，其治宜导引按跷"（导引是一种体操活动）。中国古代医家还进一步用科学理论解释了运动能够健身治病的道理。1800多年以前，华佗曾编创了"五禽之戏"通过模仿猿、鸟、虎、熊、鹿五种动物的动作来锻炼身体各部功能，他的理论是："人身常摇动则谷气消，血脉流通，病不生，譬犹户枢不朽是也"。这都说明运动在防病和治疗中的积极意义。

　　另外，始创于南宋的八段锦和始创于清初的太极拳都曾在民间广泛流传，成为普通民众健身防病的重要活动项目。

　　有关八段锦的动作要领和保健作用如下。

八段锦

　　　两手托天理三焦，左右开弓似射雕。

　　　调理脾胃须单举，五劳七伤往后瞧。

　　　摇头摆尾去心火，两手攀足固肾腰。

　　　攒拳怒目增气力，背后七颠百病消。

有关太极拳的简化程式

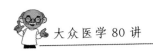

简化太极拳 24 式

起势左右野马分，白鹤左右搂膝转，
手挥琵琶倒卷肱，左右揽雀单鞭云，
单鞭高探右蹬贯，左蹬下势左右穿，
海底闪通转身搬，如封似闭十字完。

太极拳二十四式：1. 起势；2. 左右野马分鬃；3. 白鹤亮翅；4. 左右搂膝拗步；5. 手挥琵琶；6. 左右倒卷肱；7. 左揽雀尾；8. 右揽雀尾；9. 单鞭；10. 云手；11. 单鞭；12. 高探马；13. 左蹬脚；14. 双峰贯耳；15. 转身左蹬脚；16. 左下势独立；17. 右下势独立；18. 左右穿梭；19. 海底针；20. 闪通背；21. 转身搬拦捶；22. 如封似闭；23. 十字手；24. 收势。

如今的太极拳，流派众多，流传甚广，不仅成为中华民族传统养生方法的保留项目，而且早已走出国门，大有传遍世界五大洲之势。

说到运动养生，不能不提到中华武术。

武术作为中国的传统文化遗产，来自于底层，承载着社会大众的性格和气质，可视为一种民间文化。同时，武术又是一个较为封闭的社会文化系统，像金庸笔下所描绘的那样，帮派林立，门规森严，武功秘籍绝不轻易外传，这些都为它涂上了一层神秘的色彩。

有中国国术之称的武术，自古以来包含着不少养生的功法与养生术，中国武术界历来有一个说法，就是只有先养生、强身，达到身体的强健才可搏击。如身体虚弱，不击便自倒，怎可谈论搏击。因此，各门各派都有自己的养生、强身之道。从某种意义上讲，武术也可作为运动养生的一种特殊形式。

到了现代，随着社会的发展，物质的丰富和科技的进步，人们在追求健康长寿的同时，也在追求工作之余的轻松、愉快，追求对丰富多彩生活的享受，而刻意地去学习一套运动技巧以求健身的人已为数不多,更多的人喜欢随心所欲地活动,以便身心同时得到释放。

请看这首运动菱形诗(象形诗歌4)。

运动菱形诗

走

跑 步

爬 楼 梯

旅 游 登 山

河 边 去 钓 鱼

扭 秧 歌 蹲 下 起

各 种 球 类 打 太 极

游 泳 跳 舞 高 唱 歌 曲

骑 车 跳 绳 或 把 哑 铃 举

简 单 运 动 任 意 选 取

不 限 时 间 与 场 地

运 动 适 度 不 疲

循 序 渐 进 级

适 合 自 我

不 攀 比

最 有

益

象形诗歌 4

随着医学科学的发展,人们对运动的功能,即运动对人体的益处有了理性的认识,正如运动哑铃诗(象形诗歌5)所述。

运动哑铃诗

积 极 运 动
有 如 下 功 能
改 善 心 理 素 质
情 绪 乐 观 稳 定
精 力 充 沛 开 朗
尽 享 自 然 风 景
预 防 糖 尿 病
减 轻 病 情
抗 肥 胖
降 体 重
血 脂 低
利 流 通
壮 骨 骼
不 疏 松
保 持 骨 钙
防 止 骨 增 生
冠 脉 供 血 充 分
提 高 心 脏 功 能
减 缓 动 脉 硬 化
抑 制 血 压 上 升
提 高 免 疫 力
少 生 疾 病

象形诗歌 5

说到运动的功能，在这里，要与大家分享三个新的理念。

　　第一个新的理念，世界卫生组织曾提出，静坐少动是当今慢性疾病发生的第一独立危险因素。

　　同时，美国心脏学会也指出，体力活动减少和静坐少动的生活方式，是心血管疾病的主要的，但可以改变的危险因素。遗传是无法改变的因素，而静坐少动这样不良的生活方式可以通过动起来加以改善。

　　第二个新理念，即体医融合。

　　体医融合是体育与医疗的深度结合，是运用体育手段对疾病进行有效指导与干预，达到促进健康的目的。2016 年 8 月习近平主席曾指出，推动全民健身和全民健康深度结合；国务院积极组织多部门联名为"体医融合"健康服务模式提出指导意见，并于 2016 年 10 月发文倡导"体医融合"。

　　第三个新的理念，即运动是良医。

　　运动是良医作为一个学术概念和健康促进项目在 2007 年 11 月由美国运动医学会和美国医学会正式提出。2012 年 6 月在我国正式启动。

　　运动是良医有 9 个理由。

　　1. 运动可以使心肺耐力提高。

　　2. 运动降低冠心病的发病风险。

　　3. 适当运动可以预防高血压。

　　4. 运动可以降血脂。

　　5. 运动可以使血黏度降低。

　　6. 运动可以延缓或阻止糖尿病的发生。

　　7. 运动可以减重。

　　8. 运动可以降低多种慢性疾病的发病率和死亡率。

　　9. 运动可以抗衰老。

　　从以上三个新的理念可以看出，无论是我们国家政府，还是世界卫生组织，都把运动健身提到一个相当的高度。

第 6 讲　适量运动与有氧运动

从上一讲里我们可以得知,运动对人体有诸多益处,但这也是有前提的,那就是适量运动。有关适量运动,有如下四种要求。

运动四"有"

持之以恒曰有恒,
循序渐进曰有序,
运动适度曰有度,
形式多样曰有趣。

既然说到适量运动,那么运动的"量"究竟多大合适呢? 可以按照下面的公式计算:

(运动者)年龄＋(运动时)心率＝170

例如,一个 50 岁的中年人,他运动时的心跳达到每分钟 120 次时,运动量是合适的。

实现全面身心健康,不仅应积极从事运动,而且要科学地从事运动,并非任何运动都有益于健康。有氧运动才是增进健康的最佳方式。

有氧运动,是在 20 世纪 60 年代由美国肯尼思·库珀博士首次向世人推广的一项运动理念。有氧运动是指以增强人体吸入、输送与使用氧气为目的的耐久性运动。在整个运动过程中,人体吸入的氧气大体与需要的氧气相等,即实现供需平衡。因此,有氧运动的特点是强度低、有节奏、不中断和持续时间较长。一般来讲,这种运动对技巧要求不高,对场地环境的要求也不高,因而方便易行,容易坚持。有氧运动的常见种类包括步行、跑步、骑车、游泳、跳健身舞、扭秧歌等。这些活动可以有效地改善心、肺和血管功能。

歌诀

有氧运动

有氧代谢快步走,慢跑骑车与爬楼,
游泳跳舞扭秧歌,持续低度有节奏。
持之以恒不间断,循序渐进不强求。

有氧运动的意义

增加血液量,输氧能力强;
增强肺功能,提高肺活量;
改善心功能,冠心病可防;
防止骨疏松,骨密度增强;
预防肥胖病,体内少脂肪;
调整人心理,精神状态良。

有氧代谢运动的选择

全面活动大肌群,提高心率保平稳;
简单易行有兴趣,选择不受条件限;
步行跑步学游泳,健身操与骑车练;
良好开端持之恒,身心健康寿命延。

步行、跑步、游泳、骑车和健身操是五种最普遍的有氧运动形式,下面就其优缺点分别介绍。

(1)步行:是人类最基本的运动形式,也是任何人在任何地点、任何环境下都可以从事的锻炼,优点是动作自然、柔和、不易受损伤、没有危险。对于老年人、体重过重的人和各种身体状况的人都可适用。全力以赴的快步行走甚至比速度较慢的跑步效果更显著。其缺点是费时间,得用大于两倍跑步的时间才能取得同样的效果(以付出同等努力而论)。

(2)跑步:是周身的全面运动,而且可以在较短的时间内取得最大的效果。跑步也不需要什么技术,不需要用具和场地,只要有平整的道路,较干净的空气就行了。跑步除了提高有氧代谢功能以外,还可以增强骨骼密度,有效防止老年人骨质疏松的发生。跑步的缺点是容易受路况的影响,容易受天气变化的限制。此外,跑步时下肢关节受力较大,如果姿势不正确或运动量过大,受伤的机会大于步行和游泳。一双舒适、质量好的运动鞋是必不可少的,它能够帮助您达到锻炼的目的,减少损伤。

(3)游泳:也是全身运动,能全面发展心血管系统和肌肉骨骼。由于它是在水中进行,水的浮力减轻了关节和韧带的负担,所以游泳对于老年人及超重的人也是非常适宜的。很少有人因游泳而受伤,这是它的优点之一。游泳的局限性(实际并非游泳本身的)是对场地的要求,除非有天天接触室内游泳池的可能性,否则,常年坚持锻炼是困难的。此外,初学游泳者溺水的情况是经常发生的,甚至因此而丧生,特别需要小心、谨慎。

(4)骑车:主要是腿部大肌肉群的运动,在达到一定强度的情况下(每小时至少20公里),能够增强有氧代谢功能。由于骑车时体重大部分被车座支撑着,下肢关节承受的重量较小,不太容易受伤。但骑车的姿势对腰背不是很有利,上肢肌肉也得不到充分的运动,所以必须辅以其他活动才能使其完善,达到全面锻炼的目的。骑车的另一个局限性是受天气、道路平整与否,交通是否拥挤,红绿灯频繁出现的影响,难以收到预期效果。

(5)健身操:也称健身舞,形式多种多样,如跳迪斯科、扭秧歌等。这是中老年妇女最为热衷的一项活动。由于有音乐伴奏,给人以美感,而且又是集体一起操练,有互相鼓励,互相交流的机会,对于那些不习惯于独自锻炼的人来说,有特别的吸引力。如果套路和动作编排得当,一套45分钟的健身操舞,可以使人得到全面活动和锻炼。可是健身舞种类繁多,一个教练有一个套路,很难制订统一的评定标准。

五种运动形式当中,跑步被称为有氧运动之王,效果最为显著,一首希腊歌诀,为跑步的益处做了最好的诠释。

希腊海边山崖上的刻字

你想变得健康吗? 你就跑步吧!
你想变得聪明吗? 你就跑步吧!
你想变得美丽吗? 你就跑步吧!

在古代奥林匹克运动发源地,世界文明古国之一的希腊,在爱琴海边的山崖上刻着上述文字。这首歌诀向我们倡导一种简单的运动方式——跑步,认为跑步不仅有利于健康,还有健脑和美容的作用。

第7讲　香烟的五毒四害

尽管世界卫生组织1980年就开始倡导戒烟,并设定每年的5月31日为世界无烟日;尽管我国政府三令五申提出禁烟,并于2015年6月1日颁布了史上最严厉的禁烟令;尽管吸烟的危害几乎人人皆知,在公共场所吸烟会遭到众人反对,但是还有不少人依然烟不离口,依然对手中的香烟恋恋不舍。这些人总是千方百计为自己的吸烟行为辩解,总是找各种理由让别人认可,让自己心安理得。吸烟的人认为,吸烟能够提神醒脑,能够消除疲劳,能够联络感情,能够解除烦恼。所谓的"饭后一支烟,赛过活神仙"。有人甚至说,吸烟能增加国家税收,吸烟是爱国行为。但这些理由能站得住脚吗? 在21世纪的今天,我们应该相信科学,在科学面前,这些理由都是苍白无力的,都是不攻自破的。

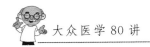

香烟对人体究竟有没有毒害？我们姑且把香烟比拟成一个人，让"她"来自我介绍。

香烟自述

我的名字叫香烟，生就一副好身段。

白衣裙、棕帽檐，有人喜欢有人厌。

烟厂是我出生地，利税因我增千万。

副食铺、餐饮店，宾馆饭店小摊贩。

到处都有我身影，几乎无我不成宴。

我的朋友知多少，全国烟民以亿算。

朝思暮想交情深，烟不离口亲无间。

茶余饭后吸支烟，似乎醒脑赛神仙。

逢亲遇友吸支烟，联络感情事好办。

为吸香烟找理由，各种说法不新鲜。

我的敌人也不少，科学将我面貌穿。

有人称我白骨精，伪装害人最阴险。

多少英才因我逝，壮志未酬赴黄泉。

知烟有害不能忌，终酿悲剧悔时晚。

1. 五毒 烟草燃烧后释放出4000多种化学物质，其中对人体有害的成分多达750余种，主要的有以下5种：即尼古丁、烟焦油、一氧化碳、放射性物和3,4-苯并芘，简称五毒。

(1)尼古丁：也叫烟碱，可使人成瘾。同时有升高血压，加快心率和对神经系统的短暂兴奋作用。

(2)烟焦油：俗称烟油子。长期吸烟可使烟焦油黏附在呼吸道管壁上，对咽、气管、支气管是一种慢性刺激；久而久之，可形成咽炎、气管炎、支气管炎，以至于发生慢性支气管炎、肺气肿、肺心病，同时也有致癌作用。

(3)一氧化碳：也称煤气。烟草在燃烧过程中，因为燃烧不全,而产生一氧化碳。一氧化碳可以破坏红细胞的输氧能力,使血液黏稠,组织缺氧,最终导致心脑血管病的发生。

（4）重金属和苯并芘:所谓的重金属也叫放射物,主要指铅、镭和镉。这两种物质,都有直接致癌作用,长期吸烟除可发生鼻咽癌、肺癌以外,还可以引发全身各部的癌。

2. 四害　归纳起来,吸烟有四大害处。

吸烟的四害

吸烟首先害自己,致多种病寿命低,
心血管病与慢支,提高肺癌发生率。

医学研究表明,长期吸烟者的肺癌发病率比不吸烟者高 10～20 倍,喉癌发病率高 6～10 倍,冠心病发率高 3～7 倍。

据有关部门统计,我国每年因吸烟导致死亡的人数多达 100 多万。当然,这种死亡不是吸烟后的突然死亡,而是吸烟引起各种慢性病的病后死亡,超过艾滋病、结核、交通事故及自杀人数的总和,占全部死亡人口的 12％,这是不争的事实,是胜于任何雄辩的。

其次吸烟害他人,致使他人被动吸。

吸烟产生的烟雾只有 15％进入吸烟者自身,其余 85％都散发出去,造成周围人群的被动吸烟,被动吸烟同样也有损健康。

第三吸烟害后代,男女性功能降低。

医学家经过研究证实,男性长期吸烟者,因尼古丁有抑制性激素分泌及杀伤精子的作用,多数性欲降低、性功能低下,精子存活率低于 50％,活动力也明显下降。吸烟或长期被动吸烟的女性,发生宫外孕及患子宫癌的概率都明显升高;怀孕妇女吸烟,易发生流产或早产,胎儿发育迟缓,出生时体重也轻,智力低下,出现死胎、畸形率高。

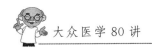
第四吸烟害国家,医疗费用耗国力。

说到吸烟害国家,且不谈吸烟可引起火灾,给国家造成巨大经济损失,也不讲烟草种植为国家浪费土地资源,仅就治疗因吸烟引发疾病的费用来说,就是一笔相当可观的开支。不可否认,烟草生产是为国家增加一部分税收,但要和吸烟给国家造成的损失相比,那是微不足道的。因此,吸烟增加国家税收,是爱国行为的说法是站不住脚的。再者说,国家是否强盛也不能光用金钱来衡量,国家是由民众组成的,民众健康则国家强盛,吸烟引发这么多疾病,对民众的健康影响这么大,难道就不影响国力吗? 想当初,清政府那么腐败,还干了一件大长国威的漂亮事,那就是派林则徐虎门销烟,因为清政府已经意识到鸦片对国民的伤害。当然烟草和鸦片是不一样,但道理是一样的。在当今社会,我们无论是为自己、为他人、为后代还是为国家,都应该义不容辞地戒烟。

第8讲 吸烟的历史、现状和戒烟

1. 吸烟的历史

吸烟的历史

中国古人不吸烟,烟草是从国外传。
十六世纪末明代,至今不过四百年。
自从吸烟传国内,有人就把烟草厌,
视为毒草或妖草,吸入人体害不浅。
明代崇祯清康熙,都曾严令禁吸烟,
然而屡禁屡不止,烟草广泛传民间。

中国有四大发明,那么吸烟是中国发明的吗? 答曰:不是。吸烟是在16世纪末,由菲律宾传到中国的,16世纪末正值明朝万历年间,万历是明朝的第十三代皇帝,明朝共有十六代皇帝,万历应该是接近明朝末年。那么,在明朝万历年之前我国是没有烟草的,中国人是不懂吸烟的,这从中国的四大名著中就可得知,如《三国演义》和《水浒传》里面有大量关于饮酒细节的描写,但从未见过有吸烟的细节。《红楼梦》写的是清朝的事,里面曾经提到过"烟",而电视剧《铁齿铜牙纪晓岚》里,主人公纪晓岚就经常吸烟,说明到了清朝,吸烟的现象就已经比较普遍了。总之,吸烟的历史在中国,从明朝的万历到现在总共也就 400 多年。

2. 吸烟的现状

吸烟的现状

如今烟民达几亿,烟草消费世领先。

目前,我国已成为世界上最大的烟草消费国。近 30 年来,我国男性吸烟率一直处于高平台期,居高不下,平均每两名男子中就有一名吸烟者,全国烟民达 3 亿以上。而且,吸烟年龄呈低龄化趋势,1984—2002 年,开始吸烟的平均年龄提前了 4～5 岁。另外,女性,特别是年轻女性吸烟率上升也不容忽视,2002 年我国女性吸烟率为 3.08％,2005 年上升为 3.9％,且有 3 亿成年女性暴露于二手烟害当中。

为治吸烟所致病,每年花费千亿元。
因受烟草之毒害,国人身体素质减。
戒烟已是当务急,发达国家已走前。
衷心奉劝吸烟者,从我做起从今天,
下定决心把烟戒,健康轻松又延年。

3. 戒烟　既然烟草对人体危害如此之大,既然我国吸烟现象如此之普遍,戒烟确已是当务之急。

1980 年,世界卫生组织鉴于世界吸烟问题日趋严重,决定并发起"世界无烟日"的戒烟活动,同时把 1980 年定为国际反吸烟运动年。这次运动的口号是:"要吸烟还是要健康,任您选择"。此后,1988 年 4 月 7 日定为第一个"世界无烟日"(1989 年改为 5 月 31 日),并以此作为世界卫生组织成立 40 周年的纪念日。世界无烟日的内容是:告诫人们吸烟有害健康,必须加以控制;呼吁全世界所有吸烟者在"世界无烟日"这一天,主动停止和放弃吸烟;呼吁烟草推销单位和个人,在这一天自愿停止公开销售活动和各种烟草广告的宣传。

近年来,全世界 40 多个国家在世界卫生组织的倡导下,采用在烟盒上印制健康警示图片的方法劝戒吸烟者。"烂肺""骷髅"等极具冲击力的图片让吸烟者更深刻地认识到吸烟的危害。

然而戒烟,对于广大烟民朋友来说,还是一件难上加难的事。

请看一看某些吸烟人的心理状态。

某吸烟者说

人人都说烟有害,我与香烟离不开。

人人都说烟致癌,癌症与我尚远哉。

都说吸烟寿命短,我看吸烟寿不减。

都说吸烟耗钱财,人送我烟不用买。

每日吸烟二三包,胜似神仙乐逍遥。

家人多次劝戒烟,我行我素任自然。

终有一天胸不适,咳嗽憋气吐血痰,

急忙入院照胸片,方知肺病已蔓延,

躺在病床空感叹:若有来世定戒烟!

现实生活中,确有不少吸烟者直到疾病发生了,或者病情严重了,医师告诫他不许吸烟,他才真正下决心戒烟。须知这时已经错过了戒烟的最佳时期。

其实,戒烟是难事,也是一件好事,戒烟之后,好处多多。根据美国癌症协会的资料,停止吸烟之后,身体会有如下变化。

1天以后,血液中的一氧化碳含量明显下降,血氧含量恢复正常。嗅觉、味觉也有很大改善。

1个月以后,呼吸、循环系统得到改善,行走变得异常轻松。

1年以后,咳嗽、气短和胸堵等症状将大大改善,精力明显增加。肺活力增强,呼吸道感染的机会相应减少,早期冠心病的机会将比吸烟时减少一半。

10年以后,生活质量将恢复正常,肺癌的发生率将是吸烟者的一半,发生口腔癌、鼻咽癌等癌症的危险显著减少。

15年以后,因吸烟带给你的身体危害已基本消除,你将和从不吸烟的人一样享受生活。

这是戒烟对身体的好处。除此之外,戒烟对心理方面也有诸多益处。

首先,卸包袱。当你下决心戒烟,并停止吸烟的那一刻,你会发现,你周围的孩子和其他人,特别是你的家人将不再受你二手烟的危害,你将如释重负。

再者,你戒烟以后,将会少一分麻烦,少一分负担,少一码事儿。例如,外出旅游时,导游常会提醒你:别忘了"身手钥钱",意思不是让你跟谁要钱,而是代表四样要紧的东西,"身"是身份证、"手"是手机、"钥"是钥匙、"钱"是钱包,合起来叫"身手钥钱",如果你离不开香烟的话,那就不是四样,而是五样东西,不是身手钥钱,而是"身手钥烟钱"了。再如,当你和朋友相聚时,你的烟瘾突然来了,怎么办?想掏出烟来抽一支,又怕别人介意,而且还要考虑是否需要敬别人?别人是否欢迎?当别人敬你香烟时,你是否需要回敬?你的烟比别人的好,还是比别人的次?如果你从此戒烟了,所有这一切都不必要考虑了。

另外,吸烟造成的黄牙、口臭和烟味也会直接影响你的形象,特别是在交异性朋友的时候,也许会因此而被一票否决。所以戒

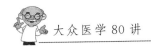
烟对于恋爱期间的男女青年来说,尤其重要。

戒烟如此重要,如此有益,但依然有不少人下不了戒烟的决心。原因大概有这么几个方面。

首先,是一些人没有真正认识到吸烟的危害,或者对自己的健康不够重视,认为吸烟是一种享受,得乐且乐,得过且过,有病再说有病的。

其次,是一些人脱离不了吸烟的环境,如有一帮烟酒朋友,经常相聚,一起喝,一起抽,一个人想不抽也办不到,最终经不住周围人的诱惑,经不住周围人的奚落,只得随波逐流。

再者是跟职业有关,一些体力劳动者,感觉吸烟能解除疲劳,所以习惯在休息期间抽支烟,解解乏;有些职业如司机,特别是出租汽车司机,在等活儿期间无事可干,就以抽烟来消磨时间;有些脑力劳动者靠吸烟来提神醒脑;有些人则以烟解烦、以烟消愁,如此等等,不一而足。

对于广大烟民来说,下不了戒烟决心的为数不少,而下了戒烟决心却戒不掉的更是大有人在,这些人多次下决心戒烟,却是屡戒屡抽,屡战屡败,原因是什么呢?

我们说,戒烟的过程是人的意志力与尼古丁相互博弈的过程,尼古丁是存在于烟草中的一种高度成瘾物质,会给使用者带来快感,并渴望持续拥有。停止吸烟后尼古丁在血液中的水平下降就会产生强烈的戒断症状,如焦虑、烦躁、抑郁、失眠,甚至有一种怅然若失,度日如年的感觉,特别是戒烟的最初两三天,非常难熬。如果此时人的意志力战胜不了这种戒断反应,其结果必然是复吸,戒烟的失败。

而一旦戒烟失败,重新抽起香烟来,便会有一种失而复得,如获至宝的感觉,你会拼命地抽,直到把戒烟这几天少抽的烟补回来才算完事。多次戒烟失败会让你有一种挫败感,有一种失去自信的感觉,甚至不敢再提戒烟,直到生病了,医师告诉你必须戒烟了,才能真正戒掉。

有许多烟民朋友认为,戒烟失败是因为没有找到一种有效的戒烟方法。这种说法确实有一定的道理,在这里先给大家介绍三首戒烟歌,大家听后可能会有所启发。

戒　烟　谣

白色一根棍儿,散发香烟味儿。

点燃后吸之,舒服一小会儿。

百害无一益,致癌有它份儿。

害己还不够,害人也够劲儿。

下决心戒之,身体方无事儿。

戒烟方法要巧妙

香烟本是催命草,一旦成瘾离不了。

吸烟不仅害自己,旁人受害也难逃。

伤神伤肺伤胃肠,引起癌症命不保。

劝君为己为他人,决心戒除烟嗜好。

坚持运动练身体,户外运动乐陶陶,

闲来喝茶吃水果,参加文娱不无聊,

家务劳动多干点,戒烟方法要巧妙。

坚持不懈有恒心,从此远离催命草!

十　戒　烟

一戒晨起扫痰烟,坚持室外早锻炼。

二戒饭后一支烟,莫伤脾胃保肺宣。

三戒迎送待客烟,文明礼貌又省钱。

四戒阅读提神烟,可到室外转一转。

五戒没事消闲烟,游戏活动身心健。

六戒烦闷解脱烟,越吸越烦痛苦添。

七戒年节喜庆烟,保持室内空气鲜。

八戒公共场所烟,维护环境少污染。

九戒闲聊互敬烟,你吸我吸害无边。

十戒睡前催眠烟,刺激神经更难眠。

此外,现流行的"国际五日戒烟法"也可一试。戒烟前五天是最为痛苦的日子,"国际五日戒烟法"对此科学地分步执行戒烟计划。

第一日:准备阶段,充分认识吸烟的危害。

第二日:用你的意志力对自己再次强调"我今天选择不吸烟。"

第三日:对瘾君子来说,2天不吸烟会引起头痛、口干、咳嗽、咽刺痛感、焦虑或抑郁、腹泻或便秘等种种不适症状。这时除需有毅力外,还要用正确的办法来对付这些症状,如选择喜欢的娱乐活动或洗热水澡等方法让精神放松。

第四日:对付"尼古丁",用饮料和茶水淡化,可以选择菊花茶或茉莉花茶替代。

第五日:防止复吸。这时最关键的是要为自己选择戒烟而感到骄傲,要有意识地远离吸烟人群。

总之,戒烟的方法有多种,但没有一种是适用于任何人的灵丹妙药,戒烟的根本方法是从心理上真正认识到吸烟对本人及周围人的身体损害,从而下决心戒烟。

跟大家讲,我也曾经是一名嗜烟者,有30年的烟龄,同时也是一名戒烟成功者。到目前为止,我已经戒烟近20年,而在这20年间从未吸过一支烟。我在区医院戒烟门诊工作了8年,受过专业培训,平日指导患者戒烟,还多次为社区居民讲解戒烟知识,今天我就结合自己的切身体会,跟大家分享一种戒烟方法。

我的戒烟方法叫作分步戒烟法,许多烟民朋友烟瘾比较大,一下子戒除很困难,可以采用分步戒烟法,就是先少吸,再不吸。

科学研究证实,每天吸烟不超过 5 支,对人体的损害不是太大。准备戒烟的朋友可以先给自己规定,每天最多吸 5 支,可采用每次吸半支、1/3 支或一口的方法尽量少吸,3～5 个月以后,对烟的依赖性减小了,再痛下决心不吸,成功率比较高。大家不妨试一试。

可能有的朋友还会问:有没有帮助戒烟的药物?那么我可以告诉大家,有。有一种药物叫"酒石酸伐尼克兰",商品名叫"畅沛",300 多元一盒,不走医保。吃这种药可以减少戒烟后的戒断反应,有助于戒烟。在北京各大医院和一些药店可以买到。

真诚地祝愿烟民朋友们戒烟成功!

第 9 讲　酒是利害双刃剑

说到限酒,就以这首《酒歌》(象形诗歌 6)作为开场白,诗的形状像酒杯,诗的内容是讲酒对人体的作用。

人们常常称酒为"美酒",就是因为酒还有对身体有利的一面,美酒能击倒一些人,是那些"贪杯"、过量饮酒的人。

在讨论酒对人体的利害作用之前,先探讨一下酒的起源。在酒乡中国,关于酒的起源,历来众说纷纭,莫衷一是。

在悠悠五千年文明的中华大地上,酒的酿造可谓源远流长。

在古猿造酒说中,人们认为,猿猴以采集野果为生,且有藏果的特性。洪荒时代的古猿将一时吃不完的果实藏于岩洞、石洼中,久而久之,果实腐烂,自然发酵而成酒精、酒浆。因而有"猿猴善采百果酿酒""藏于石岩深处得猿酒"等传说。

而在"仪狄,杜康造酒说"中,人们认为酒是大禹时代的"仪狄"和周代的"杜康"所造,故有"仪狄始做酒醪[láo]""杜康做秫[shú]酒"之说。

酒 歌

酒 是 利 害 双 刃 剑
多 少 作 用 不 一 般
少 量 饮 酒 能 防 病
每 餐 不 超 三 四 钱
心 血 管 病 少 发 生
动 脉 硬 化 可 延 缓
多 饮 使 人 发 胖
增 加 肝 负 担
升 高 血 脂
血 稠 黏
血 压
上 升
冠 心
病 患
胰 腺
发 炎
致 癌 症
其 害 大 无 边
劝 君 少 饮 身 体 健

象形诗歌 6

但通过近代的考古发掘得知,在三四千年前的商代青铜器中已发现盛有酒,说明远在仪狄、杜康时代之前我国已有了酿酒和饮酒。而传说中中华造酒始祖"仪狄"或"杜康",则可能是在前人基础上进一步改进了酿酒的工艺,提高了酒的醇度,使之更加甘美浓烈,从而使原始的酿酒逐步演变成人类有意识、有目的的酿酒活动,更成了一种自觉的生产行为。

如今,中国的饮酒已经摆脱了单纯的食用价值,凝结了人类物质生产与精神创作,上升为一种饮食文化,或称之为"酒文化"。酒,已渗透到人们物质生活和精神生活的方方面面,成为最具广泛性的社会文化现象,无所不在地影响着人们的社会行为、道德观念和文化心理。

酒

醉里乾坤大,杯中日月长
谁酿水边酉,仪狄与杜康

这里面的"水边酉"是酒的别称,是由"酒"字拆字而成,而由此联想到繁体的"醫"字,下面也有个"酉"。"酉"是由形似酒坛子的象形文字演化而来,代表酒,因此说明:自古以来,"酒""医"不分,密切关联,治病离不开酒,酒可以医病。这就引出了"药酒"这一概念,药酒就是将某种中药材放入酒中,浸泡,做酒饮用的一种剂型。医书记载和民间流传的药酒种类繁多,所治疾病也是五花八门,应用比较广泛,特别受中老年人和好饮者的青睐。

药 酒 歌

百部白酒治咳嗽,竺黄白酒治痰多。
冬虫夏草白酒泡,滋肺益肾治结核。
人参葡萄加白酒,健脾补肾治气弱。
蛤蚧黄酒定气喘,健胃山楂米酒喝。
白酒地榆青木香,治疗胃痛最适合。

现代医学认为,喝酒有利又有害,那要看喝多少,少喝对身体有益,喝多了或者叫酗酒,则对身体有害。

先说利的方面。

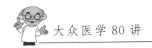

其一,酒是一种营养剂,含有很多营养物质,如维生素、氨基酸和矿物质等。

其二,适量饮酒可以增加食欲,促进消化。

其三,适量饮酒可以预防心血管病的发生。

其四,适量饮酒可以加速血液循环,可使人精神愉快,能缓和人的忧虑和紧张心理,所谓"借酒浇愁"就是这个道理。

其五,酒作为一种特殊的文化载体,在人们的社会交往中占有独特的地位。特别是一些特定的场合,如逢年过节、各种庆典和亲朋好友相聚等,酒起到烘托气氛的作用,没有酒是不行的。

在这里,特别需要介绍一下啤酒和葡萄酒。

啤酒含有多种氨基酸、糖类、蛋白质、维生素等,被誉为"液体面包"。适量饮用啤酒能促进胃液分泌、增进食欲、清热利尿,还有强心、镇静、抗结核等功能。因此,对高血压、心脏病、肾性水肿、肺结核、肺气肿等疾病有一定的疗效。

葡萄酒中含有钾、钙、镁、铁、铜、硒等元素,含有多种维生素和20几种氨基酸,对人体都有不同的营养价值。葡萄酒中酚类化合物具有极强的抗氧化活性,能中和人体内自由基,保护血管弹性。近年来科学家发现,红葡萄酒中含有的白藜芦醇和水杨酸,前者能防止炎症,抑制病菌的生长,并具有防癌作用;后者是构成阿司匹林的基础成分,长期适量饮用等于吃了小剂量的阿司匹林,有防止血栓形成、预防心肌梗死的功效。此外,葡萄酒还可保护皮肤、胃肠道,并能提高肾的排泄功能。葡萄酒因其酒精含量低,并具有多种保健功能而被世界卫生组织认定为保健饮品。

综上所述可知,酒对人体有诸多益处。但是否可以因此而提倡饮酒了呢?当然不能。如前面所讲,酒对人体有利害相兼的双重作用,光知道有益的方面是远远不够的,更重要的是要了解酒的害处,特别是大量饮酒,以至于酗酒、醉酒给人体和社会带来的危害。先请看诗歌"酗酒十害"。

酗酒"十害"

酗酒有害之一,酒后驾车司机,
车祸害人害己,酿造多少悲剧。
酗酒有害之二,熟人相聚一块儿,
直言招惹是非,酒后说话无边儿。
酗酒有害之三,喝酒公家买单,
便宜之酒多喝,实则害人不浅。
酗酒有害之四,喝酒贪杯误事,
扰乱工作生活,耗时玩物丧志。
酗酒有害之五,喜庆之日欢度,
亲朋好友敬酒,痛饮不管不顾。
酗酒有害之六,难躲工作应酬,
不喝不恭不敬,酒宴天长地久。
酗酒有害之七,酒精损害身体,
肝胃心脏大脑,高血压病尤忌。
酗酒有害之八,各种癌症诱发,
胃癌喉癌乳癌,直肠肝癌其他。
酗酒有害之九,枉交酒肉朋友,
桌上信誓旦旦,桌下东奔西走。
酗酒有害之十,酒后难以自制,
打人骂人毁物,公共场所闹事,
醉酒之后犯罪,法律照常判之。

酗酒是指无节制地过量饮酒,能使人不同程度地降低甚至丧失自控能力,实施某种有伤风化或者违法犯罪的行为,有相当大的社会危害性。我国每年因酗酒肇事立案的高达 400 余万起。全国每年有 10 万人死于车祸,而 1/3 交通事故的发生与酗酒及酒后驾车有关。这是其一。

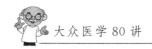

其二,是酗酒对身体的伤害。

首先,长期大量饮酒可伤肝,轻则脂肪肝、肝功能受损,重则酒精性肝硬化、肝癌。其次,长期大量饮酒伤胃肠,轻则胃炎、食管炎、肠炎,重则胃溃疡、胃穿孔、胃癌、肠癌。

再则,长期大量饮酒可加大血黏稠度,升高血压,导致冠心病、脑卒中、糖尿病、痛风等多种疾病的发生。

近些年来,一次短时间内大量饮酒引起猝死的病例屡见不鲜,猝死的原因之一可能是诱发心肌梗死或严重的心律失常,以及急性脑出血;另一种可能是短时间大量饮酒抑制中枢神经,最终造成生命中枢麻痹,心搏呼吸停止以致死亡。另外醉酒后频繁呕吐,呕吐物堵塞呼吸道也是造成猝死的原因之一。

此外,酗酒对胎儿和后代的危害也不容小觑,酒精对精子和卵子也有很大影响,不管父亲还是母亲酗酒,都会造成下一代发育畸形,智力低下等不良后果。孕妇饮酒,酒精能通过胎盘进入胎儿体内直接毒害胎儿,影响其正常生长发育。

以上,我们讲了饮酒的利和害,诠释了"利害双刃剑"这样一种对酒的称谓。

第10讲　限　酒

既然酒有利和害两个方面的双重作用,我们是否可以把酒看成一个中性的物品,利和害的程度均等呢?

其实也不是。南北朝时期北魏的高允,曾作诗《酒训》,对这一问题有独到的见解。

酒　训

酒之有状[①],变惑性情[②]。
岂止于病,乃损其命,
其益如毫[③],其损如刀[④]。

注：①指喝酒多了所造成的状貌；②指饮酒使人自控力下降而出现哭闹、失言、失礼等现象；③饮酒对人体的好处像毫毛一样微不足道；④饮酒对人体的害处就好比杀人的刀子。

对酒的评价，"其益如毫，其损如刀"，看似有些偏激，其实自有道理。酒，虽然对人体有某些益处，但并非人体的必需营养品和良药，从未听说过某人因不喝酒而得了什么什么病。相反，因为饮酒过多而招致祸害和疾病的情况倒是频频发生、举不胜举。因此，提倡适量饮酒和限酒就很有必要了。

请看适量饮酒歌。

适量饮酒歌

适量饮酒益健康，每日一杯二杯量。
行气活血助消化，减少血栓血流畅。
阻止部分心脏病，心肌梗死中风防。

说到限酒，实际上就是有节制、有规律地饮酒。原北京市卫生局推荐的合理膳食标准中，就有如下建议。

如饮酒，应限量。

白酒：每日＜50 克。

啤酒：每日＜1 瓶。

葡萄酒、果酒：每日＜200 克。

可以用一首歌诀加以概括。

限　酒

白酒一天五十克，啤酒不超一瓶多，
果酒以及葡萄酒，二百克内可以喝。

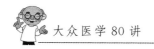

除了从量上限制饮酒之外,还有许多不宜饮酒的情况应当注意。

饮酒的十四不宜

酒后不宜多喝茶,咖啡解酒也不佳。

服药期间不饮酒,空腹睡前不喝它[①]。

饮酒之后不受凉,以酒御寒不是法。

剧烈运动后不饮,高低度酒混合差。

饮酒不宜同吸烟,白酒汽水不同呷。

饮酒速度不快猛,白酒适当温度加[②]。

镇静药物解醉酒,绝对不宜危险大。

注:①空腹饮酒和睡前饮酒对身体不利;②白酒最好不要冷饮,可适当加温。

少量饮酒,不应喝劣质酒,常喝适量名酒、好酒当是明智的选择。1953—1985年共举办四届全国评酒会,共评出全国名酒19种,其中名白酒13种。

中国名酒

茅台汾酒西凤酒,洋河大曲与双沟,

泸州老窖五粮液,古井贡酒与董酒,

全兴大曲剑南春,古蔺郎酒黄鹤楼。

同时,选饮酒精含量低的优质葡萄酒、啤酒,对人体的损害也相应减低。

对于经常醉酒的瘾君子而言,除劝其少饮之外,适当的解酒方法也很重要,可以减少酒精对身体的伤害。请看解酒歌。

解酒十一法

绿豆解酒可煮汤,白开水中盐适量。

柑皮橘皮干研末[①],甘蔗去皮榨汁尝。

生吃萝卜或喝汁,甘薯绞碎少加糖。

鲜橙生梨可解酒,橄榄十枚煎熬汤。

鲜藕捣泥取汁饮,蜂蜜解酒含果糖[②]。

注:①焙干、研末,加少量盐煮汤服;②蜂蜜中含有果糖,可促进酒精的分解及吸收,用于解酒后头痛。

很多国人有这样一个不太好的习惯,在酒桌上,特别是朋友相聚,常会极尽劝酒之能事,唯恐别人不醉;还有一些人自己酒量不大,却贪杯痛饮,"不喝正好,一喝就多",以"一醉方休"为乐事;也有一些人喝酒是为了招待,为了应酬,身不由己,或者为了求人,答谢,不喝不足以表达热情和诚意。种种情况,使酗酒和醉酒有如家常便饭,屡见不鲜。更有甚者,因陪酒而致死的悲剧时有发生。久而久之,不仅对醉酒者身体造成莫大伤害,也给社会带来不安定、不和谐的因素。

为此,我们也讲劝酒,但反其道而行之,劝君少喝一杯酒。请欣赏这首劝酒歌。

劝君少喝一杯酒

为了你的肾,为了你的胃,

为了你有个健康的心肝肺,

为了你的家庭能和美,

少喝一杯是一杯,

少醉一回是一回。

不要说,人在酒场身不由己,

　　　　别忘了,手是你的手嘴是你的嘴,

　　　　不要说酒逢知己千杯少,

　　　　危难之时酒肉朋友见过谁?

　　　　别指望排忧解闷儿靠一醉,

　　　　醒来时你的烦恼还得自己背。

　　　　说什么走热酒场便能进官场,

　　　　说什么酒喝透了经济能腾飞,

　　　　却只见酒后吐真言,招惹是非,

　　　　久醉者意志消沉,身体虚又肥。

　　　　人生在得意之时莫尽欢,

　　　　要当心乐到极处会生悲!

　　　　是这般逢场作戏何时了,

　　　　回头看,妻子儿女倚门盼君归。

　　这首劝酒歌读来情真意切、令人动容,真诚希望那些贪杯嗜酒的朋友们,读一读,醒一醒,别让美酒淹没了你的美好人生! 别让美酒淹没了你的锦绣前程!

第11讲　心理平衡是健康的基础

　　什么叫心理? 心理是人的头脑反映客观现实的过程,如感觉、知觉、思维、情绪等。换而言之,心理泛指人的思想、感情等一切内心活动。心理表现在对过去事件的记忆经验,对现在事件的全部映象、体验、智力活动和对未来事件的意图、目的、幻想等。

　　什么是心理平衡? 简而言之,心理平衡是一种心理的幸福和快乐,是一种心理的满足和宁静,是一种心理的坚韧和不屈。

　　一般认为,健康四大基石之中,以心理平衡最为重要,是其他三大基石的基础和前提。因为无论合理膳食也好,适量运动也好,戒烟限酒也好,都是在平衡心理的支配之下完成的,如果没有一个平衡的心理,没有一个健康的欲望,要完成上述三点是完全不可能的。试想,当一个人烦恼、忧愁,以至于愤怒的时候,可以借酒消愁,可以吸烟解烦,可以拒绝吃喝或暴饮暴食以寻求刺激,可以拒绝一切活动以示抗议,严重时可自毁、自残,甚至轻生自杀。这些行为不仅与健康防病背道而驰,还会给身体造成莫大的伤害,甚至危及生命。

中医学把人的情绪变化分为七种情况,即喜、怒、忧、思、悲、恐、惊,简称七情。在一般情况下,七情属于人的正常心理活动,但如果突然受到剧烈的精神刺激,或某些情志活动持续过久过于强烈,超过了人体生理所能调节的范围,就会引起体内阴阳、气血失调,脏腑、经络功能紊乱,导致疾病的发生。这里讲的,实际上就是心理失衡引发疾病的道理。

在最早的医学经典《黄帝内经》中,就有关于七情致病的记载。

大怒伤肝,暴喜伤心,思虑伤脾,悲忧伤肺,惊恐伤肾。

中医学认为,六淫,即风、寒、暑、湿、燥、火是致病的外因,七情,即喜、怒、忧、思、悲、恐、惊是致病的内因。外因是变化的条件,内因是变化的根据,七情,即心理的失衡,是引发疾病的根本原因。

从现代医学角度来看,长期的悲伤、忧郁、悔恨,轻则可致神经衰弱、神经官能症,重则可引起抑郁症、精神分裂症等精神疾病的发生;沉重的心理负担不仅干扰了正常的生理活动,还可诱发包括神经病、消化病、心血管病、内分泌紊乱和癌症在内的各种疾病。突然的精神刺激、强烈的惊恐和过度的兴奋引发心、脑血管疾病(如心肌梗死和脑出血等)也屡见不鲜。

综上所述可知,心理平衡对于健康来说是至关重要的,是第一位的,是一切养生防病措施的根本。

说到这里,先请大家欣赏一首寿桃诗(象形诗歌7)。

寿 桃 诗

寿
而　康
人　所　求
乐　观　豁　达
欺　心　不　可　有
名　利　难　以　双　收
知　足　常　乐　无　忧　愁
热　心　公　益　广　交　朋　友
与　人　为　善　待　人　要　宽　厚
爱　好　多　广　泛　锻　炼　要　持　久
劳　逸　要　适　度　戒　烟　又　限　酒
粗　茶　淡　饭　　　平　静　生　活
已　足　够　　　　　是　享　受

象形诗歌 7

在这首寿桃诗里,从乐观豁达开始的六句半及最后一句"平静生活是享受"都在说一件事,那就是心理平衡。这同样说明心理平衡的重要。其中有一句需要特别解释一下:就是"欺心不可有",什么叫欺心?欺心就是欺骗之心,害人之心,自欺欺人之心。人生在世要过一种平和安康的生活,不论穷富贵贱,都必须谨守两条底线:一条是道德底线,一条是法律底线。第一不做违背良心之事,第二不做触犯法律之事。如果存有欺心,越过这两条底线,人生将误入歧途,或者受到良心的谴责,或者受到法律的制裁。到时不仅失去欢乐幸福,身体健康也无从保障,这也是心理平衡的一个重要方面。

再给大家介绍一首象形诗,把寿桃翻过来,就形成了心的形状,请看这首心形诗(象形诗歌 8)。

心 形 诗

```
       心  态        人  生
    保 持 平 和   充 满 欢 乐
  勤 奋 谋 事 业 尽 心 干 工 作
  保 养 好 身 体 安 排 好 生 活
    宽 厚 待 人 常 思 自 己 过
      追 求 高 雅 心 胸 开 阔
        爱 好 广 泛 乐 趣 多
          处 事 谨 慎 避 祸
            莫 与 人 攀 比
              知 足 常 乐
                多 学 习
                  丰 富
                    我
```

象形诗歌 8

　　从这首心形诗里可以看到一个心态平和、积极进取、谦虚谨慎、乐观豁达的形象,这是我们追求心理平衡所要达到的一种境界。

　　心理平衡所涵盖的内容是十分广泛的,我们暂且把它归纳为三个题目:第一,除却忧虑和烦恼;第二,寻找幸福和欢乐;第三,接受现实,走出低谷。在下面几讲里,我们将分别介绍。

第 12 讲　除却忧虑和烦恼

　　什么叫忧虑? 忧虑就是忧愁思虑、忧愁担心。什么是烦恼? 烦恼就是因为不顺心、不如意的人或事所造成的烦闷和苦恼,不管是忧虑也好,烦恼也好,都是心情的不畅,都是一种心理的失衡。

　　人生在世,要面对万事万物,难免为一些事情忧虑;人生在世,总要遇到一些不顺心、不如意的人或事,难免发生烦恼。例如,在以往的物质匮乏年代,人们衣不裹体,食不饱腹,必然为温饱,为生活难以为继而忧虑而烦恼;在动乱的年代,人们饱受战争创伤,流离失所,亲人失散,甚至家破人亡,忧虑和烦恼更不必说;如今我们生活在和平年代,国家安定和谐,人们生活富足,没有了衣食之忧,却又有了新的忧虑和烦恼,如疾病困扰、是非缠身、事业不顺、家庭不睦、子女不孝、邻里争端、孤独寂寞等,不一而足。

那么,怎样才能排解这些忧虑,怎样才能除却这些烦恼呢?可以说没有一剂灵丹妙药,也没有一个统一的方式,一切都得因人而异,因事而异,因时而异,因地而异。但也有一个总的原则:首先要防止、要避免,如养生可以防病,谨慎可以避祸,良好的家庭教育可以防止子女不孝,诚恳待人可以化解各种矛盾,宽宏大量可以消除利益纷争等;其次事情如果真的发生了,要积极面对,妥善处理,及时解决问题,争取化干戈为玉帛,解决矛盾于萌芽之中。如果一时解决不了,也不要急于求成,要创造条件,等待时机。如果确实是永远也无法解决的问题,就要试着接受它,包容它。

每个人的性格不同,经历不同,除却忧虑和烦恼的方式方法也就不一样。请看这首《调整心态歌》。

调整心态歌

客观地估价自我最为重要,
为人处事第一不自卑,第二不骄傲。
"天生我才必有用",体现人生价值,
切合实际地确定奋斗目标。
对自己过于苛求,奢望不好,
必然受挫折自寻烦恼。
任何时候都应保持相对的独立性,
依赖他人生活早晚不保。

自尊、自爱、自立、自强不息，
任凭风吹浪打，生活的信念不动摇。
对别人的期望值不宜过高，
把希望寄托于别人终究不妙。
何必要求别人都迎合自己，
每个人都有自己的生活之道。
要善于捕捉信息审时度势，
关键时刻判断正确路要选好。
玩世不恭、粗心大意、歪门邪道，
酿就错误，悔恨终生，在劫难逃。
遭受挫折，身处逆境要冷静思考，
总结经验，接受教训，调整目标。
遇到难题不解，可转移注意力，
自我调节情绪十分重要，
听音乐、观风景、公园漫步，
或专心干一件事忘掉烦恼。
也可向亲朋好友倾诉苦衷，
解决问题之良策或许可以找到。
在适当时候向别人表示善意，
一件小事常可化解矛盾雨散云消。

生活当中，你可能遇到家庭矛盾、夫妻矛盾、婆媳矛盾及与邻里之间的矛盾、在单位和领导之间的矛盾、与同事之间的矛盾等。这些矛盾长期存在，既不能解决，又无法摆脱，可能使你的心情长时间处于一种忧虑、烦恼，甚至压抑、愤懑的状态。怎样排解或去除这种忧虑和烦恼呢？我的答案是：首先，你要换位思考，设身处地地为对方想一想，对方是否也有苦衷？也有无奈？其次，你应该做一次深刻的反省，想一想你的所作所为是否也有不妥？是否也有欠缺？是否也有过分？如果有，就要设法改变自己。记住，当你无法改变别人的时候就要改变自己,你改变了自己,也许矛盾就会化解。第三,你要抱着百分之百的诚意去做一次沟通、和解的努力,必要时要做一些让步,"退一步海阔天空"就是这个道理。也许你和对方仅仅是存在一些隔阂或误会,那么经过坦诚的、开诚布公的交流,也许问题就会解决。如果这次失败了,可能是你的诚意不够,可以再来一次或两次,三次之后还不成功的话,也许真的是无可救药了,那只有最后一招——摆脱。怎么摆脱呢?与单位领导不和可以辞职,与邻居不和可以搬家,夫妻不和就只有离婚了。所以,彻底摆脱也是无奈之举,也会因此而丢弃许多,牺牲许多。因此,在摆脱之前也要三思而行,特别是要观望一段时间,叫作静观其变。也许在这段时间里单位的领导或同事调走了,邻居搬家了,家庭矛盾的对方想通了,良心发现了,都不是没有可能的,到那时也就云开雾散,雨过天晴,一切都迎刃而解了。

对于无法弥补的损失、无法逾越的障碍、无法克服的困难和无法改变的现实,我们可以用缩小镜。大家都知道有放大镜,谁也没有听说过缩小镜,而缩小镜在心理学方面是有用武之地的,就是把眼前不利的事情看得小一些,把有利的因素看得全一些,把人生的旅途看得长一些,这对于心理平衡是非常有益的。在这里,一定要注意,不要给自己设定许多假如:假如当初要如何如何,就会如何;假如当初要不如何如何,就不会如何等。因为假如不能成为现实,后悔是没有用的。如果一个人一味陷入对往事的追悔和痛苦的回忆当中,那么他将无法面对现实,面对未来,他将输掉整个人生。

下面讲一讲"生气"。如前所述,当一个人遇到不顺心、不如意的人或事时,就会烦恼,而生气则是烦恼的极端表现。生气时,往往表现血压升高、心跳加快、面红耳赤,甚至全身颤抖。须知,身体的这些变化,对健康是有很大损害的。"生气是用别人的错误来惩罚自己",说的就是这个道理。

大家都听说过"气大伤身"之说，没错，中西医学研究表明，生气对身体的五脏六腑，即多个系统都有损害。

首先损害心脏。中医虽然没有"气伤心"的说法，但现代医学研究认为，生气属于情绪激动，血压急剧升高，对心脏有很大影响，能导致冠心病发作。在生气的状态下，支配心脏的冠状动脉会发生不同程度的挛缩，心肌缺血、心绞痛和心肌梗死的发生率均会增加，因生气而引发心肌梗死、猝死的病例屡见不鲜。

其次损害肝。中医有"怒伤肝"的说法。认为生气以后可以造成肝气郁结，肝疏泄不畅，导致肝经经络受损。出现胸闷、胸痛、眩晕、头痛、失眠等症状，并引发甲状腺囊肿、乳腺增生、子宫肌瘤等疾病，长期的愤懑状态，会引发癌症的发生。

再者损害脾胃，引起消化不良，食欲缺乏，久之会引起胃炎、胃溃疡；伤肺，生气时呼吸急促，引起过度换气，出现呼吸性碱中毒；损害中枢神经系统，表现烦躁易怒、情绪低落、悲观抑郁，无法自拔。此外，生气引发脑卒中（脑出血等），也是经常发生的。

生气，不仅对身体有害，也是惹祸的根苗。人在生气的情况下，往往会采取一些极端的、冲动的、不理智的，甚至是疯狂的行为，引发严重的、不可挽回的后果。因此，曾有人把生气比作杀人的钢刀。

请看北宋时期的《酒色财气歌》。

酒色财气歌

酒色财气四道墙，人人都在里边藏，
只要你能跳过去，不是神仙也寿长。
酒是断肠的毒药，色是惹祸的根苗，
财是下山的猛虎，气是杀人的钢刀。

就以这首流行于民间的《不气歌》，作为本讲的结束语。

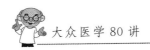

不 气 歌

人生在世不容易,遇事千万别生气。

暗生闷气无人知,气急败坏遭非议。

怒发冲冠更可怕,气大伤身命归西。

大事原则要坚持,小事不必发脾气。

万事不能都如意,难得糊涂要铭记。

若遇烦恼不顺心,最好自我来调理。

促膝谈心可消气,心情舒畅好身体。

他人气我我不气,气人不成自生气。

倘若生气中他计,气出病来无人替。

请来大夫将病医,反说气病难治愈。

气之危害太可惧,诚恐因病将命弃。

我今尝够气中气,不气不气就不气。

第13讲 寻找幸福和欢乐

什么是幸福?幸福是使人的心情舒畅的境遇和生活;或者说,幸福就是一种心满意足,是一种欲望到达之后的快感。什么是欢乐?欢乐是精神的愉悦,是幸福的伴随语,是一种轻松愉快的情绪。

幸福和欢乐都是指心情,一种好的心情。好的心情将有利于人体脏腑功能的协调,经络气血的畅通和阴阳表里的平衡。除了那种过度兴奋,过于激动的大喜情况对身体不利之外,幸福欢乐的心情对身体健康是非常有益的。

幸福是我们大家经常使用的一个词儿,但说来幸福并没有一个严格的定义,也没有一个统一的标准。每个人的性格不同,理想和信念不同,对世间万物的看法不同,对幸福的理解也就不同。

有人追求物质享受，认为有了钱就有了幸福，如果这钱是经过劳动或打拼而来的，则无可厚非，但如果是为了钱而不择手段，或贪污，或盗窃，或诈骗，或绑架，钱虽然到手了，却无丝毫的幸福可言，因为从他们拿到钱那一刻起，就被套上了精神枷锁，或受到良心的谴责，或担心东窗事发，受到法律的制裁，惶惶不可终日。

举一个例子。当今，战斗在国防科研战线上的科学家们是一群无名英雄，因为保密的原因，他们甚至连家人都不能透露自己是干什么工作的。他们工资不高，没有过多的物质享受，又经常不能与家人团聚，可以说是既无名、无利，又缺少生活，但他们依然感到自豪，感到幸福，因为他们肩负着伟大而光荣的使命，他们在为强国强军而战斗！

作为一个普通民众，虽然没有什么宏图大志，也没有什么富贵荣华，却也可以找到属于自己的幸福。用他们的话说，"白天有说有笑，晚上睡个好觉"就是幸福。不是嘛？"有说有笑"说明是快乐的，"睡个好觉"说明是健康的，有快乐，又有健康，难道不幸福吗？

有一首流传在民间的《福字歌》说得好。

福 字 歌

想想患病苦，无病即是福；

想想饥寒苦，温饱即是福；

想想招祸苦，平安即是福；

想想遭遇苦，宁静即是福；

想想争斗苦，和睦就是福；

想想离别苦，相聚即是福；

想想监禁苦，自由即是福。

看一看，这种对幸福的追求是多么简单而又平淡！但唯其简单和平淡才是我们普通民众的幸福，才是实实在在的幸福。

　　说实在话，与其说，幸福是我们孜孜以求，费神努力得到的报偿，不如说，幸福只是一种理智，一种超脱，一种心灵的感悟。

　　再举两个营造幸福的例子。

　　有一对相恋多年的年轻人，既没房，也没车，只有忠贞不渝的爱情，他们选择了裸婚，在亲朋好友的祝福声中，双双步入婚姻的殿堂。他们虽然不富有，但感到非常幸福。因为他们营造了爱情，所以他们获得了幸福。

　　有一个工薪阶层的小家庭，用多年的积蓄，买了一套属于自己的房子，终于有了自己的家，房子不大，却被他们布置得典雅别致，真正成了他们的避风港湾和安乐窝。他们每天下班回家，享受着简单而又温馨、幸福的生活。因为他们营造了温馨小家，所以他们获得了幸福。

　　这些实例说明，只要我们用心去体会幸福，精心去营造幸福，幸福将无处不在，幸福将伴随我们终身。

　　下面说一说寻求欢乐，在介入正题之前，先请大家欣赏一首古诗。

乐 生 歌

人生欢乐有几多？青春韶光莫错过。

愚拙经受讥讽辱，英才遭嫉陷坎坷。

五味人生皆体验，一帆风顺有几个？

笑看世间不平事，排忧解难寻欢乐。

大智若愚谦受益，骄横逞强终招祸。

愚翁愁苦度一生，欢乐逍遥属智者。

　　其中最后两句"愚翁愁苦度一生，欢乐逍遥属智者"，意思是说，同样是一生一世，有的人是终日愁苦度过，有的人却是欢乐逍遥度过。这并不在于二者的贫富的差别，而在于二者智商的高低，一个是"愚"，一个是"智"。这说明，欢乐是可以寻求的，而寻求欢乐是需要智慧和技巧的。

其实，除了一些客观条件之外，人生是否欢乐，在很大程度上是取决于你对世间万物的看法和待人处事的方式方法。同样一件事，有的人把它看成愁事，有的人却把它看成乐事。人的一生遇到各种事情千千万，如果事事都愁，那就是愁苦一生；如果每件事情能找出其中的乐趣来，就会度过欢乐的一生。

对于中老年朋友，"五忘"和"三乐"是寻求欢乐和幸福的灵丹妙药。

"五忘"，就是忘掉年龄、忘掉怨恨、忘掉忧愁、忘掉疾病、忘掉名利。

有一首歌谣说得好。

五　忘

忘掉年龄不服老，充满活力精神好；

忘掉怨恨讲宽容，原谅他人风格高；

忘掉忧愁想得开，相信难事终能了；

忘掉疾病心泰然，积极治疗病能消；

忘掉名利不计较，一生轻松乐逍遥。

特别需要解释一下，这里所说的"忘掉"，并不是把事情从记忆当中彻底清除，因为对于一个心智正常的人来说，要把某件印象深刻的事情完全忘掉是不可能的，除非他患了失忆症。所谓的忘掉，就是把事情看得淡一些，轻一些，不要过多地想它，不要拿它当回事儿。

人的一生当中难免做一些错事、蠢事，难免遭遇一些不顺，或一时陷入人生的低谷，在人生的某个阶段难免要面临诸多方面的不利因素，如果一味地陷入对往事的追悔和痛苦的回忆之中，或为当前生活及事业的不利因素而纠结不解，那么他将无法面对现实，面对未来。我们讲学会"忘"，其实就是不想或少想那些不愉快的往事,多想一些过去的辉煌,不要只看到自己的不利因素,要看到自己的"优势"。

有一首歌诀说得好。

过去、未来

过去属于死神,未来属于自己,

珍惜目前所得,莫与别人攀比。

"三乐"就是自得其乐、助人为乐和知足常乐。

第一,自得其乐。当你退休或者离休之后,将不会为事业而忙碌,也不会为生计而奔波。你将有大量的自由支配时间,你可以尽情地去干以往你想干而没时间干的事。正所谓海阔凭鱼跃,天高任鸟飞,什么琴棋书画、花草鱼虫,什么旅游观光、唱歌跳舞,只要不违法、不妨碍别人、对身体有益的,你都可以去干,何乐而不为呢!

第二,助人为乐。当别人不便的时候,你给予帮助;当别人困难的时候,你伸出援手,也许因为你的举手之劳就为别人解决了一个难题。而你在备感欣慰之余,人生和存在的价值也相应得到体现,同时也是一种人情的储备。正所谓,送人玫瑰,手有余香。

最后重点说一说知足常乐。俗话说,人心不足蛇吞象,世事无常螳捕蝉,不知足的心理确实给人生带来很多烦恼。知足才能心安,知足方可常乐。

请看这首古诗。

不知足歌

终日奔波只为饥,才方一饱便思衣。

衣食两般皆具足,又想娇容美貌妻。

娶得美妻生下子,恨无田地少根基。

买到田园多广阔，出入无车少马骑。

槽头结了骡和马，叹无官职被人欺。

县丞立簿还嫌小，又要朝中挂紫衣。

若要世人心满足，除非南柯一梦西。

歌中所述虽然不是现代之事，但其不知足的贪欲心态却刻画得惟妙惟肖，值得今人借鉴。

再看一看另外一种心态，这首《宽心谣》是赵朴初老先生 92 岁时所做，赵朴初先生是一位著名的佛教领袖、书法家和社会活动家。

宽　心　谣

日出东海落西山，愁也一天，喜也一天。

遇事不钻牛角尖，人也舒坦，心也舒坦。

每月领取养老钱，多也喜欢，少也喜欢。

少荤多素日三餐，粗也香甜，细也香甜。

新旧衣服不挑拣，好也御寒，赖也御寒。

常与知己聊聊天，古也谈谈，今也谈谈。

内孙外孙同样看，儿也心欢，女也心欢。

全家老小互慰勉，贫也相安，富也相安。

早晚操劳勤锻炼，忙也乐观，闲也乐观。

心宽体健养天年，不是神仙，胜似神仙。

这首歌谣与前面的《不知足歌》形成鲜明的对比，一位耄耋老人坦然处事、知足常乐的平和心态跃然纸上。

但是，知足常乐，是不是人生寻求欢乐、除祛烦恼的灵丹妙药呢？答曰：不是。知足常乐，首先要有"足"可知。在人生的旅途中，如果没有一定的物质基础和精神依托，没有一定的资本和成果，就要忙于知足常乐，停滞不前，那么他的人生虽然不一定是失败的人生,但起码来说也是平庸的人生。人生最大乐趣是什么?人生最大的乐趣在于奋斗,在于通过奋斗获得生活的幸福和事业的辉煌。

知足常乐与开拓进取

你说知足可常乐,他说进取好处多,
二者究竟谁有理?请君听我仔细说:
人生一世很短暂,光阴似箭转眼过,
生命价值怎体现,积极进取与开拓。
艰苦奋斗几十年,获取功名出成果。
人类社会要进步,科学事业要蓬勃,
人们生活要改善,社会需要开拓者。
因此事业之成功,应为人生第一乐。
然而成功并不易,一帆风顺者不多。
欲达成功三要素,先天条件缺不得,
再加勤奋与机遇,方可登峰奏凯歌。
人生多有不如意,不成功者遭挫折,
选取目标不实际,三大要素缺一个。
此时怨天或尤人,运气为何不降我?
其实不必钻牛角,想想知足可常乐。
家庭财产与身体,各不相同差别多,
若要攀比无止境,珍惜目前之所得。
事业成功固可喜,常知足者也为乐。
人生常乐身体好,心理平衡长寿多。
可知两者都重要,辩证关系要把握。
不得意时调心态,有多少人不如我!
条件允许可进取,乘风破浪力开拓。
但得意时适可止,树大招风又招祸,
急流勇退不宜晚,从此进入自由国。

知足常乐,是人们常说的一句口头禅。但凡事都有正反两个方面,知足常乐,在带给人们欢乐的同时,也包含着一些消极因素。

　　假设,如果社会上人人都满足于自己所取得的些许成绩,而忙于"知足常乐"的话,那么,谁去攻关?谁去克难?谁去攀登科学的高峰?谁去为国家争取更大的利益和荣誉?从个人的层面来讲,如果过早地"知足常乐",就会失去创造更大辉煌的动力,也无法体现人生的最大价值。

　　因此,知足常乐有可能成为某些懒惰、不求上进人的借口和安慰。我们反对那些不切实际的"不知足",却应该鼓励那些勇于挑战,勇于攻坚的"不知足"者。

　　不管除却忧虑烦恼也好,寻找幸福欢乐也罢,最后都离不开"笑"。忧虑烦恼,一笑了之;幸福欢乐,以笑抒之,笑是人生重要的调节剂。就以这首《六笑歌》作为本讲结束语吧。

六 笑 歌

一笑烦恼跑,二笑怒气消,
三笑无憾事,四笑病魔逃,
五笑人不老,六笑乐逍遥,
时常笑开口,寿比南山高。

第14讲　接受现实,走出低谷

　　心理平衡的最后一点,也是最关键、最难做到的一点就是接受现实,走出低谷。人生在世,可能因为种种原因遭受挫折或不幸而跌入人生的低谷。此时,已远离幸福和欢乐,也没有满足与宁静而言,面对人生的劫难,所谓的心理平衡,就是要勇敢地面对现实,有一颗坚忍不屈的心,要顶得住压力,要经得住打击,要耐得住寂寞,要有勇气战胜艰难困苦,走出人生的低谷。

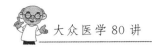

下面请看一首我自编的歌诀。

东山再起有本钱

身患重病或致残,违法犯罪或蒙冤,
亲人瞬间离我去,破产失业债务缠。

请看这四种情况,是不是人生最不幸、最悲哀、最倒霉的时刻?

宋代的汪洙曾总结出人生的四大喜事。

四　喜

久旱逢甘雨,他乡遇故知,
洞房花烛夜,金榜题名时。

喜事和悲事之间往往在瞬间相互转化,正所谓"祸兮福所倚,福兮祸所伏",或者叫"乐极生悲,否极泰来"。比如说,久旱逢甘雨是喜事,但雨下得太大,闹起了水灾,就变成了悲事;他乡遇故知是喜事,但也许遇到个骗子,被骗得七零八落,就变成了悲事。人生往往是从巅峰一下子跌到谷底,巨大的反差会让人如五雷轰顶,一时很难转过弯来。

请继续看《东山再起有本钱》。

此乃人生大不幸,恰似风浪倾航船,
此时更需心平衡,接受现实是关键。

一些人在遭受突如其来的重大打击之后,往往不能很快接受现实,而是陷入无限的遐想和悔恨之中不能自拔。他总是在想:如果当初我要怎么样,就会怎么样;如果当初我要不怎么样,就会不怎么样。须知这种思想情绪不但于事无补，还会影响他今后的人生道路。

请继续看《东山再起有本钱》。

冷静思考人生路，平抚伤痛向前看，

珍重身体尤重要，东山再起有本钱。

什么叫本钱？本钱就是身体。人生之路总难免起伏跌宕，人在遭遇危难时，不能破罐子破摔、一蹶不振，而是要保养身体，积蓄力量，为将来东山再起，再创辉煌做好各方面的准备。

古往今来，历经磨难而不屈不挠，最终东山再起，再创辉煌的实例可以说是举不胜举。在这里，要说一说司马迁的故事。

众所周知，司马迁是西汉时期杰出的历史学家、文学家和思想家，而与司马迁这个名字紧密相连的是一部伟大的历史著作《史记》。

《史记》是中国第一部史学巨著，记述了上自传说中的黄帝，下至汉武帝的 3000 多年历史，体系完整，规模宏大，语言生动，见识超群，被现代文豪鲁迅誉为"千古之绝唱，无韵之离骚"。然而，司马迁完成《史记》并不是一帆风顺的。正当他开始写作时，却因为边将李陵辩护，触怒汉武帝而被处以腐刑，蒙冤受辱。什么叫腐刑？腐刑也称宫刑，是古代割去人生殖器的一种刑罚，非常残酷。当时他已跌入人生的低谷，一度曾想自杀，但为了完成不朽的著作，他隐忍苟活，坚持以刑后余生的全部精力，继续《史记》的写作。经过 10 年的艰苦努力，终于完成了闻名古今中外的史学名著《史记》。

试想，如果司马迁当初在人生低谷时选择轻生，《史记》就不会诞生，而司马迁这个人物也就无人知晓了。而司马迁在关键时刻选择生存，虽不能平复身体和心灵上的伤痛，却最终实现了他的理想，创造了辉煌，最大限度地体现了人生的价值。这也可以

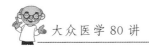

说是走出人生低谷的一个典型范例。

此外，类似司马迁经历的历史人物还可以举出很多。正如司马迁在《报任安书》中列举的那样：仲尼厄而作《春秋》——意思是孔子受困窘，而作《春秋》；屈原放逐，乃赋《离骚》——意思是屈原被放逐，才写了《离骚》；孙子膑脚，《兵法》修列——意思是孙膑被截去膝盖骨，《兵法》才撰写出来；韩非囚秦，《说难》《孤愤》《诗》三百篇——意思是韩非被囚禁在秦国，写出《说难》等著作。这些古代圣贤面对人生的重大挫折，难免情感压抑、郁结不解。但他们没有选择退缩和沉沦，而是力所能及地拿起了笔，抒发愤懑、著书立说，写下精美的文章流传于世。虽然不能实现其宏伟理想，却为后人留下一笔宝贵的精神财富。这也是走出人生低谷的另一种方式，而要实现这一步，也需要坚韧和不屈，也需要平衡的心理。

再举一个现代的例子。

某集团原总裁曾经是20世纪90年代的改革风云人物，曾带领一个小厂，经过18年的艰苦努力，建成年利税达数亿元的大型集团公司。正当事业达到顶峰之时，他的人生道路却误入歧途，因为贪污而被判无期徒刑。此时，他已71岁高龄，身陷囹圄，疾病缠身，人生跌入低谷。但他没有垮掉，没有灰心，首先获得减刑，又争取到保外就医，回到老家养病。此时，任何一个人都认为他不可能东山再起了，在家颐养天年也许是最好的结局。然而，他并未就此消沉，而是承包了当地2000亩的荒山，全家出动，植树造林，把一个被当地人称为"连鸟都不拉屎"的荒芜之地改造成绿油油的果园，并获得了丰厚的收获。从此走出了人生的低谷，第二次创造了事业的辉煌。

以上1—14讲就是健康四大基石的全部内容。由此，我们完全可以说，把合理膳食、适量运动、戒烟限酒和心理平衡这四句话当作养生防病的法宝或者护身符，也毫不为过！

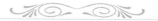

第二章　生命五大杀手

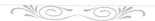

> 　　本章介绍生命五大杀手：糖尿病、高血压、冠心病、脑血管病和癌症。之所以称为杀手，是因其发病率高，病死率高，对人类健康威胁大。文中采用通俗、大众化的语言，尽量避开深奥的医学名词，配以歌诀，增加可读性和趣味性。

第 15 讲　糖 尿 病

　　大家都知道，糖尿病是一种非常高发的、对人们的健康威胁非常大的，而又非常复杂的一种疾病。要了解糖尿病，首先要知道什么是糖尿病？

　　糖尿病是以慢性高血糖为特征的代谢性疾病，是由于胰岛素分泌不足或胰岛素抵抗或者两者兼而有之所引起。长期的高血糖和代谢紊乱可引起全身多系统损害，导致眼、肾、神经、心脏和血管等组织器官的慢性进行性病变、功能减退以致衰竭，同时可合并低血糖、酮症酸中毒和高渗性昏迷等严重的急性并发症。

　　由这个定义就可以看出，糖尿病有多么复杂。我们知道，人身体有八大系统（是传统的提法，包括神经、心血管、呼吸、消化、泌尿、生殖、内分泌、运动系统），糖尿病就涉及六个（神经、心血管、消化、泌尿、内分泌、运动系统）。同时，糖尿病的归属问题一直也有争议，至今大部分医院都把糖尿病划到内分泌科，是因为糖尿病的根源是内分泌腺胰岛和胰岛素的问题。但糖尿病的实质又是一种代谢的紊乱,因此现在的教科书又把糖尿病划到代谢性疾病的范畴。

下面就解释一下糖尿病定义里面出现的三个名词,一个是代谢,一个是胰岛素,一个是胰岛素抵抗。

先说代谢,什么叫代谢?机体与环境之间的物质和能量交换及机体内部物质和能量的自我更新过程叫作代谢,也叫新陈代谢。说到代谢就必然要提到与代谢有关的三大营养物质,那就是糖类、脂肪和蛋白质。这三种物质在人体的代谢当中各自扮演一个什么角色呢?

先说蛋白质,蛋白质是构成人体结构的物质基础,如人体的神经、血管、骨骼、肌肉、内脏和皮肤黏膜等都是以蛋白质为基础构成的。如果把人比作一座大楼的话,那么蛋白质就是构建大楼所用的砖、瓦、水泥和钢筋。但就成人而言,各个器官系统已经长成,不再继续生长了,那么蛋白质还有用吗?答曰:有用。成人摄入的蛋白质会用于身体各部创伤的修复、皮肤黏膜的再生和骨髓的造血等。

而糖类则是供给人体能量的物质,糖类经过三羧酸循环生成 ATP,ATP 是能量单位,人体的一切活动包括运动、内脏活动都是靠 ATP 来推动的。再说通俗一点儿,把人体比作一个锅炉,糖好比是锅炉内的燃料,三羧酸循环好比是燃烧,那么 ATP 就是燃烧后产生的热能。

再说脂肪,脂肪摄入体内可直接燃烧供能,也可用于能量的储存,因为脂肪是高能量物质,同样重量的脂肪相当于糖类能量含量的 2 倍,适合储存。另外,还有一种能量储存形式,就是糖原,储存在肝内叫肝糖原,储存在骨骼肌内叫肌糖原,把糖变成糖原是一种方便快捷的储存方式,随存随用。打一个形象的比喻,就好比我们居家过日子的存款,把糖变成糖原相当于活期存款,把糖变成脂肪相当于定期存款。

糖类、脂肪、蛋白质这三类物质都来源于饮食,如脂肪来源于油质食物;蛋白质来源于鸡蛋、瘦肉、牛奶和豆制品等食物;而大部分主食,如米、面、薯类等则是糖类的来源。这三种物质在身体内是可以互相转化的:当饮食的量大于身体的消耗,即供大于求时,多余的糖或蛋白质就被转化为脂肪,存储于皮下、组织间隙和腹腔的大网膜内,因此多吃、少活动的人会发胖,肚子大,就是这个道理;如果脂肪储存在肝内就形成了脂肪肝。当饮食的量小于身体的消耗,即供不应求时,身体就会动员储存的脂肪燃烧以补充体能,身体就会消瘦;而脂肪燃烧会产生酮体,因此有的人在没吃饭时查尿,往往会出现酮体就是这个缘故。酮体属于酸性物质,长时间不进食,或其他原因使体内酮体积累过多,就会出现酮症酸中毒,这是糖尿病患者经常发生的一类严重的并发症。此外,如果不进食的时间过长,体内的脂肪被消耗殆尽时,就会动用蛋白质。蛋白质消耗的结果是,肌肉、内脏萎缩、极度消瘦,生命垂危。

什么是胰岛素?胰岛素是由胰岛 B 细胞受内源性或外源性物质(如葡萄糖)的刺激而分泌的一种蛋白质激素,其功效是促进血液循环中的葡萄糖进入肝细胞、肌细胞、脂肪细胞及其他组织细胞,促进葡萄糖的氧化利用,促进糖原、脂肪和蛋白质的合成,以起到降低血糖的作用。

最后解释一下胰岛素抵抗。在解释胰岛素抵抗之前,先给大家介绍靶细胞这个概念,什么是靶细胞?如果我们把内分泌器官比作枪,把它分泌的激素比作子弹,那么这种特定的激素所作用的特定细胞,就是靶细胞。一个更通俗的比喻,如果把激素比作钥匙,那么这把钥匙所对应的锁就是靶细胞。胰岛素所对应的靶细胞就是肝细胞、肌细胞和脂肪细胞。胰岛素要降低血浆中的糖,就得给糖找到出路。而这三种细胞就是糖的三条出路,糖进入肝细胞变成肝糖原是出路之一;糖进入肌细胞是糖的第二条出路,糖进入肌细胞之后,一方面供肌细胞氧化利用,一方面变成肌糖原储存起来;糖进入脂肪细胞是糖的第三条出路。前面已经讲了,当进食时摄入过多的糖到体内,就需要把糖转化为脂肪储存起来。通过这三条途径,把血糖降到正常水平就完成了胰岛素的使命。

一旦由于某种原因使靶细胞对胰岛素不敏感了,或者说靶细胞这把锁不太好用了,胰岛素的降糖作用就会出现障碍,血糖就会升高,这就是胰岛素抵抗。

我们了解了身体内的代谢情况和胰岛素抵抗,糖尿病的发病机制也就不言而喻了。不管是胰岛素分泌不足也好,不管是胰岛素抵抗也罢,最终导致血糖持续升高不降,就形成了糖尿病。但有人会问了,糖尿病怎么会出现糖尿了呢?这是因为,血糖升高到一定水平,超过了肾糖阈,就出现了糖尿。什么是肾糖阈?当血糖浓度超过 8.88 毫摩/升时,尿糖就会出现,临床上称此时的血糖水平为肾糖阈,相当于一个门槛。

搞清了糖尿病的发病原理,我们就要看一看糖尿病的临床表现和诊断。

大家可能都听说过"三多一少"这种说法,"三多一少"是糖尿病的典型症状,"三多"指的是多食、多饮和多尿;"一少"是体重减少,即消瘦。其实还有一个症状,就是乏力,应该说是"三多一少一乏力"。

为什么会有三多?首先多尿,因为血糖升高超过肾糖阈就会尿出去,在尿糖的同时也会带走很多水分,就会多尿;水分丢失后需要补充,否则血液就会黏稠,因此就会多饮;大量的糖都被尿出去,只有多进食才能满足身体的需要,因此就会多食。为什么会乏力呢?因为虽然血糖很高,却不能正常氧化利用,所以感到乏力。

但近些年来,糖尿病的"三多一少"症状越来越不明显了。这就导致有的人血糖异常升高很长时间了,自己却浑然不觉,从来没想过要去医院查一查血糖。有时偶然发现血糖明显高于正常,医师告知他患了糖尿病,他还不相信,并拒绝吃药治疗。糖尿病的症状可有可无,可大可小,那么糖尿病靠什么来诊断呢?答曰:靠查血糖。

血糖的异常升高,是诊断糖尿病的唯一标准。有明显"三多一少"症状者,只要有一次异常血糖值,即可直接诊断糖尿病,一锤定音。无症状者,诊断糖尿病需要两次异常血糖值。可疑者需要做 75 克葡萄糖耐量试验。

血糖标准:正常空腹血糖 3.9～6.1 毫摩/升

正常餐后 2 小时血糖＜7.8 毫摩/升

凡空腹血糖超过 7 毫摩/升或餐后血糖超过 11.1 毫摩/升者即可诊断糖尿病。

下面说一下糖尿病的病因和分型。

从总体来讲,糖尿病的病因还不是特别清楚,但现代医学把糖尿病的病因归纳为三个方面,即遗传因素、免疫因素和环境因素。其中遗传因素很好理解,就是子一代受父母基因的影响,父母有糖尿病,子女也有糖尿病,从父母那里遗传过来的这种情况很常见,但也有一种情况,就是父母只有一些糖尿病倾向,子女却有严重的糖尿病。再有就是免疫因素和环境因素,其中环境因素下面还要讲到,而免疫因素是一种很复杂的因素,不是咱们今天探讨的范围。

下面说一下糖尿病的分型:

一般来讲,糖尿病主要分两型,即 1 型和 2 型。其他的特殊类型糖尿病,将不在今天讨论的范围之内。

先说 1 型糖尿病,主要与遗传因素、自身免疫缺陷等因素有关,直接导致胰岛功能不全,胰岛素分泌不足。这里有两种情况:一种是先天性胰腺胰岛发育缺陷,一种是由于自身免疫的原因造成胰岛功能受损。临床表现多种多样,多数为青少年发病,而且往往是以糖尿病的急性并发症——酮症酸中毒或高渗昏迷来就诊,此种患者常需要终身注射胰岛素,给生活带来很多不便。但如果治疗措施得当,也可以像正常人一样生活。

2型糖尿病可发生于任何年龄,但多见于 40 岁以上的成年人。如前所述,多数起病隐匿,症状较轻,半数以上无任何症状,不少患者因慢性并发症或在健康检查时才发现,常有家族史。

2型糖尿病发病一般有 3 个环节。

1. **胰岛素抵抗**　也就是说,这类患者最开始胰岛功能可能是正常的,只是因为出现了胰岛素抵抗,才使血糖升高而发病。

2. **胰岛功能衰竭**　开始胰岛以多分泌胰岛素来代偿胰岛素抵抗,久而久之,胰岛不堪重负而衰竭,胰岛素分泌反而减少,陷入恶性循环。

3. **并发症凸显**　由于血糖持续升高,时间一长就会引起全身各个系统的并发症,如眼,引起白内障和眼底病变;肾,引起肾功能不全以致肾衰竭;神经,引起周围神经病变;心脏、血管,引起动脉硬化、冠心病、脑血管病等一系列心脑血管病。再如在严重感染、应激或治疗不当的情况下,可发生酮症酸中毒等严重的急性并发症。

2型糖尿病的发病率非常高,占全部糖尿病患者的 90% 以上,而且有越来越高的发展趋势。2 型糖尿病的发病除了一些遗传因素和免疫因素之外,主要与环境因素有关。说到 2 型糖尿病的病因,先请大家看一组数字,也就是糖尿病的现状。

据有关部门统计,2013 年我国有糖尿病患者 1.14 亿,而且还在不断增长,平均每年增长 550 万例,每天增长 1.5 万例,每小时增长 600 例,每分钟增长 10 例。

中国糖尿病"后备军"的数量更是让人担忧。在日益增加的糖尿病患者后面,还有 1.5 亿人处于糖尿病前期,他们每天都有可能变成新的糖尿病患者。现在中国血糖不正常的人有 2.64 亿。在糖尿病"后备军"后面还有一个高危险因素人群,如家族史、肥胖者、代谢功能紊乱者等。他们随时可以变成糖尿病前期或者糖尿病患者。可以说,直接受到糖尿病威胁的人有 6.64 亿,几乎占全国人口的一半!

为什么现在糖尿病发病率如此之高？为什么糖尿病由原来的不太常见的疾病迅速演变成现在危害人们健康的主要杀手之一？归根到底，就是两个原因：一是吃得好，二是运动少。物质的极大丰富让人们的生活条件得以改善，以至于把原以饱腹为目的的"吃"，变成一种物质享受；科技的高度发达让人们摆脱了繁重的体力劳动，生活变得轻松舒适，再加上一些人的不良生活方式，讲究吃喝，懒惰少动，必然会使身体发胖，能量过剩，脂肪堆积，而过多的脂肪充斥于组织与细胞周围，必然会阻止胰岛素与靶细胞结合，造成胰岛素抵抗，血糖升高，糖尿病的发病则是一种必然的结果。

　　下面这首《糖尿病三字经》形象地说明了糖尿病的发病原因和基本防治知识。

糖尿病三字经

远古人，都很瘦，摘野果，猎野兽，
抓鱼虾，食不周，喝泉水，少有油，
没汽车，多行走，住山洞，很简陋。
战争多，常杀斗，避灾害，勤动手。
当代人，会享受，躺沙发，香烟抽，
炖肥肠，烤羊肉，喝可乐，饮白酒。
坐汽车，路少走，乘电梯，不爬楼，
看电视，没个够，打麻将，玩一宿。
体重增，肚像球，血脂高，血黏稠。
忽一日，身体瘦，多吃喝，不长肉，
血糖高，尿糖有，糖尿病，让人愁。
并发症，减年寿，心脑肾，瞎眼球。
劝诸君，管住口，低脂糖，少盐油，
多吃菜，少食肉，不吸烟，少饮酒，
多散步，勤打球，好心情，笑开口。
学医理，明根由，常监测，先绸缪。

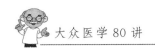

我们了解了糖尿病高发的原因,防治就要针对这些原因,首先就是饮食疗法和运动疗法。

关于饮食疗法。饮食疗法主要是控制饮食,告知患者少吃甜食,吃得不要过饱。

关于运动疗法。1994年,世界卫生组织曾提出,静坐少动是当今慢性疾病发生的第一独立因素;2016年,国务院曾发文倡导体医融合的健康服务模式,体医融合是体育与医疗的深度结合;由美国运动医学会提出的运动是良医有9个理由,其中第6个理由,就是运动可以延缓或阻止糖尿病的发生。

运动可增加胰岛素的敏感性,有助于控制血糖和控制体重。糖尿病患者可根据自己的年龄、体力和病情,在医师指导下制订一套合适的运动计划,并长期坚持、循序渐进,必将有利于糖尿病的治疗和病情的控制。

药物治疗是糖尿病治疗的最后一招,也是最有效的治疗方法,药物治疗有四种途径。

1. 增加胰岛素靶细胞的敏感度以降糖 如吡格列酮等。

2. 减少肠道对糖的吸收以降糖 如阿卡波糖等。二甲双胍1、2两种途径兼而有之。

3. 刺激胰岛多分泌胰岛素以降糖 如瑞格列奈、格列美脲等。

4. 替代疗法 即注射胰岛素。

注射胰岛素是糖尿病药物治疗方法的最后一招,也是控制血糖的最有效手段。适应证:1型糖尿病;严重的、有明显高血糖或伴有急性并发症的患者;手术、妊娠和分娩期间为了尽快降低血糖须使用胰岛素;长期使用口服降糖药已无效果者。

关于胰岛素,首先要说明一点:胰岛素种类繁多,名称也五花八门,但是要了解和认识一种胰岛素,首先要知道它的化学名称,不要光看它的商品名,这些商品名称往往与厂家挂钩。凡是带"诺和"二字的,如诺和灵(精蛋白生物合成人胰岛素)、诺和锐(门冬胰岛素）等，都是丹麦诺和诺德公司生产的；凡是带"优泌"二字的，如优泌林（精蛋白锌重组人胰岛素）、优泌乐（赖脯胰岛素）等，都是美国礼来公司生产的；凡是带"霖"字的，如甘舒霖（重组人胰岛素）、速秀霖（精蛋白锌重组赖脯胰岛素）、长秀霖（甘精胰岛素）等，都是国产的，都是甘李药业生产的。

胰岛素根据来源和化学结构可分为动物胰岛素、人胰岛素和胰岛素类似物，按起效快慢和维持时间长短可分为短效（R）、中效（N）、长效和预混胰岛素（30R、50R、70/30），胰岛素类似物可分为速效、长效和预混胰岛素类似物。

胰岛素类似物是胰岛素中的珍品，在模拟生理胰岛素分泌和减少低血糖方面优于一般的胰岛素，速效的有赖脯和门冬，长效的有甘精和地特。

胰岛素治疗方案是个复杂的、专业性很强的问题，临床医师可根据患者的具体情况来制定，在这里就不详细介绍了。

目前我国糖尿病的防治状况呈现"三高三低"现象，所谓的"三高"，就是发病率高、并发症高、治疗费用高；所谓的"三低"，就是知晓率低、治疗率低、治疗达标率低。由于"三低"，所以造成"三高"。由于知晓率低，对糖尿病认识不足，不注意防范，发病率自然升高；由于治疗率低、治疗达标率低，并发症和治疗费用也会自然升高。这是一种因果关系。

为此，送给大家八个《防治糖尿病的锦囊妙计》。

防治糖尿病的锦囊妙计

合理膳食锦囊一，管住嘴巴最不易。
适量运动锦囊二，强身健体娱乐玩儿。
戒烟限酒锦囊三，吸烟有害不沾边。
心理平衡锦囊四，乐观泰然处理事。
坚持服药锦囊五，正规治疗遵医嘱。
自我监测锦囊六，血糖血压与胖瘦。

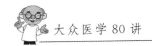

定期检查锦囊七,心神眼肾须注意。

学习有恒锦囊八,增长知识心豁达。

最后,以《糖尿病宝塔诗》(象形诗歌9)作为本讲的结束语。

糖尿病宝塔诗

糖

尿病

不可怕

自我管理

坚持是赢家

饮食运动药物

三大基本治疗法

第一要紧管住嘴巴

瘦者补充水分控制糖

胖者多吃蔬菜限制热卡

不宜多食甘咸肥腻及辛辣

吸烟喝酒暴饮暴食危害最大

一日三餐七分饱清淡饮食为佳

运动疗法不可少文体活动应参加

坚持服药遵医嘱游医偏方不轻信它

自我监测好发现问题及时去医院检查

劝病友多学知识信科学健康路上大步跨

象形诗歌 9

第 16 讲 高血压

1. **血压的概念** 人体的心脏和血管(包括动脉、静脉和毛细血管)共同形成一个闭合的循环通路,依靠心脏泵的作用和动脉的弹性回缩,推动血液在这个闭合的循环通路中流动。血液在血管中持续流动时,会产生一定的速度和压力,这个作用于血管壁的侧压力就叫血压。其中心脏收缩时,把血液从心室泵入动脉时产生的血压,称之为收缩压,也就是大家通常说的"高压";心脏舒张时,依靠动脉的弹性回缩作用,使血液继续在血管中流动,这时的血压称之为舒张压,也就是大家通常所说的"低压"。

心脏的跳动有快有慢,心脏的收缩力和外周动脉弹性有强有弱,所以血压也有高有低,在不断变化,如果连续测量几次,可能每次血压数值都不相同。但是人体有着复杂而精确的血压调节机制,在正常情况下,能使血压维持在一定的范围,保证人体生命的正常运行。

记录血压的方式,是把收缩压写在分子式的分子部位,把舒张压写在分子式的分母部分,血压的单位是毫米汞柱。例如,一个人的收缩压是 100 毫米汞柱,舒张压是 60 毫米汞柱,应该记录为 100/60 毫米汞柱。我们在向别人报告血压的时候,可以直接说数值,收缩压、舒张压、毫米汞柱等可以省略,但一定要先说收缩压的数值,后说舒张压的数值,这是医师和护士相互之间的一条约定俗成的规则。如问:"血压多少?"应回答:"100、60。"如果说成:"60、100"是不允许的。

近年来,我国曾一度实施了法定单位千帕(kPa)二者换算:1毫米汞柱约等于 0.133 千帕,1000 帕约等于 7.5 毫米汞柱。

2. 正常血压是多少?什么是高血压、低血压? 理想的正常血压是:收缩压＜120 毫米汞柱,舒张压＜80 毫米汞柱,当收缩压达 130～139 毫米汞柱,舒张压达 85～89 毫米汞柱时,属正常高值。正常人血压右手要比左手高 10～20 mmHg,属正常现象。

收缩压≥140 毫米汞柱,舒张压≥90 毫米汞柱时即可诊断高血压。血压持续增高,或伴有心、脑、肾等器官损害时,称为高血压病。

2020 年 5 月 6 日,国际高血压学会正式发布了 2020 版国际高血压实践指南,推出了"基本标准"和"最佳标准"两种管理标准,基本标准也就是最低标准、降压目标,建议血压最好低于140/90 毫米汞柱,最低降低 20/10 毫米汞柱;最佳目标是＜65 岁者目标血压为 130/80 毫米汞柱(不宜低于 120/70 毫米汞柱),65岁以上者目标血压为 140/90 毫米汞柱。

新指南将高血压分为 2 级,取消 3 级高血压。1 级高血压:收缩压 140～159mmHg,舒张压 90～99mmHg;2 级高血压:收缩压≥160 mmHg,舒张压≥100mmHg。

上述高血压的诊断必须以安静和非药物状态下,1～4 周进行2～3 次诊室测量,所得的平均值为依据,偶然一次的血压增高,不能诊断为高血压。

当血压＜90/60 毫米汞柱时称为低血压。低血压又分为急性和慢性两种情况,急性低血压多见于休克,是一种病情危重的表现。慢性低血压包括体质性低血压和体位性低血压,体质性低血压患者一贯血压偏低,没有特殊不适;体位性低血压是指由卧位变直立体位的 3 分钟内,血压下降超过 10～20 毫米汞柱,同时伴有眩晕或晕厥等一系列症状,平卧后,这些症状一般在 1 分钟内缓解。体位性低血压多见于中老年患者,应特别注意在卧位转为立位时,或坐位、蹲下位站立时,动作一定要慢,如果出现头晕症状必须马上平卧,症状会明显缓解。

3. 高血压的分类、病因和流行　高血压共分为两类:原发性高血压,病因不明,占高血压患者总数的 95% 以上;继发性高血压,血压升高是某些疾病的一种临床表现,本身有明确而独立的病因,约占高血压患者总数的不足 5%。一般所说的高血压,都是指原发性高血压。

原发性高血压的病因尚不明确,目前认为是在一定的遗传背景下,由多种后天环境因素作用,使正常血压调节机制失代偿所致。流行病学调查显示,高血压患病率城市高于农村,北方高于南方,脑力劳动者高于体力劳动者,脾气暴躁者高于性情温和者,体型肥胖者高于正常体型者,有烟酒嗜好者高于没有不良嗜好者,高钠、低钾膳食者高于清淡膳食者。说明高血压的发病与这些因素都有一定的关系。

此外,血压的增高与年龄成正比,即随着年龄的增高,血压水平也在不断增高。过去曾将正常血压的水平与年龄挂钩,即 40 岁以上,每增加 10 岁,正常收缩压的标准也就增加 10 毫米汞柱。当然,现在已经不用这种标准了,但这种现象还是存在的。究其原因,是随着年龄的增长,动脉血管老化、硬化的现象越来越显著,而血压的形成与动脉血管的弹性舒缩有很大关系,血管老化、硬化以后,血管的弹性舒缩功能减退,就出现收缩压显著升高,而舒张压升高不明显,脉压增大的现象。一般到 50 岁以后,脉压开始增大。

曾有人把高血压和动脉硬化比作孪生兄弟:高血压可以促进动脉硬化,而动脉硬化反过来又可加重高血压,互为因果,形成恶性循环。

近 50 年来,我国的高血压患病率呈明显上升趋势。《中国居民营养与慢性病状况报告(2015)》显示:2012 年我国 18 岁及 18 岁以上居民高血压的患病率为 25.20%。估计目前我国成人高血压患者为 3 亿。也就是说,差不多每 4 个成年人中就有一个人患高血压。

4. **高血压的临床表现** 原发性高血压通常起病缓慢,早期常无症状,常在体格检查时才发现血压升高。少数患者在发生心、脑、肾等并发症后才被发现。高血压患者可出现头痛、眩晕、气急、疲劳、心悸、耳鸣等症状。高血压初期只是在精神紧张,情绪波动后,血压暂时性升高,随后可恢复正常,以后血压升高,逐渐趋于明显而持久。高血压后期的临床表现常与心、脑、肾功能不全或器官并发症有关。

5. **高血压的并发症** 同糖尿病相似,高血压本身可能并不可怕,但它引起的并发症却是非常严重的。如心脏,长期高血压可以引起左心室肥厚、扩大，导致充血性心力衰竭。高血压可促使冠状动脉粥样硬化，并使心肌缺氧，出现心绞痛、心肌梗死、心力衰竭及猝死。

长期高血压可形成脑内小动脉的微动脉瘤，血压骤然升高时可破裂而致脑出血。高血压也能促进脑动脉粥样硬化，引起短暂性脑缺血发作及脑梗死。血压极度升高，可发生高血压脑病，表现为头痛、恶心、呕吐、意识障碍，甚至昏迷、惊厥。

长期持久血压升高，可加速肾动脉粥样硬化的发生，出现蛋白尿，肾功能损伤等。严重高血压可形成主动脉夹层并破裂，常可致命。

6. 高血压的预防　在高血压发病的病因当中，遗传是首要因素，但遗传是无法改变的。可以针对其他发病因素，采取一些有效措施，是可以达到预防目的的。

请看一下面歌诀。

控制血压的八"要"、五"不"

生活起居有规律，饮食选择所必需①。
戒掉不良之嗜好，戒烟限酒免刺激。
心理平衡要保持，凡事可放可拿起。
长期锻炼循渐进，有氧运动"三五七"②。
定时排便保通畅，药物治疗不断续。
自测血压观疗效，常上医院查身体。
注意不要久趴卧③，起床站立不过急。
衣领宽松不压颈，不听音乐快节律④。
温水洗澡不冷热，以防血压变化剧。

注：①饮食以低脂肪、低胆固醇、低盐为主，多吃新鲜水果和蔬菜；②运动"三、五、七"歌诀：一次步行三公里，三十分钟差不离，一周运动五次多，年龄心跳一百七；③避免长时间趴在床上看书、看电视。④听快节奏音乐，常

可使心跳加快、血压升高。

7. 高血压的治疗 高血压的治疗说到底就是降压药的使用问题，那么降压药共分几类？各自特点是什么？

目前临床上常用的一线口服降压药，主要有五大类，这五大类降压药具有不同的降压作用机制，各自的不良反应也不相同，应该根据患者的具体情况，选择合适的降压药，这样治疗才能有效达标。

第一类，钙通道阻滞药类。有降压迅速，作用稳定的特点，可用于中、重度高血压的治疗，尤其适用于老年收缩期血压高的患者。又分为维拉帕米、地尔硫䓬和各种"地平"类三种。前两种药物，有抑制心肌收缩、自律性和传导性，因此不宜在心力衰竭、窦房结功能低下或心脏传导阻滞患者中应用。后一种各种"地平"，应用最为广泛，如硝苯地平、尼群地平、非洛地平和拉西地平等。但有引起心率增快、充血、潮红、头痛、下肢水肿等不良反应。近年来，缓释、控释或长效制剂不断问世，不良反应明显减少，可长期使用。

第二类，血管紧张素转换酶抑制药，即卡托普利、贝那普利、福辛普利等"普利"类。对各种程度高血压均有一定的降压作用，对伴有心力衰竭、左心肥大、心肌梗死后、糖耐量降低或糖尿病肾病蛋白尿等并发症的患者尤为适宜。高血钾、妊娠、肾动脉狭窄患者禁用。最常见的不良反应是干咳，停药后即可消失。

第三类，血管紧张素Ⅱ受体阻滞药，即替米沙坦、雷贝沙坦、缬沙坦等"沙坦"类。能有效地阻断血管紧张素的血管收缩、水钠潴留等不利作用，适应证与普利类相同，但不引起干咳。该类药降压作用平稳，可与大多数降压药合用，包括"普利类"。

第四类，β受体阻滞药，即倍他洛尔、美托洛尔、拉贝洛尔等"洛尔"类。可使心率减慢、心排血量降低，抑制肾素释放，从而使血压降低。"洛尔"类降压药作用缓慢，1～2周起作用，适用于轻、中度高血压,尤其是心率较快的中青年患者或合并有心绞痛、心肌梗死后的高血压患者。品种较多,其中以美托洛尔、阿替洛尔较为常用。对充血性心力衰竭、支气管哮喘、糖尿病、病态窦房结综合征、房室传导阻滞和外周动脉疾病等不宜使用,不宜与维拉帕米等合用。

第五类,利尿药。可使细胞外液容量降低,心排血量降低,并通过利钠作用使血压下降。降压作用缓和,适用于轻、中度高血压,尤其适宜于老年人收缩压高血压及心力衰竭伴高血压的治疗。可单独使用,更适宜于与其他降压药合用。利尿药包括噻嗪类(氢氯噻嗪、氯噻酮等)、襻利尿药(呋塞米)和保钾利尿药(螺内酯、氨苯蝶啶等)三类。噻嗪类应用最普遍,但长期应用可引起血钾降低及血糖、血尿酸、血胆固醇增高,糖尿病、高脂血症患者慎用,痛风患者禁用;保钾利尿药可引起高血钾,不宜与普利类降压药合用,肾功能不全者禁用;襻利尿药利尿迅速,肾功能不全时应用较多,但过度应用可致低血钾、低血压。

另有吲达帕胺(商品名寿比山),属于磺胺类利尿药,具有利尿及血管扩张作用,能有效降压而较少引起低血钾。本品降压时,对心排血量、心率及肾小球滤过率、肾血流量影响很小。用于治疗轻、中度高血压,对肾性高血压、糖尿病性高血压有较好疗效。不良反应比较轻,而且短暂。低血钾、低血钠、低氯性碱中毒、对磺胺药过敏者,以及严重的肝肾功能不全者禁用。

把降压药分成"地平"类、"普利"类、"沙坦"类、"洛尔"类和利尿类五类,避开了深奥的医学名称,并与各类降压药的名称相联系,虽然不太正规,却容易被每一个高血压患者和普通民众所接受,通俗而又实用。同时也与本书总的命题"大众医学"相契合。

综上所述可知,降压药物分类复杂,品种繁多,而患高血压后,需要长期服药,甚至终身服药,因此,必须选择一种或几种适合自己的降压药。怎样正确选择降压药?将成为每个患者都要面临的一道难题。我认为,选择降压药应遵循以下几点基本原则。

（1）要注意药物的适应证和禁忌证，特别是禁忌证，不适合用的药就不要考虑。到医院就诊时，要向医师说明自己的身体情况，以便医师选择用药。

（2）当服用一种降压药之后，要注意两方面的问题：其一，降压效果怎样？其二，有没有不良反应？能不能克服和耐受？如果降压效果还可以，没有不良反应或者不良反应很小，可以耐受，就要长期服下去；要是效果不太理想，可以再选一种降压药，与其合用；如果不良反应太大，不可耐受，就要换一种药了。

（3）切忌换药太勤，因为降压药虽然品种繁多，但不外乎五大类别，每种药都有各自的优缺点，如果换药太勤，几乎所有的药都用遍了，终究有一天，你会发现无药可换、无药可用了。

（4）医师的指导与自己的体会相结合。在选择用药时，最好到心血管病专科，找资深专家指导，但也要结合自己的切身体会，因为常年患高血压，对这方面知识的积累也会逐渐增多，俗话说"久病成医"，就是这个道理。

最后以一首歌诀作为这一讲的结束语。

高血压十怕歌

一怕性子急，冲动发脾气。

二怕灾祸至，精神强刺激。

三怕口味重，多盐多油腻，

四怕不运动，懒惰图安逸。

五怕贪酒肉，体胖脉弦细。

六怕多吸烟，尼古丁不离。

七怕久失眠，熬夜不休息。

八怕大便干，排便血压起。

九怕不查病，不爱惜身体。

十怕不吃药，拿病当儿戏。

第17讲　冠 心 病

1. 什么叫冠心病　冠心病是冠状动脉粥样硬化性心脏病的简称,是指冠状动脉发生粥样硬化,引起管腔狭窄或闭塞,导致心肌缺血、缺氧或坏死而引起的心脏疾病。也称缺血性心脏病。

要了解冠心病,首先要知道什么是冠状动脉。

冠状动脉是为心脏供应血液的动脉,走行在心脏的表面,像树干一样逐级分出许多分支,包绕整个心脏。从外形看,它就像网状帽子一样,扣在心脏表面,因此人们形象地称之为"冠状动脉"。如果把心脏比作人体的发动机,冠状动脉就是发动机的输油管路,一旦油路出现问题,发动机将无法正常工作。

冠状动脉分为左冠状动脉和右冠状动脉,均发自升主动脉根部,其主干走行于心脏表面,其小分支垂直穿入心肌至心内膜下,沿途发出细小的分支,并在心内膜下分支成网,形成毛细血管网以营养心肌细胞。

大家知道,心脏是人体推动血液循环的动力泵,是人体当中的第一重要器官,心跳的声音即是生命的主旋律,一刻也不能停,即使人在睡眠时,心脏也在不知疲倦地工作着。心脏虽然只有自身的拳头大小,却是人体耗氧最多的器官之一,心脏在安静的状态下耗氧量占全身的12%。在剧烈体力活动时,冠状动脉适当扩张,血流量可增加到休息时的6～7倍。因此,供应心脏血液的血管,即冠状动脉肩负着重要的使命,不能出现任何问题。

冠心病的发病率和病死率均位居各种疾病前列。在西方发达国家,冠心病是威胁人们健康的头号杀手。在我国,冠心病的发病率和病死率也呈逐年上升的趋势,国内每年约有350万人死于冠心病,约占总死亡率的41%。出现症状或致残、致死后果多发生于40岁以后,男性发病早于女性。在过去的10年,我国冠心病男性发病率增加了42.2%,女性发病率增加了12.5%。随着社会老龄化进程的推进,未来将有更多人的生命受到冠心病的威胁。

由于冠心病的发病率和病死率逐年增高,有关冠心病的几个疾病概念已经受到人们的普遍关注,如"冠心病""心绞痛""心肌梗死"和"猝死"这些医学诊断名称已经成为人们街头巷尾和茶余饭后议论的话题,但这四种病相互之间究竟是什么关系?许多人又说不清楚。要搞清这个问题,需从冠心病的分类说起。

2. 冠心病分类　有关冠心病的分类,已经成为一个复杂的问题,不仅存在争议,而且经过多次演变。目前,不同版本的教科书和科普读物,都有不同的说法。今天,我们就把复杂的问题简单化,首先梳理一下,冠心病分类的基本概况,然后再重点介绍几个疾病的概念。

"冠心病",是一个总的疾病名称,从总体上,可分为急性冠心病和慢性冠心病两类(近年来,又称为急性冠状动脉综合征和慢性冠状动脉病等),所谓"心绞痛""心肌梗死"和"猝死",均属于急性冠心病的几种类型,其中的心绞痛,指不稳定型心绞痛。

慢性冠心病,又称为"慢性冠状动脉病"或"慢性缺血综合征",包括无症状型冠心病(或称隐匿型冠心病)、稳定型心绞痛和缺血性心肌病。

如果我们把稳定型心绞痛和不稳定型心绞痛合并在一起,就梳理出冠心病名下的五个基本疾病概念:隐匿型冠心病、心绞痛、心肌梗死、猝死和缺血性心肌病。下面分别介绍。

(1)隐匿型冠心病:是指临床上没有心脏缺血的症状,但客观检查出现心肌缺血表现的冠心病,也称无症状性冠心病。这种患者虽然平时没什么症状,貌似健康,但一旦发病,往往就很严重,甚至危及生命。

(2)心绞痛:是由冠状动脉供血不足,心肌急剧暂时缺血与缺氧所引起的,以发作性胸痛为主要表现的临床综合征。心绞痛的特点为前胸阵发性痛、压榨性疼痛,疼痛主要位于胸骨后部,可放射到心前区与左上肢,每次发作持续 3～5 分钟,可数日一次,也可一日数次。休息或用硝酸酯类制剂后消失。劳累、情绪激动、饱食、受寒等为常见诱因。

临床上又把心绞痛分为稳定型心绞痛和不稳定型心绞痛两种类型,其中不稳定型心绞痛,具有疼痛剧烈、发作频繁、不易控制,很容易发展为心肌梗死的特征。

(3)心肌梗死:是冠状动脉急性、持续性缺血缺氧所引起的心肌坏死。临床上多有剧烈而持久的胸骨后疼痛,休息及硝酸酯类药物不能完全缓解,伴有血清心肌酶活性增高及进行性心电图变化,可伴发心律失常、休克和心力衰竭,常可危及生命。

(4)猝死:世界卫生组织的猝死定义:平素身体健康或貌似健康的患者,在出乎意料的短时间内,因自然疾病而突然死亡,即为猝死。

从发病到死亡,多长时间才能认定为猝死呢?具体量化时间目前尚无公认的统一标准,分别有人认为 1 小时、6 小时、12 小时和 24 小时。目前公认的是:发病 1 小时内死亡者多为心源性猝死,而心源性猝死最常见的原因就是心肌梗死。

(5)缺血性心肌病:缺血性心肌病以前曾被命名为心肌硬化,属于慢性冠心病的一种类型,或者说是冠心病的一种特殊类型或晚期阶段。其发病是由冠状动脉粥样硬化,引起长期的心肌缺血,导致心肌弥漫性纤维化,产生与原发性扩张型心肌病类似的临床综合征。主要临床表现为心脏扩大、心力衰竭和各种心律失常。

3. 冠心病诊断

(1)症状:所谓症状是患者感觉不适。发作性胸骨后压榨性疼痛是心绞痛的典型表现,疼痛发作常持续 3～5 分钟。有人感觉前胸部针刺样疼痛,无固定部位,时间短暂,常是神经性胸痛的表现,如果胸痛剧烈持久、部位固定,常常是心肌梗死的表现。

(2)心电图表现:不可否认,有一部分冠心病患者心电图查不出来,但到目前为止,心电图仍不失为一种最方便、最有效而又经济实惠的检查方法,希望大家到医院后不要拒绝心电图的检查,也不要怕重复做心电图。因为心脏的变化快,1分钟之前和1分钟之后就可能发生很大变化。

此外,24小时动态心电图(也称Holter)、心电监护和运动平板试验,也属于心电图的系列检查。Holter和心电监护延长了心电图的时间,运动平板试验是增加了心电图时的心脏负荷。如果说心电图检查是冠心病的第一级检查的话,那么第二级检查就是冠状动脉CT,诊断准确率可达99%。第三级就是诊断冠心病的"金标准检查"——冠状动脉造影检查。在造影的同时还可以做介入治疗、放支架。但冠状动脉造影是一种有创检查,是有严格适应证的,不是随便就可以做的。

有的朋友可能会问,做心脏超声检查怎么样?那么我就要告诉大家,心脏超声主要是用来检查心脏大小和心脏结构的,如瓣膜功能等。对于冠心病的诊断,心脏超声不是长项,仅起参考作用。

4. 冠心病防治　关于冠心病的一般防治,请欣赏歌诀。

冠心病的一般防治

冠心病防治,合理之膳食,
总热能勿高,清淡素油吃,
新鲜菜瓜果,维C①富含之,
限制盐与糖,食物宜低脂,
每餐七分饱,勿暴饮暴食。
适当干些活,锻炼宜坚持,
安排好工作,生活有兴致。
劳逸要结合,睡眠不宜迟。
情绪要乐观,激动易坏事,
酒可少量喝,吸烟应禁止。

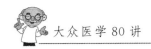

一些相关病,肥胖高血脂,

高血压糖尿②,应当积极治。

发挥能动性,多学习知识,

防治常坚持,病情可控制。

注:①指维生素C;②指糖尿病。

有关冠心病的药物治疗,包括五个方面。

(1)硝酸酯制剂:包括硝酸甘油、单硝酸异山梨酯等。

(2)兼有降压作用的:"洛尔"类、"地平"类和"普利"类药物。

(3)抗血小板药物:如阿司匹林、氯吡格雷等。

(4)降脂药物:包括"他汀"类、"贝特"类、烟酸、鱼油制剂等。

(5)中成药:如麝香保心、速效救心、益心舒、心可舒、银杏叶制剂等。

治疗冠心病的最后一招就是介入疗法(支架治疗)或心脏冠状动脉搭桥手术。但这需经过心血管专科医师根据病情来决定是否手术。

在冠心病的治疗方面,想最后奉劝大家一句:如果遇到阵发性前胸压榨样疼痛,并且每次发作持续3~5分钟时,千万不要掉以轻心,一定要及时到医院心内科或急诊科就诊!

第18讲　脑血管病

说到脑血管病,先从血管说起。

血管是血液流动的通道。人体的血管分为动脉、静脉和毛细血管三种。动脉起自心脏,经过不断分支,逐渐变细,管壁变薄,最后分成大量的毛细血管,分布到全身各部组织和细胞之间,毛细血管逐级汇合形成静脉,最后返回心脏。一个成年人大约有1000亿条血管,如果将这些血管头尾相接,约有96 000公里长,绕地球一周是40 000公里,血管的长度可绕地球将近2周半。

人身体有这么多血管，哪部分血管最容易出问题呢？答曰：动脉。动脉容易出现什么问题呢？答曰：硬化。动脉硬化中尤以动脉粥样硬化最为常见。动脉粥样硬化的一个重要特征是血脂的沉积，病理学家打开血管一看，血管壁上血脂的沉积像黄色小米粥一样，所以叫它动脉粥样硬化。

　　动脉粥样硬化的成因，首先与年龄、性别有关，40 岁以上，特别是 49 岁以上的中老年人进展较快。但近些年来，发病年龄有年轻化趋势。女性发病率低于男性，是因为雌激素有抗动脉粥样硬化作用，女性在绝经期后发病率迅速增加，与体内雌激素分泌减少有直接关系。

　　除年龄和性别之外，血脂异常是促成动脉粥样硬化的最重要危险因素，胆固醇升高（＞5.12 毫摩/升）、三酰甘油升高（＞1.7 毫摩/升）、低密度脂蛋白升高、高密度脂蛋白降低等持续存在，必然导致动脉粥样硬化的形成。

　　此外，吸烟、糖尿病也与动脉粥样硬化的发病有关。与不吸烟者比较，吸烟者动脉粥样硬化的发病率增高 2～6 倍，是因为吸烟者血中的碳氧血红蛋白浓度升高，导致血液黏稠、血小板黏附聚集所致。此外，糖尿病患者的血糖持续升高，可增加凝血功能，加速了动脉粥样硬化的进程。

　　那么，动脉粥样硬化最先发生在哪些血管？答曰：心脑血管。有的朋友会问：为什么心脑血管首先受累？是不是这部分血管比别的血管要脆弱一些？我们的回答是：心脑血管不是脆弱，而是重任在肩，不堪重负。心脏的重量仅占体重的 0.5% 左右，但其血流量却占全身血流量的 5%～8%，安静的情况下，其耗氧量占全身的 12% 左右；人脑的重量仅占体重的 2%～3%，但其血流量却占心输出量的 15%～20%，其耗氧量占全身耗氧量的 20%～30%。由此可知，心、脑是人体最重要的器官，心脑血管也是最容易出现问题的血管。在这一讲里，我们将介绍脑血管疾病，即脑血管出现问题引起的疾病。

人脑的血液供应极其丰富,有两套血管系统来满足它,一是颈内动脉系统,二是椎-基底动脉系统。它们在脑内反复分支,直至毛细血管,其中任何一部分血管出现问题,都会给人脑造成损害。

大脑是人的神经中枢系统,是人体一切生命活动的指挥中心。高氧消耗、低氧储备的大脑对缺氧的耐受力极弱,不能有片刻缺氧,仅几秒钟的缺氧就会引起眩晕、眼前发黑、眼冒金星等症状,甚至晕厥、不省人事,危及生命。某些特殊职业人群,尤其是繁重的脑力劳动者,如科研工作者、企业家、领导者、高考学生等,脑耗氧量更大,更容易出现由于缺氧所致的上述症状。

人脑分为六部,那就是"端间中桥延,小脑六部全"。即端脑、间脑、中脑、脑桥、延髓和小脑。先说端脑,端脑就是我们平常所说的大脑,人的大脑非常发达,也是人与动物最大的区别所在。大脑分为左右大脑半球,管理着我们的情感、认知、语言和行为等高级神经活动。小脑负责调节运动,延髓是生命中枢,是呼吸、循环中枢的所在地,脑的其他部分功能比较复杂,不在我们今天讨论的范围之内。在这里有必要说一说内囊,内囊是大脑皮质与脑干、脊髓联系的神经纤维通过的一个部位,位于大脑的基底神经节与丘脑之间,是一个非常重要的部位。我们都知道,人体有这么一个特点:越是要紧的部位就越容易出问题。内囊就是脑血管病的一个好发部位,不管是脑梗死也好,脑出血也好,只要发生在内囊,就会出现偏瘫。因为人的运动、感觉神经纤维是左右交叉的,所以如果一侧脑血管梗死或出血,就会发生对侧偏瘫。

可以把脑血管病粗略地分为缺血性脑血管病和出血性脑血管病两种。缺血性脑血管病包括脑梗死、脑栓塞和短暂性脑缺血发作等。出血性脑血管病包括脑出血和蛛网膜下腔出血等。

脑梗死是缺血性脑血管病中最为常见的一种。脑梗死也叫脑血栓、脑血栓形成和脑梗死等。其发生多是由于血管壁上的粥样硬化斑块破裂,随后血小板和纤维素黏附、聚集形成血栓阻塞血管,或由于管腔本身的明显狭窄、闭塞而引起。脑梗死多在安静或睡眠时发生,因为这时血流速度最慢,容易形成血栓。脑梗死的发病与高血压无直接关系。

还有一种腔隙性脑梗死,指的是小血管梗死,症状也比较轻,是脑梗死的一种类型,多是经脑 CT 检查发现的。

另外,脑栓塞也属于缺血性脑血管病的一种,这种病在 20 世纪 60—70 年代之前比较常见。脑梗死与脑栓塞有什么区别呢?脑梗死是脑血管本身由于动脉粥样硬化而堵塞,脑栓塞是由身体其他部位的栓子,通过血循环过来堵塞了脑血管。

还有一种缺血性脑血管病叫作短暂性脑缺血发作,是由颅内血管病变引起的一过性、局灶性脑功能障碍,可发生肢体麻木、运动障碍,甚至偏瘫,但很快就会恢复,可持续数分钟,数小时等,一般不超过 24 小时。

出血性脑血管病当中的首要疾病就是脑出血。脑出血是指非外伤性脑实质内血管破裂引起的出血。其发病与高血压、动脉硬化和脑血管畸形有关,常在情绪激动,剧烈运动及大量饮酒之后发生。早期死亡率很高,幸存者多遗留运动、语言和认知障碍等后遗症。

说到出血性脑血管病,还有一种蛛网膜下腔出血不能遗漏,蛛网膜下腔出血是脑底部或脑表面的血管突然破裂,血液直接流入蛛网膜下隙的临床综合征,多是由颅内动脉瘤和脑血管畸形造成的,主要症状是突发剧烈头痛,伴有或不伴有短暂的意识丧失,是一种很严重,也很危险的疾病。可用药物、手术等方法进行综合治疗。

不管是出血性脑血管病,还是缺血性脑血管病,不管是脑出血还是蛛网膜下腔出血,不管是脑梗死、脑栓塞还是短暂性脑缺血发作,都称之为脑血管意外,而到了中医那里,都叫脑卒中或脑中风。

不管哪种脑血管病,都有相似的临床表现。首先是头痛、眩晕,严重时出现恶心、呕吐;其次是意识方面的障碍:意识不清,昏迷;再者是智力方面的障碍:糊涂,不认人,不认识家;再有就是失语,先是咬字不清,而后不能说话了;而偏瘫和大小便失禁也是经常发生的。

但对于并非搞医的普通民众来说,只要了解了脑血管病的特征性症状,发现自己或周围的人有上述典型的表现,及时到医院就诊,不耽误就可以了,其他的一切一切都是医师的事。这里特别需要说明一点的是,当你的亲人或周围的人突发脑血管病晕倒时,千万不要或背或抬随意搬动,要让患者平卧,打急救电话,然后静等急救车的到来。这是因为,脑血管病,特别是脑出血发病后宜静不宜动,如果在慌乱中随意搬动,不仅于事无补,还会加重病情酿成不良后果。

关于心脑血管病的预防,可以参照本书第 1 讲:健康四大基石。国内外流行病学研究指出,如果我们严格按照健康四大基石的要求去做,几种严重危害人类健康的疾病发病率就会明显下降,其中脑血管病可减少 75％,人类平均寿命可延长 10 年以上。

下面这首《预防中风歌》,可供参考。

预防中风歌

饮食勿饱勿过饥,低脂低盐防便秘。

适度锻炼稳情绪,电视麻将久不宜。

酒要限量烟要忌,大喜大悲不可以。

充足睡眠不劳疲,血压血脂应降低。

半身麻木早求医,处处小心不大意。

此外,患脑血管病以后,还有可能复发,预防复发也很重要。就以这首《预防中风复发歌》作为本讲的结束语。

预防中风复发歌

中风患者要注意,预防复发莫麻痹;

此病会杀回马枪,科学生活要谨记。

危险因素有四高①,心中有数要警惕。

血压血脂和血糖,血黏稠度也应低。

饮食四低②作用大,低脂低糖要牢记;

食盐每日四五克,吃饭只需七成米;

早晚午后三次水③,每次一杯方可以。

广选食物品种齐,菜蔬杂粮与虾鱼。

红黄绿紫深色菜,辛辣味鲜④可不忌。

情绪波动也可怕,遇事沉稳不着急。

戒除烟酒坏习惯,减肥降脂少生气。

日行万步常锻炼,预防中风最有益。

注:①"四高",即高血脂、高血糖、高血压和高黏血症;②"四低",即坚持低脂、低糖、低盐和少食的饮食原则;③"三次水",即在早晨起床时、晚上睡觉前和下午午休后各饮300~500毫升水;④深色和辛辣菜,指西红柿、胡萝卜、草莓、柑橘、芹菜、紫菜、海带、黑木耳、芝麻和葱、姜、蒜等。

第19讲　癌　症

什么是癌?我们先要从概念上了解一下。癌有两种含义:广义的癌和狭义的癌。广义的癌是指所有的恶性肿瘤,这是一般人的认为。

但从医学上讲,癌是指起源于上皮组织的恶性肿瘤,是恶性肿瘤中最常见的一种。这是狭义的癌,相对应的,起源于间叶组织的恶性肿瘤称为肉瘤。起源于血液的恶性肿瘤称为白血病,其中的间叶组织是指结缔组织、脂肪、骨、肌肉、脉管、淋巴组织等。

下面我们要抠一抠"癌"这个字眼儿。癌，病字框下面三个口字，下面一个山字，是中医的一个病名，古而有之。并非现代人所创，虽然现代人根据科学发展的需要创造了许多新字，如氧气的氧、氢气的氢、氮气的氮等，但癌字从宋代的医学书籍中就已经开始出现，意思是指一种质地坚硬、表面凹凸不平、形如山石一样的肿物。因此，用它来表示恶性肿瘤——癌是非常象形和恰当的。

我们经常看到，医师在病历中把癌字写成"Ca"，这是因为，癌的英文名字叫："Cancer"，"Ca"，是"Cancer"的缩写，把癌写成"Ca"是避免让患者直接看到"癌"这个字眼儿，因为现在谁都把"癌"当作洪水猛兽，即所谓"谈癌色变"。很多人得了癌以后惊慌失措，甚至丧失了生活的信心，不是被癌病死，倒是被癌吓死了，因此医院有一种保护性医疗制度，就是尽可能不让患者知道他已经患了癌症。其实英文"Cancer"的原义是螃蟹，形容癌在体内像螃蟹一样的生长状态。大家都知道，螃蟹生有八足双螯，横行霸道，形态凶恶丑陋，用螃蟹来形容癌症也特别形象。

还有人这样解释这个"癌"字。首先，病字框，说明癌是一种难治的病，下面三个口，分别代表吃、喝、抽，都是经口而入的。吃，胡吃海塞；喝，酗酒无度；抽，嗜烟如命。这些不良的生活习惯所导致的不良的后果最终堆积如山，以至于患了癌症，这种对癌字的解读，既风趣，又贴切。

解读完了这个"癌"字，让我们回过头来再看一看癌的定义。我们说癌是一种恶性肿瘤，肿瘤分为良性肿瘤和恶性肿瘤，什么是良性？什么是恶性？良性、恶性的区别在哪？简单说来，良性肿瘤细胞分化程度高，生长慢，有包膜，不浸润，不转移，对全身影响较小；而恶性肿瘤则相反，那就是肿瘤细胞分化程度低，生长快，无包膜，可浸润，可转移，对全身影响大，晚期可出现恶病质。至于什么叫恶病质，下面还要讲到。

综上所述，我们已经了解了癌症的概念。那么，癌症有哪些临床表现呢？癌症的表现可分为局部和全身两个方面。首先说局部,癌症的局部表现可有四种症状。

其一,肿块。是由癌细胞的恶性增生所致,可在体表或深部触摸到,如甲状腺癌、腮腺癌或乳腺癌,可在皮下较浅的部位触摸到,肿瘤转移到淋巴结,可导致淋巴结增大,某些浅表淋巴结,如颈部淋巴结和腋窝淋巴结也容易摸到。至于在身体较深部位的胃癌、胰腺癌和肾癌则要用力按压,才可触及。

其二,疼痛。肿瘤的膨胀生长或破溃、感染等,使末梢神经受刺激或压迫,可出现局部疼痛。出现疼痛往往提示癌症已进入中晚期。开始多为隐痛或钝痛,夜间明显。以后逐渐加重,变得难以忍受,昼夜不停,尤以夜间明显,一般镇痛药效果不佳。

其三,梗阻。癌组织的迅速生长可造成空腔脏器的梗阻。当梗阻部位在呼吸道时可发生呼吸困难,肺不张;食管癌梗阻食管则发生吞咽困难;胆管部位的癌可以阻塞胆总管而发生黄疸,膀胱癌阻塞尿道可出现排尿困难;胃癌伴幽门梗阻可引起餐后上腹饱胀、呕吐等。

其四,其他。颅内肿瘤可引起视力障碍(压迫视神经)、面瘫(压迫面神经)等多种神经系统症状;骨肿瘤可导致骨折;肝癌可引起血浆白蛋白减少而致腹水;肺癌胸膜转移可引起癌性胸水等。

这是局部症状的四种表现,再说一说全身症状。

癌症是一种恶性肿瘤,癌症发生后,患者会出现许多全身症状,如发热、恶心、身体虚弱等。此外,癌症还有一个非常特殊的症状表现,就是全身瘙痒、肉痒皮不痒,无论怎么挠都无法缓解,非常痛苦。

到了癌症晚期,由于癌症的消耗和不能正常进食、代谢,患者会出现恶病质。所谓恶病质就是全身衰竭,极度消瘦,皮包骨,形如骷髅,贫血,乏力,卧床不起,生活不能自理。

说完癌症的临床表现,该说一说癌症的病因了。在说病因之前,先要说一说癌症的发病情况。

在 20 世纪 60 年代之前,癌症是一类比较少见的疾病。20 世纪 60 年代以后,癌症发病率一直呈上升趋势。进入 21 世纪,癌症已成为一种常见病和多发病。据世界卫生组织 1976 年统计,全世界每年癌症死亡人数为 500 万,到了 2002 年,癌症死亡人数已增加到 670 万。预计 20 年后,全世界每年新增癌症病例会达到 1500 万之多。

这是为什么呢?原因应该说是不言而喻的。大家知道,从 20 世纪 60 年代至今的 60 年,是科学技术飞速发展的 60 年,在 60 年前我们吃的、穿的、用的都是一些原生态物品。而现在则不然,我们吃的粮食离不开化肥和农药,穿的衣服离不开化纤,用的东西离不开塑料,住的房子离不开甲醛。我们生活的环境离不开各种辐射、雾霾等。在科学技术带给我们生活便利的同时,也带给我们不小的灾难。与此同时,在 60 年前那个时代,物质匮乏,人们连温饱都达不到,也没条件去海吃、去酗酒、去猛抽,这也是癌症发病率低的重要原因。

由此可知,癌症的发病有两方面原因,一个是内因,一个是外因。就外因而言,又包括物理性致癌因素、化学性致癌因素和生物性致癌因素。

物理性致癌因素包括各种辐射、慢性创伤和进入人体内异物的长期刺激等。其中辐射(如紫外线辐射、电离辐射和热辐射等)均可致癌。

化学性致癌因素包括我们日常生活和工作中接触的各种化学物质,如砷和沥青等可引发皮肤癌;吸烟吸入的苯并芘和烟焦油可引发肺癌和鼻咽癌;饮酒的乙醇与乳腺癌、结肠癌、甲状腺癌的发生有关。我们平常所吃的油炸食品、烧烤食品和腌制食品可以引发食管癌、胃癌和肠癌等。

生物性致癌因素包括病毒、细菌、真菌和寄生虫等,如人乳头瘤病毒感染与宫颈癌有关;乙型肝炎病毒感染与肝癌有关;幽门螺杆菌感染与胃癌有关;念珠菌感染与口腔癌、食管癌有关;黄曲霉素感染可引发肝癌或食管癌;血吸虫病与膀胱癌、肝癌有关等。

致癌的内因包括遗传因素、免疫因素和心理情绪因素等。

首先讲一讲遗传因素。癌症虽然不是明确的遗传性疾病,但是有越来越多的证据表明,癌症确实有遗传倾向,与遗传有一定的关系,这从家族内的癌症发病情况到细胞分子水平的研究都得到证实,但这是让人无奈的、无法改变的事情。

其次是免疫因素。免疫是人体的一种防御功能,人体依靠这种功能识别"自己"和"非己"成分,对外消灭入侵的各种病原,包括致病的细菌、病毒等;对内及时消除自身产生的衰老、损伤和死亡细胞,维持人体内部环境的平衡和稳定,还可以随时监视、识别和清除体内产生的异常细胞,防止肿瘤细胞的产生。当免疫功能障碍时,这种维持人体内部环境平衡、识别清除体内异常细胞的功能就会丧失,癌症随即就会发生。

第三是心理情绪因素。丧偶、经济困难、事业挫折;从前地位显赫,突然变得失去尊重与关注;从忙碌的工作岗位上退休,突然变得无所事事;辛勤培养子女,把全部感情和精力都投入到孩子身上,而子女工作成家后纷纷离开自己;婚姻关系恶化等。这些都会使人心理上产生极大失落感,失去生活目的,丧失对未来的希望,肿瘤也往往乘虚而入。

但有一些人并非遇到太大的不幸,也没有太多的社会和生活压力,却也因心理和情绪的因素而患癌,其原因是其性格所致。有一种性格叫"癌症性格",我曾在一本书里,用歌诀形式描述了这种性格的特征。

癌症性格

性格内向孤僻古怪,沉闷忧郁心胸狭窄;
多愁善感疑神疑鬼,不吐不露自衣自裁;
遇事无助优柔寡断,事后焦虑悔恨不该;
嫉妒心强暴躁易怒,怨天尤人厌世悲哀。

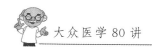

总之,这种性格的人,不仅易患神经衰弱、抑郁症等神经、精神方面的疾病,也容易患癌症。

另外,还有内分泌因素、代谢因素等多种因素。

说完了病因,再说一说癌症的发病机制。

对癌症发病机制的研究,始终是人们寻求打开治愈癌症之门的一把钥匙。人们在不断地研究中已经认识到,无论什么致癌因素,肿瘤的形成过程中都有一个共同现象,表现在人染色体的畸变,而染色体畸变的本质是定位于这些染色体上的基因发生突变,所以肿瘤从根本上讲,是一种基因的病变。

什么是基因?基因是保证种族繁衍的遗传密码,如某基因决定头发的颜色,某基因决定眼睛的大小等,并将这些基因遗传到后代,每个基因都特定地定位在染色体上。

什么是癌基因?癌基因是使细胞的生长处于无序和失控状态,不是按照机体的需要,而是持续不断地繁殖出一代又一代的异常细胞,不仅使细胞增生在数量上、速度上是过度的,还能把异常的形态和功能一代代传下去,最终形成癌症。

那么癌基因是怎么来的?一种观点认为,癌基因是正常基因的一部分,生来就有,只不过人出生后这些基因被关闭,处于休眠状态,没有活性,一旦致癌因素将这些癌基因激活,癌症就会发生。

另一种观点认为,癌基因是正常基因在致癌因素的作用下发生突变而形成的。

我们作为一个普通民众,可以不去管它癌基因是怎么来的,因为这是非常深奥的科研问题,我们只需知道哪些因素可以致癌,加以防范就可以了。

下面讲一讲肿瘤标志物的问题。

专家建议,40岁以上人群应尽可能每年做一次有关肿瘤标志物的检测,以便做到"早发现,早诊断,早治疗。"将癌细胞杀死在萌芽之中。

肿瘤标志物是一种免疫学检查,目前用于临床的有 100 多种,常用的有以下几种。

癌胚抗原(可见于结肠癌、直肠癌、胃癌和肺癌)、甲胎蛋白(是原发性肝癌最灵敏、最特异的肿瘤标志物)、癌抗原 CA125(是卵巢癌、子宫内膜癌的标志物)、糖链抗原 CA19-9(是胰腺癌、结肠癌和直肠癌的特异性肿瘤标志物)、癌抗原 CA15-3(大多数乳腺癌患者明显升高)、前列腺特异性抗原(是目前前列腺癌中最敏感、最特异的标志物)等。

特别注意!

1. 如果体检中发现肿瘤标志物升高,不要过度惊慌 这是因为:肿瘤标志物是提示指标,不是确诊指标;肿瘤标志物升高也可见于机体存在炎症及某些慢性病发作时,如甲胎蛋白升高除见于肝癌之外,还可见于怀孕及活动性肝炎等情况;对于单项标志物轻度升高者,可定期检查,如果数值一直维持在参考值上限的临界水平,则意义不大;此外,也可因检测仪器或试剂的原因出现假阳性结果。

2. 要给予足够的重视 专家实践经验,肿瘤标志物单项检测明显高于正常值或数项检测高于正常值,患恶性肿瘤的可能性极大;应根据病史、症状做 B 超、消化道内镜、支气管镜、膀胱镜、CT、磁共振等相关检查以明确诊断。

3. 我们要回答一个简单而又带普遍性的问题 那就是,癌症可怕吗?

我们的回答是:可怕,当然很可怕,因为它发病率高、病死率高,而且到目前为止尚无有效的根治方法(除早期手术切除之外)。但是凡事都得一分为二,癌症有可怕的一面,也有不可怕的一面。请看世界卫生组织(WHO)是怎样说的。

癌症作为一种慢性病,其中 1/3 是可以预防的;1/3 可以通过早发现、早诊断、早治疗达到治愈;1/3 不可治愈,但通过适当治疗可以控制病情发展,获得较好的生活质量进而延长生存时间。

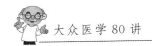

　　抛开前后两个 1/3 不谈,就中间这个 1/3 而言,癌症是可以治愈的。但前提是要早发现、早诊断。怎样才能早发现、早诊断呢?答案只有一个,就是经常体检、定期体检,早期发现癌症发生的苗头,扼杀癌症于萌芽之中。

　　癌细胞从出现到增长至直径 1 厘米的癌块,往往需要 2～3 年的时间。缓慢的生长,让我们有充足的时间去做到早发现、早诊断、早治疗。如特异性血清肿瘤标志物检查、身体各部位的超声、胸部 X 线片和各种细胞学检查等体检项目都可以成为早期筛查癌症的有力武器,从而为我们早期治愈癌症和最终战胜癌症提供必要的依据。

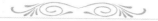

第三章　体检四大功能

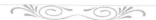

> 经常体检,对于疾病的早期发现和早期治疗,具有重要意义。本章介绍健康、疾病、体检的概念,阐述如何选择体检项目、体检的注意事项、解读体检报告和体检的四项功能。

第 20 讲　健康、疾病、体检

要了解体检,先从健康和疾病的概念谈起。

什么是健康?

健康是指人体各个器官系统发育良好,功能正常,体质强壮,精力充沛,并有健全的心理和社会、环境的适应能力。

健康是人生最基本的需求,也是人生的第一财富。

健康是生命之基,事业之本,福寿之源。

健康虽然不是一切,但是没有健康就等于没有一切。

有人把人生的健康比作大写的"1",把其他诸如家庭、地位、金钱、房产等比作 1 后面的"0",如果前面的"1"没有了,后面的"0"再多再好也失去了存在的意义。

也有人把健康比作"自由",比作"空气",比作"水",当它存在的时候你会觉得平淡无奇,而一旦失去了它,你会发现它是弥足珍贵的,是不可或缺的。

与健康如影相随的是疾病。

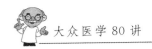

什么是疾病?

疾病是在一定的条件下,受病因损害之后,机体的自稳系统紊乱而发生的异常生命活动,包括一系列的代谢、功能和结构的变化,表现为各种不适(症状)、身体变化(体征)和行为的异常。

疾病是生命的克星,是健康的威胁,是人类面临的最大顽敌。

健康长寿是人们的普通愿望。然而,疾病却无时无刻不在伴随着我们,不断侵蚀着我们的机体,困扰着我们的生活,损毁着我们的健康,甚至夺去我们的生命。

要想健康,要想长寿,就要消除疾病,要消除疾病,则有两条捷径可走:第一,无病早防;第二,有病早治。

与其无病酿成有病,小病拖成大病,最后不得不走进医院"亡羊补牢",费力、劳心、伤财,不如防微杜渐,尽早发现疾病的信号而给予积极的干预和治疗。

而真正要做到防微杜渐,就要对自己的身体状况有一个全面、细致的了解,而了解自己身体状况的唯一途径就是体检。

什么是体检?

体检即体格检查,是医师对人体的形态、结构和功能发展水平进行的检测和计量。

做一个形象的比喻,如果把防病治病当作一场战斗的话,体检就是一次火力侦察。知己知彼,方能百战百胜。

体检分为几种?什么是健康体检?

在医学上,体检大致可分为三种。

(1)医疗体检:指在医院里,医师根据患者的主诉和病情,为患者进行的一系列有针对性的检查,包括物理检查、实验室检查、影像学检查和其他各种器械检查。这种检查的目的,是为了明确诊断,为下一步的治疗和处理提供依据。

(2)通过性体检:指针对某项特定工作或行为的体检,如入学、入伍、入职、考驾照、出国、结婚前等的体检。这种体检是由接收或验收单位委托体检机构进行的体检。体检项目或经商定,或已约定俗成,因行业、需要的不同而不同,如饮食类行业的入职体检,对传染病检查的要求就格外严格。

（3）健康体检:指在体检机构内,医师通过医学手段和方法,对受检者进行身体检查,了解受检者健康状况,及早发现影响健康的高风险因素及潜在的疾病隐患,从而达到预防和早期治疗目的的体检。

健康体检的常规检查项目有哪些?

（1）一般检查:身高、体重、血压、脉搏等。

（2）内科检查:心脏听诊、肺听诊、腹部触诊、神经反射等。

（3）外科检查:皮肤、淋巴结、脊柱、四肢、乳腺、肛门、男性生殖器等。

（4）妇科检查:外生殖器等。对于已婚女性,根据需要可行阴道分泌物检测、宫颈液基细胞检测（TCT）、人乳头瘤病毒 HPV23 基因分型检测等。

（5）眼科检查:视力、辨色、外眼、眼底等。

（6）耳鼻喉科检查:听力、耳部、鼻腔、咽部等。

（7）口腔科检查:口腔、牙齿等。

（8）放射科检查:胸部透视或拍 X 线片。

（9）检验科检查:血常规、尿常规、便常规,血生化,甲状腺功能、乙型肝炎 5 项,肿瘤标志物等。

（10）辅助科检查:心电图、超声波（腹部、颈部、乳腺、心脏、前列腺、子宫、附件等）、动脉硬化、骨密度、幽门螺杆菌等。

什么是体检"套餐"? 什么叫被动选择?

目前,商业化体检机构最常提供的是"套餐"式体检服务。几乎每个体检中心都设置十几个或几十个级别的体检套餐,每种套餐都预定出一套相应的体检项目（应包括健康体检的常规检查项目）,价格从几百元到几千元甚至上万元不等。随着套餐级别及价格的升高,体检的项目也随之增加。

许多公司、企业、事业单位、政府、机关单位和乡镇、农村等集

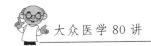

体,常每年组织一次全体人员体检。这些公司、单位的领导往往根据本单位的经济状况选择各种等级的体检套餐。但对于个人来讲,是没有选择余地的,所以叫作被动选择。

第21讲　如何选择体检项目

实际上,那种套餐式的、千篇一律的体检项目选择并不科学。每个人应该从实际出发,根据自己的年龄、性别、职业、体质、健康状况和家庭、病史等各个方面进行综合分析,为个人量身制作出一个个体化的体检方案来。这种选择叫主动选择。

1. 根据年龄选择体检项目　40岁以前的年轻人,如果健康状况良好,可以每隔1~2年做一次全身检查,体检的重点是心、肺、肝、胆、肾、胃等重要器官,以及血压、血糖、血脂等项目。

中老年人的体检项目,可根据自己平时的身体状况酌情决定。但心电图、胸部X线、血压、血常规、尿常规、便常规检查应为必查项目。糖尿病最近几年的发病率大增,身体肥胖或有高血压、冠心病病史者,应每年检查尿糖、血糖及糖化血红蛋白。

40岁以后的吸烟族,每半年应做一次胸部X线检查或肺CT检查。此外,每年一次的心脑血管疾病和胃病的筛查也不容忽视。

50岁以后是癌症高发阶段,这一阶段的人群可根据不同的癌种适当增加检查项目,如肿瘤标志物检查和各个脏器的影像学检查,特别是有肿瘤家族史的人群,更应该警惕癌症的发生。此外,这个年龄段也是心脑血管疾病的高发阶段,应该至少每年做一次相关的常规检查。

60岁以后,是各种慢性疾病的高发阶段,应每年做1~2次全身常规检查。此外,眼科、耳鼻喉科和动脉硬化等检查也不容忽视。

2. 根据性别选择体检项目

(1)男性:男性体检者的特殊性就在于男性生殖器官的检查,

包括外生殖器检查和前列腺检查。检查前列腺,除肛门指诊、前列腺 B 超外,还有有关前列腺癌的肿瘤标志物检查,如前列腺特异性抗原(PSA)等。此外,在检查外生殖器时,特别应注意有无腹股沟斜疝和直疝的存在。

(2)女性:特别是已婚女性和更年期女性,除进行常规检查外,还应特别注意对乳腺、子宫、附件和心脏的检查。

①乳腺:可先做彩超,如发现有增生或结节,需进一步检查以明确诊断。同时检查有关乳腺癌的肿瘤标志物,如糖类抗原 153(CA153),也是很有必要的。

②子宫、卵巢:可在做彩超的同时,查宫颈液基细胞检测(TCT)、人乳头瘤病毒 HPV23 基因分型检测,以及糖类抗原 125(CA125)等肿瘤标志物,均可排除宫颈癌、卵巢癌的可能。

③心脏:因为雌激素的原因,在更年期以前,女性冠心病的发病率低于男性;而在更年期以后,女性冠心病的发病率反而超过男性。因此,对于更年期后的女性,应注意心电图和心脏相关指标的检查。

3. 根据职业选择体检项目　从事不同的职业,对身体健康也有很大的影响。

(1)办公室族:指那些长期在办公室工作的人士。这类人整天坐在办公桌前办公,与电脑为伴。因为活动少,久而久之,会引发一系列疾病。首先是胃排空减慢、肠蠕动减弱,再加上经常吃一些快餐和外卖,容易导致胃肠道疾病;其次是超重、肥胖,进而导致脂肪肝、高血压、冠心病和糖尿病等。这类人应该经常体检,查一查体重、血压、血脂、血糖,以及腹部 B 超、心电图等。如果有消化道症状,也可以有针对性地查一查幽门螺杆菌和胃镜、肠镜等。

(2)用脑族:指那些以脑力劳动为主的人士,如理论工作者、报刊编辑、作家、医师、教师、律师、法官、电脑编程人员和企业管理人员等。工作性质决定了他们必须经常使用脑力去分析、思维和记忆；决定了他们经常加班、熬夜，心理压力大，中枢神经长期处于紧张状态。这些人除了易患失眠、神经衰弱外，还容易得高血压和心脑血管疾病，应该经常体检，查一查血压、血生化、心电图、B超和动脉硬化等。

（3）从事市场开拓工作的人群：这类人群一般饮食没有规律，经常大吃大喝，有时还要陪客户大量饮酒、吸烟。容易患胃肠道疾病、糖尿病、肺部疾病、肝病和冠心病等。应该经常体检，查一查血压、血糖、血脂、肝功能、肾功能、电解质，以及胸片、心电图、胃镜、肠镜等。

4. 根据病史和身体状况选择体检项目　对于某些疾病来说，有家族史的人要比正常人发病率高出许多，如高血压、糖尿病、冠心病、癌症等疾病，都具有这样的遗传发病因素。以冠心病为例，如果有家族病史，并经常出现胸痛、胸闷、心悸等轻微症状，而心电图检查又正常时，不能轻易否定冠心病的诊断，应做24小时动态心电图检查或运动平板实验，以便及时了解心脏的情况。如有高血压家族史，应经常测血压、查血脂、动脉硬化等；如有糖尿病家族史，应经常查血糖、糖化血红蛋白等；如有癌症家族史，应经常检查与癌症相关的一些体检项目，都是非常有必要的。

已患有慢性病的人，如心脑血管疾病、糖尿病、肝炎、哮喘和胃病等慢性病的患者，经治疗后疾病得到控制，但需要注意保养及定期体检，避免复发。例如，糖尿病患者至少要每月检查一次血糖，并检查是否有并发症的发生；乙型肝炎患者，应每3个月检查一次肝功能和乙型肝炎5项，每半年检查一次肝B超，以便及早发现肝病的变化。心电图复查可发现冠心病、心肌缺血和心律失常等疾病的恢复或进展情况。眼底检查可以反映脑动脉硬化情况，高血压、冠心病和糖尿病患者及过度肥胖者，必须经常检查眼底。

根据不同的身体状况，到体检中心选择不同的体检项目检查，要比到医院排队挂号看病方便许多。肥胖者，应经常检查血压、血脂、心电图等,以防止高血压、高血脂和冠心病的发生;消瘦者,应经常检查血常规、血生化,以防止贫血和营养不良的发生。如果近期突然消瘦、乏力,应查血糖、甲状腺功能和与肿瘤相关的体检项目,以防止糖尿病、甲状腺功能亢进和癌症恶病质的发生等。

第22讲 健康体检的注意事项

1. 体检前的一般注意事项

(1)体检前受检者要保证7~8个小时的睡眠时间,请勿剧烈运动、熬夜,以保持良好的身心状态。

(2)体检当日穿易于更换的衣服,不要佩戴金属物品或携带贵重物品,以防丢失或影响检查结果。

(3)男性检查前列腺超声、女性检查子宫附件超声,都需要憋足尿液。

2. 体检前饮食方面的注意事项

(1)体检前三日保证正常饮食。

(2)体检前一日应以清淡饮食为主,当晚 10:30 以后应禁食、禁水。请勿饮酒及食用高脂肪、高蛋白食物。

(3)体检当日应禁食、禁水,服用常规药物的受检者请按时以少量温水送服。

(4)禁食血制品及含铁量过大的食物,如猪血、鸡血、海带、菠菜等,以免影响检测结果的准确性。

3. 采血的注意事项

(1)应尽量在上午 9:30 以前采血,以免空腹时间过长。

(2)抽血后在正确位置上压迫止血 3~5 分钟(在针孔稍上方按压片刻,不可揉搓,以免造成皮下血肿),若有小片青瘀,会有轻微触痛,可在 24 小时以后热敷,以帮助吸收。

(3)血液抽取完毕后,会有极少数受检者的血液标本出现溶

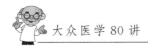

血现象,在征得受检者同意后,可再次抽取血液标本。

4. 女性受检者的注意事项

(1)女性受检者应将预约体检时间避开月经期。有妇科检查项目的,体检前三日内不要同房,以确保体检结果的准确性。

(2)未婚女性需做妇科内检时,本人应在妇科检查单上签字确认。

(3)检查前24小时内,请不要做阴道冲洗和阴道用药,以免菌群被破坏,影响检查结果。

(4)对于已怀孕的受检人员,建议不做X线、肛诊及妇科检查等项目;对于准备生育的受检者,建议不做X线检查项目。

(5)留取尿液标本前,最好清洁外阴留取中段尿(先排除少量尿液后,再接取尿液),女性经期最好不做尿、便标本收集检查,以免影响检查结果。

5. 特殊人群的注意事项

(1)佩戴隐形眼镜者,应改带框架眼镜受检,以方便检测眼压。

(2)高血压、冠心病患者可按时服药(少量饮食不影响检查结果);糖尿病等慢性病患者,可将平日服用的药物随身携带,空腹抽血后按规定服药。

(3)体检时,需向医师详细说明本人所患慢性病的具体病史。

(4)患有严重疾病或行动不便需搀扶、护理者,不宜到体检中心接受体检。

6. 常规体检共分七大步骤

第一步:体检当天早晨,先到体检中心的前台缴费(或签到),并领取体检指引单。

第二步:先做空腹项目,如采血、腹部彩超。

第三步:身高、体重、胸围、腰围、血压。

第四步:如已憋足尿液,可查需要憋尿的项目:男性的前列腺彩超,女性的子宫、附件彩超。

第五步:尿、便标本采集。

第六步:根据各科室等待人员的多少,随机完成下列项目:内科、外科、妇科、眼科、视力、耳鼻喉科、口腔科、放射科、超声波、心电图、动脉硬化、骨密度、碳13呼气试验等。

第七步:所有体检完成后,将体检单交到前台。

7. 采血时间过迟不妥　体检空腹采血化验,要求在早上7:30—9:30进行,一般情况下,最迟不超过10:00。不需要空腹采血的化验项目不在此限制之内。采血时间太迟,有两点不妥。

(1)采血的时间太迟,空腹时间过长,由于体内生理性内分泌激素的作用,会影响部分血液指标检测结果(特别是血糖值)的准确性。

(2)采血的时间太迟,空腹时间过长,会使部分糖尿病患者和一些习惯按时吃饭,对饥饿耐受性较差的正常人出现低血糖症。糖尿病患者之所以容易出现低血糖症,是因为患者的胰岛素分泌障碍,血糖不稳定,既可出现高血糖也可出现低血糖。发生低血糖后,轻则出现四肢酸软无力、手脚发麻、心慌、眩晕、面色苍白、出冷汗;重则发生低血糖性昏迷,甚至威胁生命。因此,那些容易出现低血糖的糖尿病患者和正常人,身边应该随时预备一些水果糖、饼干之类的小吃,以备不时之需。

8. 随意放弃体检项目不妥　随意放弃体检项目,多见于那些"随大溜"而来的受检者,有三种情况。

(1)有些人把单位组织的健康体检当作应付差事,随便地放弃;或对某种体检项目不够重视,以为自己"没事",理所当然地放弃。

(2)有时体检中心来的受检者比较多,有的项目需要排队等候。一些人怕耽误时间,就放弃了。

(3)一些人对某些体检项目心存疑虑,担心检查会引起疼痛或不适;或者怕采集标本(如采集便标本)麻烦,就选择放弃。

须知,体检套餐中所列的一系列体检项目,是按不同性别、年龄和群体设计的必检项目,有反映身体健康状况的基本项目,也有针对一些常见病和恶性肿瘤的特殊检查项目。有些检查对早期发现某些疾病有特殊意义,是不可缺少的,如便常规检查,对于发现胃肠道疾病有重要意义;肛门指诊对发现 40 岁以上受检者的直肠肿物极为重要;X 线胸透、胸片对于发现肺炎、肺结核及肺肿瘤是很有必要的。若受检者确有病变,但因个人原因放弃该项检查,则失去了早期发现的机会,自然也就失去了治疗的最佳时机,是非常令人遗憾的。

第 23 讲　解读体检报告

一份体检报告,承载着这次体检的全部信息。

当拿到体检报告之后,如何解读?将是受检者所面临的一道亟待解决的问题。这一讲,将介绍解读体检报告的一些常识。

如何解读体检报告的内容和格式

体检报告,没有一个统一的、法定的格式,各个医院、各个体检机构的体检报告可能各有不同,但从总体上看,还是大同小异的。一般来说,体检报告包括如下几方面内容。

(1)首页:即一般情况登记,包括受检查者的姓名、性别、年龄、单位、部门、体检日期及身份证号、联系电话等。

另外,首页还应注明体检中心或体检站的地址、咨询电话等。

(2)本次体检汇总:分条列出本次体检的全部结果。

(3)本次体检发现:分条列出本次体检的阳性发现或异常发现。

(4)本次体检结论:根据体检的阳性发现或异常发现做出诊断结论。也就是说,告诉受检者,通过检查发现你有什么病。

(5)主检医师建议或健康指导意见:针对体检中发现的异常或疾病,提出建议或健康指导意见。

(6)体检流程记录:列出本次体检的各项详细结果,包括一般检查、临床各科检查、各项化验检查和各项仪器检查、特殊检查等。

（7）各项检查单：包括各项仪器检查单、细胞学检查单和其他各项特殊检查单。

有的体检单位出的体检报告将以上的（2）、（4）两部分省略。

拿到体检报告后的第一件事是什么？

（1）拿到体检报告后的第一件事，不是急于阅读，而是需要核对。

虽然说体检报告的差错不应该、也不会经常出现，但也很难保证不会出现，何况体检中心常有人多忙乱和百密一疏的时候。这其中，因重名重姓而搞错的情况，可以说是比较常见。因此，拿到体检报告以后，先核对一下是很有必要的。核对的内容有：

①姓名、性别、年龄等基本信息。

②体检报告所载项目是否齐全？与受检者的实际检查项目是否吻合？有无缺失或遗漏？

③胸透、心电图、超声波、动脉硬化、骨密度等检查单是否齐全？是否有"张冠李戴"的现象？

如果确实存在差错，应到体检中心予以更正。

（2）拿到体检报告的第二件事，不是全篇阅读，而是重点浏览。

一位受检者，当他拿到体检报告时，会有一种急于知道自己身体状况的迫切心情。此时此刻，如果让他逐字逐句地详细阅读，慢慢理解，可以说是不太可能的。因此，怎样浏览体检报告？将是摆在他面前的一个非常现实的问题。

所谓的浏览，就是快速阅读，粗略阅读，重点阅读。一份体检报告，相当于一本不太厚的书，要在短时间内把它浏览下来，就要知道它的重点内容所在。那么，体检报告当中的重点内容是什么呢？

在体检报告中，"本次体检发现""主检医师建议"或"健康指导意见"是重点内容。因为"本次体检发现"会告知你身体当中存在的问题、存在的异常，或者说存在的疾病。当然，这仅仅是局限于本次体检的发现，并不一定是全部。"主检医师建议"或"健康指导意见"会告知你针对这些问题、这些异常或这些疾病该怎么办？如需要立刻到医院相关科室或急诊就诊；或者需要尽快到医院做详细检查以明确诊断；或者需要定期复查；或者仅仅需要观察，在生活当中注意哪些即可。

这些，都是必须要知道的内容，也是本次体检的中心目的所在。

体检报告中常出现的一些字母代表什么？

体检报告中常出现的一些字母（包括英文字母和希腊字母），可以分为如下几类。

（1）物体名称：常是英文名称的缩写，如红细胞：RBC；白细胞：WBC；血小板：PLT；血清丙氨酸氨基转移酶：ALT；血清天门冬氨酸氨基转移酶：AST 等。

（2）重量单位：千克：kg；克：g；毫克：mg；微克：μg；纳克：ng；毫摩：mmol；微摩：μmol；毫克当量：mEq。换算：1kg＝1000g；1g＝1000mg；1mg＝1000μg；1μg＝1000ng；1mmol＝1000μmol。

（3）容积单位：升：L；分升：dl；厘升：cl；毫升：ml。换算：1L＝10dl；1dl＝10cl；1cl＝10ml；1L＝1000ml。

（4）长度单位：米：m；分米：dm；厘米：cm；毫米：mm。换算：1m＝10dm；1dm＝10cm；1cm＝10mm；1m＝1000mm。

（5）时间单位：天：d；小时：h；分：min；秒：s。换算：1d＝24h；1h＝60min；1min＝60s。

（6）其他：单位：U；高倍镜视野：HP；摄氏度：℃。

如何判断检验结果？

一般来说，检验结果分为定性结果和定量结果两种。定性检验结果分为阳性和阴性；定量检验结果有一个正常数值范围，或者升高超过这个范围，或者降低低于这个范围。

（1）定性检测：所谓定性检测，是物质的"有"或"无"，一般用"（＋）"表示阳性；用"（±）"表示弱阳性；用"（－）"表示阴性。需要指出的是，"阳性"或"（＋）"并不一定代表检查结果异常。例如，乙型肝炎5项的检测结果中，乙型肝炎表面抗体（抗-HBs），是一种保护性抗体，可中和乙型肝炎病毒，抵御再次感染。表面抗体"阳性"或"（＋）"说明以往有乙型肝炎感染或隐性感染，目前正处于恢复期，或者是接种乙型肝炎疫苗的结果，说明乙型肝炎病毒已被消除或是预防接种成功的标志。

（2）定量检测：所谓定量检测，是检查物质的"多"或"少"，用具体的数值形式报告，并附有结果的正常参考值范围。一般用红颜色的"↑"或字母"H"表示数值高于正常；用红颜色的"↓"或字母"L"表示数值低于正常。对于异常的检验结果除了上述的表示方法以外，有些检验报告单上还用特殊的符号"＊"给予着重标记，以提醒医师和受检者注意。需要指出的是，检测结果的"↑"或"↓"，不一定是异常的表现，如高密度脂蛋白升高和低密度脂蛋白减低都是正常现象。

拿到报告单后，受检者可进行初步判断，并向医师重点咨询。

检查结果后面加的"?"是什么意思？

在体检报告中，有的体检结果后面加上"?"，说明检查医师对这项检查结论还不是十分肯定。"?"的言外之意就是建议你再通过其他的检查来确定是否为病变，或者病变的性质。如腹部超声检查结果"肝血管瘤?"，就是对这种结果还有疑问。其中的"?"说明有两种可能性：一是可能通过一段时间被吸收而消散，不成问题；二是还需要进一步检查（如甲胎蛋白、CT等）才能明确诊断。

作为受检者，如果遇到这种情况，"宁可信其有，不可信其无"，还是进一步检查一下比较妥当。

如何恰当地理解主检医师建议？

主检医师建议又称健康指导意见，是体检报告的核心内容。恰当地理解主检医师建议或健康指导意见，对于了解自己目前的身体状况和今后怎样防病、治病,无疑都是十分重要的。但一份体检报告,所罗列的主检医师建议往往不是三条、五条,而是十几条,甚至超过二十几条,面对这么多的主检医师建议,怎样区分轻重缓急呢?这里面有两条规律可循。

(1)顺序。按照北京市健康委员会的要求,体检报告中主检医师建议应将最重要的问题放在最前面,但在实际操作过程中并不能完全做到这点。因为一则,不同部位、不同系统的疾病很难区分哪种病是更重要的;再则,现在多数体检单位都使用计算机专用软件程序自动生成主检医师建议(都是事先根据各种疾病拟定好的),而计算机是无法识别疾病孰轻孰重的。但是有一点可以肯定,重要的疾病虽然不一定排在第一位,但一定是靠前的。

(2)语气。我们在看主检医师建议时,主检医师的语气十分重要。如果说,"建议立即怎样"或"尽快怎样",说明问题是比较严重或比较紧急的;如果说,"建议必要时怎样"或"可以怎样",说明问题是比较轻的或比较缓和的;如果仅建议生活中注意什么,或仅需要观察或复查,而没有建议到医院去诊治,说明问题不大;不用担惊受怕。

为什么要建立自己的健康档案?

不少受检者在每次体检之后,习惯把体检报告任意闲置或丢弃,这种做法有欠妥当。

注意保存、保管自己的体检报告,按时间顺序把不同时期的体检报告统一存放在一起,这就是自己的健康档案。建立健康档案时,可以在体检报告的首页注明什么项目异常,便于与以后的体检结果进行对照。

尽管不同时期、不同医院的体检报告结果不一样,但动态比较检验结果和数据,还是可以反映出自己身体变化的情况。自己哪些体检项目异常?每次体检后异常指标改变了吗?通过对比,对自己当前基本健康状况的评估,和对今后养生防病规划的改进与调整,都是很有好处的。同时,也可为医师的诊断提供依据。

这就是建立自己健康档案的必要性。

第24讲 体检的四项功能

1. **辨别健康与亚健康状态** 什么是健康？人的健康包括身体健康和心理健康两个方面。就体检的意义来讲，健康，无疑是指身体健康。身体健康的标准是人体的各个器官系统发育良好，功能正常。具体体现在体检报告上，就是各项检查指标都在正常范围。

什么是亚健康？亚健康就是不能达到健康的标准，而又不符合现代医学有关疾病的临床诊断标准，即处于健康和疾病之间的一种状态。

在体检报告之中，如下几个指标的变化有助于健康与亚健康状态的辨别。

(1)体重异常：在排除器质性疾病的前提下，亚健康的体重异常可以表现两种极端倾向：一种是超重，也就是肥胖，是由不良的生活方式(如大吃大喝、懒惰少动)引起；一种是过轻，也就是消瘦，是由不良的思想情绪(如过度的悲伤、思虑、忧愁)引起。不良的生活方式和不良的思想情绪是造成亚健康的两个重要因素。

(2)血糖偏高：空腹血糖的正常值是 3.9～6.1 毫摩/升，如果超过 6.1 毫摩/升而又没有达到诊断糖尿病标准 7 毫摩/升的时候，就是亚健康状态。

(3)血压偏高：血压的正常值是 120/80 毫米汞柱。如果血压＞120/80 毫米汞柱，而又没有达到诊断高血压标准 140/90 毫米汞柱的时候，就是亚健康状态。

(4)血红蛋白的偏高、红细胞数偏高和红细胞平均血红蛋白含量偏高：这三个数值偏高常由慢性缺氧和吸烟造成。慢性缺氧常发生于高原居民和慢性心、肺疾病患者身上。在这里重点讲一下吸烟。吸烟时因为烟草燃烧不全，常吸入一些一氧化碳，一氧化碳吸入人体之后,迅速与人体当中的血红蛋白结合,形成碳氧血红蛋白而失去了携带氧气的功能。久之,会使人体处于慢性缺氧状态,长时间的缺氧会刺激骨髓造血系统,使其代偿性生产血红蛋白和红细胞,从而造成以上三项数值升高。其升高的直接危害就是促使血液黏稠和血管硬化,诱发心脑血管疾病的发生。因此,长期吸烟引起的这种身体状态,是一种亚健康状态。

(5)高密度脂蛋白偏低,低密度脂蛋白偏高。高密度脂蛋白被认为是抗动脉粥样硬化因子,其水平增高有利于外周组织清除胆固醇,从而防止动脉粥样硬化的发生;低密度脂蛋白则是动脉粥样硬化的危险性因素之一,有促进动脉壁粥样硬化斑块形成的作用,因此有"高密度脂蛋白不怕高,低密度脂蛋白不怕低"之说。如果在体检当中,发现高密度脂蛋白偏低,低密度脂蛋白偏高,而尚无高血脂和动脉硬化征象的时候,可以认为是一种亚健康状态。

以体检结果辨别健康还是亚健康状态,虽然存在一定的局限性,但毕竟可以提供几点有力的证据和参数。

2. 辨别亚健康状态与疾病状态　什么叫疾病?疾病是在一定的条件下受病因损害之后,机体的自稳系统紊乱而发生的异常生命运动,包括一系列的代谢、功能和结构的变化。表现为各种不适(症状)、身体变化(体征)和行为的异常。

实际上,从亚健康状态到疾病状态,只是一个从量变到质变的过程。对于某些疾病来说,从亚健康到疾病只是越过了一个指标。如糖尿病,这个指标就是空腹血糖 7 毫摩/升,不够 7 毫摩/升就是血糖偏高,亚健康状态;超过 7 毫摩/升就是糖尿病,疾病状态,可以一锤定音。再如高血压,不够 140/90 毫米汞柱就是血压偏高,亚健康状态;超过 140/90 毫米汞柱就是高血压,疾病状态。但高血压不能一锤定音,需要反复几次测量,还要在安静状态下测量,如果持续不降,始终在 140/90 毫米汞柱以上,就可诊断为高血压病。

疾病的范围很广泛,在体检中包括临床检查、实验室检查、X光、超声、心电图等,只要出现异常,除了一些正常变异和亚健康状态之外,应该说,都是疾病。

3. 辨出哪些疾病需要治疗,哪些疾病不需要治疗

(1)不需要治疗,仅需要观察和复查的,是一些无关紧要的小毛病。

①心电图发现的窦性心律不齐、窦性心动过缓、窦性心动过速、偶发期前收缩及低度的、小范围的传导阻滞等。

②超声发现小的肝囊肿、肝血管瘤、轻度脂肪肝;小的肾囊肿、小的结石;前列腺轻度、无症状的增生、钙化;乳房、甲状腺小的结节;子宫小的囊肿、肌瘤等。

③X线胸透或胸片发现肺内小结节、钙化、纹理增粗、胸膜增厚等。

④检验发现嗜酸性粒细胞偏低或偏高、嗜碱性粒细胞偏低或偏高、血小板偏低或偏高、血黏度偏低或偏高、转氨酶偏高、血脂偏高等。

这些检查发现,从严格意义上讲,是疾病的存在,但又是一些小的、良性病变,或者说,是一些对身体影响不大的小毛病。这些疾病常不需要治疗,或不需要立即治疗;有些疾病需要复查,需要临床观察,如囊肿、血管瘤、肌瘤等,在没有症状的情况下是不需要治疗的,如果经过一段时间,发现长大了,已经影响到生理功能了,出现明显的症状了,就要考虑手术切除了。再如,检验发现肝功能偏高、血脂偏高、血黏度偏高,如果只是轻微的增高,则不需要立即服药治疗,只要在生活上注意就行了,如合理膳食、适量运动、戒烟限酒等。如果过一段时间再复查明显升高了,就必须治疗了。

(2)需要治疗的,是一些应该引起重视的、对身体有一定危害或可以发展严重的疾病。这些疾病一旦确定诊断后,就应该立刻治疗。

①幽门螺杆菌感染：也就是"碳13"或"碳14"检查阳性。这种幽门螺杆菌是寄生在胃内的一种致病细菌,这种细菌如果长期寄生在胃内不仅可以引起胃炎、胃溃疡等常见疾病,还可以引起胃癌。因此,一旦发现阳性,应立即到医院消化科进行正规治疗。

②其他感染：如肝炎、肺部感染、结核病、泌尿道感染、妇科感染等,一旦体检时发现,也应该积极治疗。

③一些中老年的常见病：如高血压、糖尿病、高脂血症和心脑血管疾病等,一旦发现,更应该积极治疗。特别是高血压和糖尿病,如不及时治疗或不恰当治疗,常会引起全身各个系统的并发症。而心脑血管疾病如不及时治疗,则可能危及生命,酿成严重的不良后果。

以上各种阳性发现,在体检报告的"主检医师建议"中都会有相应的介绍和建议。

4. 辨识高危征象　通过体检,发现需要治疗的疾病还不够,还要在这些疾病当中分辨出哪些疾病需要一般性治疗?哪些疾病需要紧急处理?

所谓高危征象,就是指那些需要紧急处理的疾病。辨识高危征象,是体检所有功能当中最重要的一项功能,高危征象其实包括直接危及生命和间接危及生命的两种疾病征象。

(1)直接危及生命的疾病：是指在体检中发现的急症、重症,如不及时处理,将有可能立即发生生命危险,如急性心肌梗死、急性严重心律失常、肺梗死、脑出血等(将在下面的问题中分别介绍)。

(2)间接危及生命的疾病：是指在体检中发现的恶性肿瘤征象,如不及时处理,将会在一段时间以后危及生命,如癌症、肉瘤、白血病等。

在体检的过程中,如果在某一个分检科室发现高危征象,分检医师应该在第一时间告知被检查者所患疾病的严重性,并给予适当建议。如果主检医师在审阅体检报告中发现高危征象,应该尽快通过电话通知被检查者,及时采取措施,以免延误病情。处理高危征象也是健康体检当中的一项非常重要的工作。

但在实际操作中,有分检医师因为忙乱而未告知受检者的情况;也有主检医师未发现,或因与受检者电话联系不上,而不能及时通知的情况,这就需要受检者认真解读体检报告了。在体检报告中,如果发现高危征象,除了应该在"本次体检汇总""本次体检发现"和"本次体检结论"中详细标注之外,还应该在"主检医师建议"里给予警示说明,如"建议尽快到医院某某科详查以明确诊断""建议立即到医院某某科或急诊就诊"。被检查者如果看到这样的字眼儿,应该给予高度重视,千万不要掉以轻心,不要抱侥幸心理。

第 25 讲 体检中经常发现的 5 种高危征象

1. 心肌梗死 是健康体检中时而发现的一种高危征象。

心肌梗死属冠状动脉粥样硬化性心脏病(冠心病)的严重类型,是在冠状动脉病变的基础上,发生冠状动脉血供急剧减少或中断,使相应的心肌严重而持久的急性缺血所致。临床表现有持久的胸骨后剧烈疼痛、发热、血清心肌酶增高及心电图的进行性改变。典型的症状、心电图改变和心肌酶升高是诊断心肌梗死的三大依据。

心肌梗死常因合并严重心律失常、心源性休克和心力衰竭而危及生命;也可因心搏骤停而猝死。

体检中的心肌梗死病例,常因心电图检查而被发现,临床症状可有可无,可典型可不典型,心肌酶检查的结果也需要等待时间。因此,只要心电图发现病理性 Q 波、ST 段弓背样抬高等典型心电图表现,应立即采取应急措施,护送患者到附近医院急诊室就诊;对于心电图可疑心肌梗死时,也应告知患者,高度警惕,尽快到医院做进一步检查、处理。

在心电图报告中,有时出现"下壁心肌梗死,时期不明"的诊断,其根据就是 Ⅱ、Ⅲ、aVF 导联出现 Q 波。遇到这种情况,如果没有临床症状,既往有心肌梗死病史者多无临床意义;如果有一些胸痛、胸闷症状,或无症状,为了谨慎起见,应该到医院检查心肌酶,以排除急性心肌梗死的可能。

2. **心律失常** 严重的心律失常,指的是由于严重的器质性心脏病、代谢性疾病和其他原因导致的心脏传导系统发生障碍、紊乱而出现的一些复杂的心律失常,如心房扑动、急性心房颤动、频发性室性期前收缩、室性心动过速、三度房室传导阻滞、心室颤动等。常由冠心病、风湿性心脏病、心肌病、高血压、药物中毒和电解质紊乱等原因引起。

严重的心律失常,常常可以突然发生、突然终止,也可呈现慢性过程。相比之下,突然发生者更容易引起心搏骤停的严重后果。

体检时,内科医师经听诊可以发现心律失常的端倪,只有心电图检查才能得到心律失常的确切诊断。

(1)心房扑动:P 波消失,代之以均匀锯齿状 F 波,频率 250 次/分以上。

(2)心房颤动:P 波消失,代之以细小 f 波,频率 350 次/分以上,快慢强弱绝对不齐。特别是急性心房颤动,应谨慎对待。

(3)频发性室性期前收缩:室性期前收缩频繁出现 6 次/分以上,有时形成二联律,是发生室性心动过速的前兆。

(4)室性心动过速:包括室性阵发性心动过速和室性非阵发性心动过速两种情况,前者心室率为 150～200 次/分,后者心室率仅为 60～90 次/分;共同特点为:QRS 波宽大畸形,与 P 波无固定关系,都有发生心室颤动或停搏的可能。

(5)三度房室传导阻滞:又称完全性房室传导阻滞,P 波与 QRS 波无关,心室率常在每分 40 几次,随时有停搏的可能。

(6)心室颤动:QRS、T 波波形消失,代之以不规则的颤动波,常是临终前的表现。

当发现以上严重心律失常时,应嘱其尽快到医院心内科或急诊室就诊,有条件可以直接护送到位;如发现心室颤动,最好就地采用电除颤等措施抢救,无抢救条件者应立即送往附近医院急诊室救治。

3. **肺梗死**　常由肺栓塞引起,肺栓塞是因各种栓子阻塞肺动脉及其分支造成肺血流阻断的一种疾病。常见的栓子来源:深静脉血栓(久病卧床者)、羊水(妊娠时)、脂肪颗粒(骨折时)和大手术、转移癌等。

肺梗死的三大症状:呼吸困难、剧烈胸痛、咯血;内科检查可发现胸部干啰音、湿啰音、胸膜摩擦音、胸腔积液、发绀等体征。胸片、肺 CT 和肺动脉造影是诊断肺梗死的必要检查手段。

肺梗死具有发病急剧、进展迅速、病死率高的特点。受检人员突然出现呼吸困难、胸痛、咯血等症状时,应高度警惕肺梗死的可能,须采用应急措施,或送往医院做相关检查以明确诊断,切勿延误病情。

4. **脑出血**　有广义和狭义之分。

广义的脑出血,包括原发性脑出血、继发性脑出血、外伤性脑出血和蛛网膜下腔出血等一切脑部出血,是一种大众化的俗称;其中继发性脑出血又包括脑血管畸形、动脉瘤、凝血功能障碍和血液病等引起的脑出血。

狭义的脑出血特指原发性非外伤性脑实质出血,也称自发性脑出血,占急性脑血管病的 20%～30%,约 80% 的出血发生于大脑半球,约 20% 的出血发生于脑干和小脑。

自发性脑出血的基本病因是高血压和动脉粥样硬化,诱发因素包括过度兴奋、激动、酗酒等;脑血管畸形、动脉瘤等引起继发性脑出血的发病,常与剧烈运动有关。

脑出血发病后,可有剧烈头痛、眩晕、意识模糊、语言不清、面部、四肢麻木、视力障碍、行走困难等症状。头部 CT、磁共振是诊断脑出血的必要检查手段。因出血量过大、出血发生在要害部位，以及抢救不及时、处理不当等原因，均可导致病人迅速丧生。

如体检时发现患者有脑出血可疑症状时，应采取应急措施，或尽快护送到附近医院诊断、治疗。

5. 癌症　有广义和狭义之分。广义的癌症，是指所有的恶性肿瘤；狭义的癌症，专指由上皮组织发生的恶性肿瘤。有关癌症的病因、发病和临床表现在第二章，"生命五大杀手"里面已经做过详细介绍，在这里，只说一说同属于癌症的白血病。

白血病是一类造血干细胞的克隆性恶性疾病。其克隆中的白血病细胞失去进一步分化成熟的能力而停滞在细胞发育的不同阶段。在骨髓和其他造血组织中，白血病细胞大量增生积聚，并浸润其他器官和组织，而正常造血受抑制。

根据白血病细胞的成熟程度和自然病程，可分为急性和慢性两大类。急性白血病又分为急性淋巴细胞白血病和急性非淋巴细胞白血病；慢性白血病又分为慢性粒细胞白血病和慢性淋巴细胞白血病等。

白血病的发病可能与病毒感染、电离辐射、化学因素和遗传等因素有关。其临床表现有贫血、发热、出血和器官组织侵袭等。

体检时往往发现淋巴结和肝脾大、胸骨下端压痛，眼部粒细胞肉瘤、牙龈增生肿胀和睾丸无痛性肿大等表现。血常规发现，白细胞异常增多、出现幼稚细胞、贫血和血小板减少等常提示白血病的可能，应尽快到医院血液科就诊，通过骨髓穿刺等检查以明确诊断。

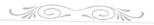

第四章　并存两大医学

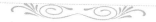

中西医两种医疗体系并存,是我国的独特国情。而中西医并存的现实,决定了我们求医时必须加以选择。但选择的前提是对中西医必须有所了解。在这一章里,将介绍中西医的概念、起源、发展和特点,以及中西医之间的五个交汇点。

第 26 讲　什么是中医

1. **概念**　中医学是以中医药理论与实践经验为主体,研究人类生命活动中健康与疾病转化规律及其预防、诊断、治疗、康复和保健的综合性科学。中医学属于全世界医疗体系中传统医学的一支,至今已有数千年的历史。

2. **起源**　中医学源远流长、历史悠久。可以说自从有了文字记载,就有了中医学的萌芽。早在 3000 多年前的商代甲骨文字中,已经有了疾病和医药卫生的记载。到了西周和春秋时期,不仅在《周易》《尚书》《诗经》和《山海经》等经典著作中可以散见到许多有关疾病和治疗方法的描述,还出现了《五十二病方》《阴阳十一脉灸经》《脉法》《阴阳脉死候》《导引图》《养生方》《杂疗方》《胎产书》(以上均为长沙马王堆三号汉墓出土的简帛医书),以及《十问》《合阴阳方》《天下至道谈》《杂禁方》等医学著作。这些著作总结了前人的医药实践,但还只是经验之谈,没有上升到理论的高度。

中医学的源头可以追溯到《黄帝内经》成书的年代。大约在春秋战国时期(公元前 770—前 221 年),中国社会曾经出现过"诸子蜂起,百家争鸣"的文化高潮,对后世有较大影响的几种学术派别相继诞生,其中元气论自然观和阴阳五行学说在战国末年已具雏形,为医家总结医学理念、建构医学体系提供了思想基础和方法工具。当时和其后的几代医学家们,全面地总结了春秋战国时期和当时以前的医学成就,著成了中医学第一部经典著作《黄帝内经》,以朴素唯物论的阴阳五行学说来解释人与自然的关系和人体内部脏腑的相互关系,并在整体观念的原则下,阐明有关病因、病理、诊断、预防、治疗等医学上的一切问题,从而奠定了中医学的理论基础。

《黄帝内经》可以说是现代中医学的源头,但它并不能代表古代医学的全部。《汉书·文志》记载,西汉时期医学书籍最有影响力的有七部,除《黄帝内经》之外,还有《黄帝外经》《扁鹊内经》《扁鹊外经》《白氏内经》《百氏外经》和旁篇,涵盖了先秦医学的全貌。但不幸的是,其中 6 部都失散了,只有《黄帝内经》流传了下来。

3. 发展 东汉末年,伟大的医学家张仲景在《内经》的理论基础上创造性地进一步发展了"辨证论治"法则,著有《伤寒杂病论》,该书后被分为《伤寒论》和《金匮要略方论》两部书,分别讨论外感热病和内伤杂病。张仲景在书中不仅系统总结了许多常见病证的诊断要点、治疗原则和有效方药,还归纳出辨证论治的临床诊治规范,确定了中医临床诊断治疗的基本原则和大法,对后世产生了极为深远的影响。

隋代巢元方编著的《诸病源候论》,为中医学第一部病因病机证候学专书。

宋代陈无择著的《三因极一病证方论》,提出了著名的三因学说。

宋代钱乙所著的《小儿药证直诀》开创了脏腑证治的先河。

到了金元时代,涌现出一批医学学派,活跃了医坛的学术氛围,并在某些方面取得突破。刘完素发展了《内经》的病机和运气学说,提出"火热论",认为百病多因于"火",治疗主张以寒凉为主,后世称为"寒凉派";张从正认为,凡病皆因于"邪"而生,"邪去则正安",故主张以汗、吐、下三法攻邪为主,成为独树一帜的"攻下派";李杲深究"脾胃",提出"内伤脾胃,百病由生",治疗以补脾胃为主,后世称他为"补土派";朱震亨倡言"阳常有余,阴常不足;一有怫郁,百病乃生"等观点,治疗善用滋阴降火之剂,后世医家遂尊其为"养阴派"。这些见解,既丰富了中医学理论,也充实了临床辨证论治的内容。

明、清,是中国封建社会走向成熟和渐趋停滞的时期,中医学的发展也有近似的特征。明代以前,中医学在世界范围内遥遥领先,明、清医学虽仍有稳步发展,但相对于突飞猛进的西方医学,其发展速度却日见迟缓。这一时期的医学发展,一方面表现在出现了大批集成性著作,如《医学纲目》《证治准绳》《景岳全书》《医宗金鉴》等,是对宋、金、元、明以来医学各领域众多进展的总结和归纳。另一方面是在一些领域出现了深化发展的趋势。

明代赵献可、张景岳,提出命门学说。

明代吴又可,著《温疫论》,主张"温疫"的病源"非风非寒非暑非湿,乃天地间别有一种异气所成"。

清代叶天士,创卫气营血辨证。

清代吴鞠通,创三焦辨证。

清代王清任,著《医林改错》,发展了瘀血致病理论。

温病学说的建立,使中医对许多急性热病的诊断和治疗更趋完善,这是继《内经》《伤寒论》后的一个伟大成就。

进入 20 世纪,特别是近六十年来,中医学的进展包括:对临床不少常见病证的诊治水平有所提高,提出了中西医学辨证辨病相结合的新思路,进行了四诊客观化研究,引进了一些新的诊疗手段,对中医理论借助现代科学技术进行阐发,以揭示其蕴秘,以及对中药成分进行化学分析,拓宽其应用范围等。这些方面的研究取得令人瞩目的阶段性成果,但尚未出现实质性突破。

特别值得一提的是,中华人民共和国建立后,中西医结合医学的兴起。中西医结合是以现代医学等现代科学知识及手段继承和发展中医药学,中西医学相互补充,取长补短,诊治疾病的医学形式。到目前为止,中西医结合医学已取得不菲的成就。

20世纪50年代以后,中西医结合工作,不仅在临床医疗和预防保健等方面广泛开展,而且涌现出一批优秀的研究成果。在临床中,用中西医结合诊治常见病、多发病、疑难病已较普遍,并有明显的疗效。例如,治疗心脑血管病、再生障碍性贫血、病毒性肺炎、月经不调、肛肠病、骨折、中小面积烧伤、血栓闭塞性脉管炎、硬皮病、红斑狼疮等疗效显著。在治疗某些急腹症时,已改变传统的治疗原则,成为一种有中国特点的新疗法,不仅提高了治愈率,还可使一部分患者免除了手术,减少了并发症和不良反应。治疗内科急症,如呼吸窘迫综合征、急性心肌梗死、休克、急性弥散性血管内凝血等也有较好的疗效。治疗骨折,形成一种新的复位固定方法,可以缩短骨折固定和功能恢复的时间,保持较好的关节功能。中西医结合还注重运用非创伤性疗法治疗疾病,把西医的某些诊治手段与中医的针灸、按摩相结合,以其无损伤、简便易行和疗效确切而受到广泛的重视。例如,针灸治疗神经功能性疾病和冠心病,正骨手法治疗部分骨折和软组织损伤等,通过临床观察,都取得了较好的效果。近些年来,以现代科学方法分析并提取一些常用中药的成分,中药西制,以静脉输液这种西医的治疗方式,使用中药,在治疗高血压、高血脂、冠心病、脑血管病和感冒发热等疾病方面,取得了很好的疗效并积累了丰富的经验。中西医结合治疗方法已经被愈来愈多的民众所认可和接受。中西医结合这种中国独特的医学模式已经显示出强大的生命力和广阔的发展前景。

4. 特点

(1)整体观念:这种整体观念包含着两层意思:其一,人体是有机的整体;其二,人与自然的关系。

①人体是有机的整体:人体的各个部分都是有机联系的,这种相互联系,是以五脏为中心,通过经络的作用来实现的。它体现在脏与脏、腑与腑、脏与腑、脏腑与形体各组织器官之间的生理、病理各个方面。如心合小肠,主血脉,开窍于舌,临床上常用清心泻小肠火的方法治疗口舌糜烂;肝合胆,主筋,开窍于目,临床上常用清肝的方法治疗暴发火眼等,常常收到满意的疗效。

②人和自然的关系:人生活于自然界之中。自然界的运动变化必然直接或间接地影响人体,人体也必然相应地产生生理或病理上的反应,如自然的一年有四季气候的变化,春温、夏暑、秋凉、冬寒,人体受它的影响,需要通过生理功能的调节来适应。一旦气候环境的变化超过人体的适应能力,或者由于人体的调节功能失常,不能适应气候环境的变化时,就会发生疾病。而在临床治疗的过程中,也必须要考虑到气候环境对人体的影响,如在寒冷的冬季,结合患者的体质情况可适当多用一些温补的热性药;反之,在炎热的夏季,如果不是特别虚寒的患者,可适当多用一些清热的凉性药。

(2)辨证论治:所谓"辨证",就是将四诊(望、闻、问、切)所收集的有关疾病的各种临床表现,加以分析、综合、概括,判断出某种性质的"证";"论治"又叫"施治",则是根据辨证的结果,确定相应的治疗方法。辨证是治疗的前提和依据,论治是治疗的手段和方法,也是对辨证是否正确的检验。辨证论治的过程,就是认识疾病和解决疾病的过程。辨证和论治,是相互联系不可分割的两部分,是指导中医临床工作的基本法则和程序。

辨证论治之所以是中医学的一个特点,是因为它既不同于一般的"对症治疗",也不同于现代医学的"辨病治疗"。一个病的不同阶段,可以出现不同的证候;不同的疾病,可以在其发展过程中出现同样的证候。因此,同一疾病的不同阶段,因证候不同治疗方法也就不同,而不同的疾病只要证候相同,便可使用同一种治疗方法。由此可见,"辨证"的"证"可以概括疾病的原因、部位、性质,以及致病因素和抗病能力相互斗争的状况。论治就是根据这个"证"来进行的。

(3)使用天然药物和多种多样的治疗方法:使用天然药物治疗疾病是中医学的又一特点。天然药物除一部分动物、矿物外,多数为自然生长的植物,故称为"中草药"。与现代医学所使用的化学合成药物相比,天然药物具有作用缓和、毒性较低、不良反应和过敏反应较少等特点。

中医学的治疗方法是多种多样的,药物治疗除内服的汤、丸、散、膏、丹、酒、露等剂型外,外用的还有浸洗、烟熏、摩散、坐药等方法;除药物治疗外,还有针灸、刮痧、敷贴、火罐、熨法、水疗、浴法、蜡疗、按摩、捏脊等多种疗法。方法的多样性为人类战胜疾病拓宽了视野和途径,一些现代医学无法认识和治疗的疑难杂症,往往在中医这里得到治愈,原因即在于此。

5. **梗概**　中医的梗概,可以表达如下。

中医 {
基本概念:阴阳五行、脏腑经络、气血津液
病因:内因、外因、不内不外因
诊法:望、闻、问、切
辨证理论:八纲辨证、气血津液辨证、脏腑辨证、
　　　　　六经辨证、卫气营血辨证、三焦辨证
方药治疗:药性、方剂、治疗原则、治疗八法
}

第27讲　什么是西医

1. **概念**　现代中国人所说的"西医",通常是指"现代西方国家的医学体系"。这种医学体系,起源于近代时期的西方国家,它是近代西方学者在否定并且摒弃了古希腊医学之后,在以还原论观点来研究人体的生理现象与病理现象过程中所发展起来的一

门以解剖生理学、组织胚胎学、生物化学与分子生物学为基础学科的全新医学体系,与起源于中国古代的"中医"相对应。

2. 起源　谈到西医的起源,不能不提到西医之鼻祖——古希腊的西波克拉底,他被西方尊为"医学之父"。他生活的时代甚至比我国《黄帝内经》成书的年代还要早一些。他的医学观点对以后西方医学的发展有巨大影响。

希波克拉底提出"体液学说",认为人体是由血液、黏液、黄胆汁和黑胆汁四种体液组成。这四种体液的不同配合和平衡不仅决定每个人的体质,还决定人体是否健康。他的这种观点虽然受到后世医学的否定,但在当时却很盛行,至今在民间仍有流传。希波克拉底认为,疾病是发展着的现象,医师所医治的不仅是病而是病人,从而改变了当时医学中以巫术和宗教为根据的观念。他主张在治疗上注意病人的个性特征、环境因素和生活方式。重视卫生饮食疗法,但也不忽视药物治疗,尤其注意对症治疗和预防。一份确定医师对患者、对社会的责任及医师行为规范的誓言——希波克拉底誓言,流传了 2000 多年,至今不衰。

真正意义的西方现代医学,其源头可追溯到 16-17 世纪的文艺复兴时期,当时兴起的人体解剖学、人体血液循环生理学和病理学等成为最鲜明的标志。1675 年,利文虎克发明了显微镜,看到微观领域的组织结构和细胞、细菌,奠定了现代医学的基础。1858 年,微耳和所开创的细胞病理学,打击了当时占统治地位的"体液学说",推动了病理学和临床诊断学的发展。从此以后,西医就走上了和自己源头截然不同的道路,将自己的发展建立在科学和实验的基础之上。

3. 发展　19 世纪,伴随着细胞病理学的发展,巴斯德证明发酵及传染病都是微生物引起的。德国人科赫发现霍乱弧菌、结核杆菌和炭疽杆菌,大多数主要致病菌在这一时期先后被发现。巴斯德还用减弱微生物毒力的方法首先进行疫苗的研究,从而创立了经典免疫学,并为多种疫苗在人群中广泛接种,以预防传染病

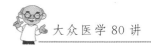

开了先河。从人痘到牛痘的接种,使天花这种烈性传染病在全球绝迹,显示出人类战胜传染病的决心和成效。

在临床诊断方面,19世纪有了很大进步,叩诊法在临床上推广应用;雷奈克发明听诊器;许多临床诊断辅助手段,如血压测量、体温测量、体腔镜检查都是19世纪开始应用的。在20世纪前夕,伦琴发现了X射线,并应用于临床;20世纪中叶,超声波技术在医学领域广泛应用,使许多疾病的诊断由不能变为可能。以后,电子计算机技术引入医学,出现了CT(电子计算机X射线断层扫描);原子核的研究成果用于临床诊断,产生了MRI(磁共振)。以后又出现了DSA(数字减影血管造影)、SPECT(单光子发射计算机断层成像术)。目前最先进的是PET(正电子发射计算机断层扫描),人脑任何一区域的活动都可以反映出来。

在临床治疗方面,19世纪初期,一些植物药物的有效成分先后被提取出来。19世纪末合成阿司匹林,20世纪发明了磺胺、青霉素、链霉素等抗生素,以及后来维生素和激素的发现,都使临床治疗进入效果明确的时代。近些年来,新药的合成和发现层出不穷,以至于达到琳琅满目、令人应接不暇的程度。19世纪中叶以后,解剖学的发展和麻醉法、防腐法及无菌法的应用,对外科学的发展起了决定性的作用,从此外科学开始迅速发展。19世纪末期,体腔外科普遍发达,使许多临床专业(如妇产科、泌尿科、眼科、耳鼻喉科、口腔科等)除进行药物治疗外,手术治疗也获得重要地位。而止血、输血、输液技术的不断成熟,使手术的安全性增加,手术的范围也进一步扩大。20世纪50年代初,低温麻醉和体外循环的研究成功,为心脏直视手术开辟了发展道路;20世纪60年代开始,由于显微外科技术的发展,推动了创伤、整形和移植外科的进步;20世纪70年代以来,各种纤维光束内镜的出现,加之影像医学的迅速发展,大大提高了各种疾病的诊治水平,特别是介入放射学的开展,应用显微导管进行超选择性血管插管,不但将诊断,同时也将治疗深入到病变的内部结构。此外,生物工程技术对医学正起着更新的影响,而医学分子生物学的进展,特别是对癌基因的研究,必将给现代医学的各个领域带来深刻的、空前的变化。

除临床医学之外,医学的其他领域也在不断发展和完善。19世纪,预防医学和保障健康的医学对策已逐渐进入立法和行政领域。劳动卫生学、营养和食品卫生学相继产生。19世纪末和20世纪初,卫生学又划分出社会卫生学,目的是研究人民的健康状况,患病率和死亡率的原因及与它们斗争的方法。

此外,英国的南丁格尔1960年创立护士学校,传播护理思想,提高护理地位,使护理学成为一门科学。

4. 特点

(1)建立在科学和实验基础上的发展道路:现代医学是世界范围内,人们在战胜自身疾病的过程中智慧和经验的结晶,是全人类的共同财富。现代医学在服务于全世界每一个人的同时,也接受每一个人对她的丰富和更新。真理面前人人平等,实践是检验真理的唯一标准,在这里,没有任何条框的限制,没有任何观念的束缚,只要你有所发现,有所创新,对人类的健康有益,现代医学就会接受,就会采纳,你就会被载入现代医学的发展史册。这也是现代医学在近一二百年来迅猛发展的原因之所在。

(2)分科分类越来越细,范围不断扩大:现代医学发展至今,已经形成一个庞大的知识体系,而且还继续以爆炸的形式增长。知识面之广,知识量之大都是前所未有的。例如,一切有助于诊断、治疗和预防疾病的物理学、化学和生物学知识和技术,都会成为医学的内容。然而归纳起来,现代医学不外由三个部分组成,即临床医学、群体医学和基础医学。临床医学或称治疗医学,主要以求诊的个体患者为对象,讨论疾病的诊断和治疗;群体医学即预防医学,以一定的社会群体为对象,研究人群的健康情况和疾病在人群中的分布,着重讨论致病原因及相应的预防措施;基础医学研究人体的结构、功能、遗传和发育及病原体、免疫、病理过程、药物作用、发病机制等。基础医学近年来取得飞跃发展,带动着整个医学阔步前进。

(3)发展在带给人们"利"的同时,也带给人们许多"弊":现代医学造就了无数个城市现代化医院,这些医院规模庞大、设备先进、药品齐全、专家云集。然而,患者前来看病时却感到十分不便。首先,精细的分科使他们在挂号时无所适从;同时,繁杂的检查项目和昂贵的检查、治疗费用不仅使他们在经济上难以承受,在时间上也拖延不起。从医师角度来看,过于精细的分科分工使他们的业务面窄,专业太"专",以至于在选择患者时过于挑剔,相互推诿。而"医院要生存、要创收""设备不能闲置"和规避风险的主导思想导致一部分医师在看病时无意为患者节省开支,而常常把简单的问题复杂化,这也是造成看病难、看病贵、医患关系紧张的重要原因。

5. 梗概　西医的梗概可以表述如下。

西医 {
基础学科:医用物理学、医用化学、解剖学、生理学、微生物学、寄生虫学

过渡学科:病理解剖学,病理生理学、药理学,诊断学(临床检验学、放射学、核医学)

临床学科:内科、外科、妇产科、儿科、眼科、耳鼻喉科、口腔科、皮肤科

其他学科:预防医学、社会医学、循证医学、流行病学、卫生学、护理学、医学统计学、医学伦理学
}

第28讲　中西医的交汇点之一
——心与小肠

中西医之间千差万别,是完全不同的两种医学。然而,由于中西医都是人体的医学,必然有一个交汇点或相通之处,那就是

人体,具体体现在中西医的共用解剖术语——心、肺、脾、肝、肾和小肠、大肠、胃、胆、膀胱。然而,同一个术语在中西医那里却有部分不同或完全不同的两种解释。这对于只是单方面了解中医或西医的专业人员,以及那些不太懂医的广大民众来说,无疑是一种困惑,是一种认识的纠结。例如,有的患者会向西医大夫提出"我有没有肾虚?"或向中医大夫提出"我的心脏瓣膜有问题吗?"这样让人难以回答或不容易说清楚的问题。在下面五讲里,将以互为表里的脏腑组合顺序,对这些中西医的交汇点——解剖术语做以简洁的介绍、分析和比较。

1. 心

(1)中医对心的描述

①解剖形态:心为五脏之一,位于胸腔偏左,膈之上,肺之下,圆而下尖,形如莲蕊,色红,中有孔窍,外有心包护卫。

②生理功能:心主血脉,主神明,主汗液,开窍于舌,其华在面,与小肠相表里。

(2)西医对心的描述

①解剖形态:心脏位于胸腔偏左,内部分为上下两层,共4个腔,上层左右心房,下层左右心室,左右互不相通,两侧心房与心室之间有房室孔相通;心房上连静脉,心室下接动脉,心室的出入口都有瓣膜,以保持血液的单向流动。

②生理功能:心是人体血液循环的动力器官。右心房内的乏氧血,首先进入右心室,经肺动脉注入肺,在肺内经气体交换后变成饱氧血,经肺静脉回到左心房(称小循环或肺循环),再经左心室注入主动脉,流经全身组织器官后变成乏氧血,经全身各级静脉汇集到上、下腔静脉,注入右心房(大循环或体循环)。

(3)中西医对心认识的比较:中医认为心主血脉,西医认为心是推动血液循环的动力器官,虽然所用语言不同,但表述的意思是基本一致的。但中医学的"心主血脉"还包含着血液系统的功能在内,同西医的认识明显不同。

中医与西医最大的分歧在于"心主神明"的认识。中医的这种认识由来已久,这从中国文字中众多的带"心"的字、词就可以得知。例如,悲、怒、思和心态、意愿、忧虑、悔恨、悟性、惭愧及心有余悸、心悦诚服、心花怒放、心慌意乱等,举不胜举。而且不仅在中国,在国外也同样这样认为。例如,英语中"heart"这个词就有心脏和精神、情感的双重解释。大概到了人体解剖学、生理学发展比较完善之后,人们才逐步认识到人的思想、感情是由大脑支配,并非由心所主。中医学沿用了这种习惯性认识,虽然与现代生理学不符,但并不妨碍其对疾病的诊断和治疗。

中医学认为"心主汗液",而西医则认为,皮肤汗腺分泌汗液受自主神经支配,与心脏功能无直接联系。

至于"开窍于舌"和"其华在面",因这两个部位所含血管特别丰富和表浅,其颜色的改变在一定程度上确实能反映心脏的功能状况,只不过中医更注重于观察面、舌颜色,并据此来判断心和其他内脏的病理状况而已。

中、西医对心的认识有异有同,是两个不同的概念,不能相互混淆。从中医角度,我们权且把"心"看作一个"主血脉、主神明、主汗液"的功能集合体,而与西医的"心"区别开来。

(4)临床链接:"心"无论对中医来讲,还是对西医来讲,都是至关重要的脏器,临床上与心相关的证或病不仅种类多,而且非常常见。在这里,仅罗列出其中主要的病名,以便进一步认识中西医对心的不同解读。

①中医心的证:虚证,心气虚、心阳虚、心血虚、心阴虚;实证,心火炽盛、心血瘀阻、痰火扰心、痰迷心窍。

②西医心的病:心力衰竭、心律失常、心肌炎、心肌病、心包炎、风湿性心脏瓣膜病、感染性心内膜炎、冠心病、慢性肺源性心脏病、先天性心脏病、梅毒性心脏病、心脏神经官能症等。

2.小肠

(1)中医对小肠的描述

①解剖形态：小肠为六腑之一，位于腹中，上端与胃相接处为幽门，与胃相通，下端与大肠相接处为阑门，与大肠相连。小肠呈纡曲回环叠积之状，是一个中空的管状器官。

②生理功能：小肠受盛化物，泌别清浊。接受胃中传化来的水谷，做进一步消化，并把它分成清、浊两个部分，清者（即水谷精微）吸收，浊者（即糟粕）下注于大肠。心与小肠的经脉互相络属，构成一阴一阳，一里一表的脏腑关系，在生理、病理上关系密切，相互影响。

（2）西医对小肠描述

①解剖形态：小肠是消化管中最长的一段。上起自胃的幽门，下接大肠，全长5～7米，可分为十二指肠、空肠和回肠三部分。其中十二指肠又分为上部、降部、水平部和升部，上部的十二指肠球是溃疡的好发部位。

②生理功能：小肠是食物消化吸收最主要的场所。

（3）中西医对小肠认识的比较：中医认为，小肠接受胃中传化来的水谷，做进一步消化，并把它分成清、浊两个部分。清者为水谷精微，经吸收后，传输到身体的各个部分而被利用；浊者为糟粕，下注于大肠。这部分描述与西医"小肠是食物吸收的最主要场所"的认识完全吻合，但中医关于"其代谢剩余的水液下输膀胱"的认识显然与西医不符，西医认为，这应该是泌尿系统的功能。中医认为，心与小肠互为阴阳表里，在生理上和病理上关系密切；西医则认为，这两个器官无论从生理上还是从病理上都较为疏远，不存在密切关系。

（4）临床链接

①中医小肠的证：实证，小肠实热。

②西医小肠的病：十二指肠疾病，十二指肠溃疡、十二指肠球炎、十二指肠壅积症等。空肠回肠疾病，小肠吸收不良、急性出血性坏死性肠炎、局限性肠炎、肠梗阻、肠套叠等。

第29讲　中西医的交汇点之二
——肺与大肠

1. 肺

(1)中医对肺的描述

①解剖形态:肺为五脏之一,位于胸腔,左右各一,在膈之上,上连气管,喉为门户,覆盖着其他脏腑。肺为白色分叶质地疏松含气的器官,称为清虚之脏。

②生理功能:肺主气,司呼吸,主宣发与肃降,通调水道,主皮毛,开窍于鼻。

(2)西医对肺的描述

①解剖形态:肺位于胸腔,纵隔的两侧,膈的上方,左右各一,由左右主支气管连接于气管,上接喉、咽和鼻腔。肺又分左二、右三共五叶,由各级支气管及肺泡组成。临床上通常把鼻、咽、喉,称上呼吸道,把气管和各级支气管称下呼吸道。肺泡是进行气体交换的主要场所。肺外有胸膜护卫,两层胸膜构成封闭的腔,腔内呈负压,有少量浆液,起润滑作用。

②生理功能:肺的主要功能是进行人体与外界环境间的气体交换。人体利用肺及呼吸道从外界吸入氧,经过生物氧化产生能量供新陈代谢所需,而在生物氧化过程中产生的二氧化碳则最终由肺及呼吸道排出体外,以保证人体生理活动的正常进行。另外,肺还参与激素的代谢。如激活血管紧张素、合成前列腺素等。

(3)中西医对肺认识的比较:中医讲"司呼吸",西医讲气体交换,在这一点上,中西医对肺的认识是一致的。但中医"肺主气"的认识,因"气"不仅指呼吸之气,还包括对其他物质和功能活动的概括,很难与西医吻合。如气当中的"宗气"包含"水谷之气",是由消化系统吸收,循环系统运行,与肺无关。

中医讲肺"主宣发与肃降"。宣发,是宣布、发散的意思,指由于肺气的推动,使气血津液散布全身;肃降,是清肃下降的意思,指肺促进气和津液的运行,并使之下降,以保持肺气清宁。这些功能,在西医看来都是不可能的。

中医讲肺"通调水道",指经过肺气的宣发和肃降作用,将由胃吸收的水分输布全身,并将代谢多余的水分通过尿、汗、呼吸和粪便排出体外。"肺主皮毛",是指皮肤、汗腺、汗毛与肺的功能密切相关。这些观点与西医的认识相距甚远。与此同时,西医认为,肺有参与激素代谢的作用,在中医理论当中也没有体现。

中西医对肺的认识也是有同有异,很难统一。从中医角度,我们权且把"肺"看作一个"主气、司呼吸、主宣发和肃降、通调水道、主皮毛"的功能集合体,而与西医的"肺"区别开来。

(4)临床链接

①中医肺的证:虚证,肺气虚、肺阴虚;实证,风寒束肺、风热犯肺、燥热伤肺、痰热壅肺、痰浊阻肺、寒饮停肺。

②西医肺的病:急性上呼吸道感染(普通感冒)、急性气管-支气管炎、支气管哮喘、支气管扩张、慢性支气管炎及阻塞性肺气肿、呼吸衰竭、肺炎、肺脓肿、肺结核、肺癌、尘肺、胸膜炎、气胸等。

2.大肠

(1)中医对大肠的描述

①解剖形态:大肠为六腑之一,位于腹中,其上口在阑门处接小肠,其下端连接肛门,包括结肠和直肠。大肠也是一个空腔性器官,呈回环叠积之状,有"传导之腑"之称。

②生理功能:大肠主传化糟粕,接受小肠下传的食物残渣,吸收其中多余的水液,形成粪便,最后经肛门排出体外。肺与大肠的经脉互相络属,构成一阴一阳,一里一表的脏腑关系,在生理、病理上关系密切,互相影响。

(2)西医对大肠的描述

①解剖形态:大肠是人体消化系统的重要组成部分,为消化道的下段。成人大肠全长 1.5 米,起自回肠,包括盲肠(上有阑

尾)、升结肠、横结肠、降结肠、乙状结肠和直肠六部分。全程形似方框,围绕在空肠、回肠的周围。

②生理功能:吸收经小肠下传食物残渣中的水分、维生素和无机盐,形成并贮存粪便,最后排出体外。

(3)中西医对大肠认识的比较:西医生理学关于"大肠的主要功能是吸收水分,形成并贮存粪便"的描述与"传导糟粕"的中医学认识基本上是一致的。但西医生理学认为,大肠除吸收水分外,还吸收无机盐、维生素和少量葡萄糖,而粪便的形成,也需要经过大肠埃希菌的发酵和腐败作用,比中医学的认识更进了一步。

中医认为,肺与大肠互为阴阳表里,在生理上和病理上都有密切关系;西医则认为,这两个器官无论从结构上还是从功能上都较为疏远,从病理上讲也不存在密切关系。

(4)临床链接

①中医大肠的证:虚证,大肠津亏;实证,大肠湿热。

②西医大肠的病:消化不良、肠炎、痢疾(细菌性痢疾、阿米巴痢疾)、习惯性便秘、肠结核、溃疡性结肠炎、大肠癌等。

第30讲　中西医的交汇点之三
——脾与胃

1. 脾

(1)中医对脾的描述

①解剖形态:脾为五脏之一,位于腹腔上部,膈之下,在左季肋深部,附于胃的背侧上方,与胃以膜相连,是一个形如刀镰、扁平椭圆弯曲状器官,其色紫赤。

②生理功能:主运化(运化水谷精微、运化水湿),主统血,主肌肉、四肢,开窍于口,其华在唇。

(2)西医对脾的描述

①解剖形态:脾是人体最大的淋巴器官,位于左季肋区,与第9～11肋相对,脾的长轴与第10肋相一致,正常情况下脾在左肋弓下不能触及,脾呈椭圆形,呈暗红色,上有脾门和脾切迹,质软而脆,受暴力打击时易破裂。

②生理功能:可以滤血,有吞噬清除血液中异物以滤清血液的功能。可以造血,在胚胎的一段时间内能产生各种白细胞及血小板,出生后只产生淋巴细胞。可储血200毫升左右。有丰富的淋巴细胞和巨噬细胞,可参与体液免疫和细胞免疫。

(3)中西医对脾认识的比较:中西医对脾的认识相距甚远,基本上没有吻合之处。

中医认为,脾统血,对于血液在经脉中运行有统摄、控制的作用,当脾气虚衰时,可出现各种失血病证,这与西医认为脾脏滤血、造血和储血的功能可以说是毫不相干。

中医认为,脾可运化水谷精微,即有消化饮食和吸收运输营养物质的功能,可运化水湿,即有促进水液代谢的作用,主肌肉四肢,即有维持肌肉四肢营养的功能。这些在西医看来都是不可能的。

脾开窍于口,是说明人体的饮食、口味等与脾的运化功能相关;脾其华在唇,说明口唇的色泽常能反映出脾功能的盛衰。这些观点都是中医对脾功能的独到见解。

中西医对脾的认识完全不同,无法统一。从中医角度,我们权且把"脾"看作一个"主运化,主统血,主肌肉、四肢"的功能集合体,而与西医的"脾"区别开来。

(4)临床链接

①中医脾的证:虚证,脾气虚弱、脾气下陷、脾不统血、脾阳虚、脾虚水泛;实证,寒湿困脾、脾胃湿热。

②西医脾的病:脾功能亢进(血液系统疾病,如溶血性贫血;淤血性疾病,如充血性心力衰竭;门静脉高压症,如肝硬化;免疫性疾病,如特发性血小板减少性紫癜;感染性疾病,如传染性单核

细胞增多症)、脾占位性病变(脾囊肿、脾脓肿、脾肿瘤)、脾周围炎、脾损伤、脾梗死、游走脾、副脾等。

2. 胃

(1)中医对脾的描述

①解剖形态:胃为六腑之一,位于膈下,上接食管,下通小肠,胃的上口为贲门,即上脘;下口为幽门,即下脘;上下脘之间名中脘。三个部分统称胃脘。

②生理功能:胃主受纳,腐熟水谷。饮食入口,经过食管,容纳于胃,经胃气腐熟消磨,下传于小肠。其精微物质则由脾运化至全身,以营养人体。

脾与胃的经脉互相络属,构成一阴一阳,一里一表的脏腑关系,在生理、病理上关系密切,相互影响。脾胃合称后天之本,是气血生化之源。

(2)西医对脾的描述

①解剖形态:胃位于上腹部偏左,胃在中等充盈时,其大部分位于左季肋区,小部分位于腹上区。成年人胃的容量可达3000毫升。空虚时可缩成管状。胃有上、下两口,前后两壁和大小两弯。上口为入口,称贲门,与食管相接;下口为出口,称幽门,与十二指肠相连。胃的右上缘为凹缘,称胃小弯,胃的左下缘为凸缘,称胃大弯。胃分为四部分,分别为贲门部、胃底、胃体和幽门部。

②生理功能:胃的首要功能是贮存食物,其次功能是消化食物。胃的消化包括两个方面:胃通过蠕动,对贮存的食物进行研磨、搅拌,使食物和胃液均匀混合成为糊状的食糜以便吸收,是为物理性消化;胃分泌胃蛋白酶,在酸性环境下对食物中的蛋白质进行分解,即化学性消化。

(3)中西医对胃认识的比较:西医生理学认为,胃的功能是贮存食物和消化食物,消化作用又包括物理性消化和化学性消化,这与中医"胃主受纳,腐熟水谷"的认识基本一致。但中医把胃和脾联系在一起,认为两者互为表里,关系密切,则与西医的认识相差其远。西医认为脾和胃的功能毫不相干。另外,中医把脾胃合称为"后天之本"。把脾胃的消化功能称之为"胃气",并以胃气的盛衰来衡量疾病轻重的说法也与西医明显不符。

(4)临床链接

①中医胃的证:虚证,胃阴不足;实证,脾胃湿热、胃火炽热、食滞胃脘、寒凝胃脘。

②西医胃的病:急性胃炎(急性单纯性胃炎、急性腐蚀性胃炎)、慢性胃炎(慢性浅表性胃炎、慢性萎缩性胃炎、慢性肥厚性胃炎)、消化性溃疡、胃癌、食管裂孔疝、胃下垂等。

第31讲　中西医的交汇点之四
——肝与胆

1. 肝

(1)中医对肝的描述

①解剖形态:肝为五脏之一,位于腹部,横膈之下,右肋下右肾之前。为分叶脏器,左右分叶,其色紫赤。

②生理功能:肝主藏血,主疏泄,调畅气机,调节精神情志,促进消化吸收,主筋,其华在爪,开窍于目。

(2)西医对肝的描述

①解剖形态:肝是人体中最大的腺体,呈棕红色,质软而脆,分左右两叶。大部分位于右季肋区和腹上区,小部可达左季肋区。肝的膈面(上面)与膈穹一致,其大部分为肋弓所覆盖,脏面(下面)右叶与结肠右曲、右肾和十二指肠相接触,左叶与胃前壁相接触。

②生理功能:分泌胆汁,帮助肠内脂肪的消化和吸收。参与体内的各种物质代谢过程,是体内糖类、脂类、蛋白质合成、分解、转化、运输的重要场所,也参与激素和维生素的代谢。有排泄、解毒功能,能将吸收入体内的毒物或机体代谢过程中产生的有毒物

质转变成无毒或毒性较小的物质,加速排泄。有防御作用,肝内富含吞噬细胞,能吞噬和清除血中的异物,是机体防御系统的主要组成部分,另有潜在的造血功能。

(3)中西医对肝认识的比较:中医认为,肝主疏泄,能促进消化吸收。西医认为,肝分泌胆汁,可帮助肠内脂肪的消化和吸收,这一点,中西医的认识是吻合的。

中医认为,肝主疏泄,主藏血,有维持气血运行的功能。西医认为,肝是体内新陈代谢最旺盛的器官,担负着极其重要而复杂的功能,有人体内"化学工厂"之称。这两种认识似乎从宏观上有所联系,但又很难相互融合。

中医认为,肝主筋,全身的筋依赖肝血滋养,四肢的运动与肝血的盛衰有密切关系。其华在爪,爪甲的坚韧或薄软也是由肝血的盛衰决定的。这些认识,在西医那里也是得不到认同的。

中医认为,肝开窍于目,肝的功能正常与否,常常在眼上有所反映。西医认为,肝分泌胆汁,有助于肠内脂肪和脂溶性维生素的吸收,肝功能异常,可影响脂溶性维生素的吸收,而维生素 A 的缺乏可引起夜盲和干眼症,对视力有直接影响。从这一点讲,中西医对肝的认识有所吻合。

中西医对肝的认识异多同少,不可能统一。从中医角度,我们权且把"肝"看作一个"主藏血、主疏泄、主筋"的功能集合体,而与西医的"肝"区别开来。

(4)临床链接

①中医肝的证:虚证,肝阴虚;实证,肝气郁结、肝火上炎、肝胆湿热、肝阳上亢、肝风内动(肝阳化风、热极生风、血虚生风)、寒凝肝脉。

②西医肝的病:病毒性肝炎(甲、乙、丙、丁、戊型肝炎)、药物性肝炎、酒精性肝炎,急性肝炎(急性黄疸型肝炎、急性无黄疸型肝炎、急性重型肝炎)、亚急性肝炎、慢性肝炎(慢性迁延性肝炎、慢性活动性肝炎)、肝硬化(门脉性肝硬化、原发性胆汁性肝硬

化)、原发性肝癌、肝性脑病等。

2. 胆

（1）中医对胆的描述

①解剖形态：胆为六腑之一，又属奇恒之腑。附于肝之短叶间，与肝相连，胆呈囊状，内藏胆汁。

②生理功能：胆贮藏胆汁，胆汁来源于肝，注入肠中，有促进消化作用。胆与人的精神情志活动有关，有主决断的功能。肝与胆的经脉相互络属，构成一阴一阳，一里一表的脏腑关系，在生理、病理上关系密切，相互影响。

（2）西医对胆的描述

①解剖形态：胆囊位于右上腹，附着在肝右叶下面的胆囊窝内，借助胆囊管与胆总管相通。外形呈梨状，容积为 30～50 毫升。分为底、体、颈三部。

②生理功能：贮存和浓缩胆汁，胆囊收缩可促进胆汁的排出。

（3）中西医对胆认识的比较：西医生理学认为，胆囊是一个有弹性的囊，和胆管系统相连，有贮存胆汁和进食后将胆汁排入胆管的功能，在这一点上中西医的认识基本上是一致的。但中医认为，胆与人的精神情志活动有关，有主决断的功能，这在西医看来是完全不可能的。另外，中医认为，肝与胆关系密切，相互影响，西医是认同的。但从功能的重要性和复杂程度上看，胆囊与肝是无法相比的。如前所述，肝是体内的"化学工厂"，担负着极其重要而复杂的功能，对人体的生命活动具有举足轻重的作用，与之相比，胆囊的功能单一，不那么重要。在临床上常因胆囊结石或其他原因，将胆囊切除，对身体的影响并不是很大，这一点，中西医的认识差距较大。

（4）临床链接

①中医胆的证：实证，肝郁痰扰。

②西医胆的病：胆石症、胆囊炎（急性胆囊炎、慢性胆囊炎）、胆囊肿瘤（胆囊良性肿瘤、胆囊癌）、肝外胆囊肿瘤（肝外胆管良性

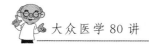

肿瘤、肝外胆管癌)等。

第32讲　中西医的交汇点之五
——肾与膀胱

1. 肾

(1)中医对肾的描述

①解剖形态:肾为五脏之一,位于腰部脊柱两侧,左右各一,右微下,左微上。外形椭圆弯曲,状如豇豆,有黄脂包裹,里白外黑。

②生理功能:肾藏精,主人体的发育和生殖,主水液,主纳气,主骨,生髓,通于脑,其华在发,开窍于耳,司二便。

(2)西医对肾的描述

①解剖形态:肾为成对的实质性器官,呈红褐色,形似豇豆,内侧缘中部凹陷,称肾门,有血管、肾盂、淋巴管和神经出入。两肾上方有肾上腺附着,内下方有肾盂和输尿管。左肾前上方邻接胃后壁,中部有胰横过,下部为空肠和结肠左曲;右肾前上部邻接肝右叶,下部为结肠右曲,内侧为十二指肠降部。

②生理功能:生成尿液,排泄代谢产物。机体在新陈代谢过程中产生多种废物,绝大部分通过肾,随尿液排出体外,肾有维持体液平衡及酸碱平衡的作用。肾有内分泌功能,可分泌肾素、前列腺素、激肽、促红细胞生成素等,有调节血压、刺激骨髓造血、调节钙磷代谢等作用。肾对一些激素有灭活作用,如胃泌素、胰岛素等。

(3)中西医对肾认识的比较:中西医对肾的认识差距较大。中医认为,肾在人体是一个极其重要而又包含多种功能的脏器。肾内藏元阴元阳(肾阴肾阳的别称),为水火之宅,是先天之本,生命之根。西医也认为,肾是人体的重要器官,但其重要性远不及中医所言。

中医认为,肾藏精,主人体的发育和生殖。西医则认为,藏精和生殖是生殖系统所为,而生长发育,除决定于脑垂体分泌的生长素和营养状况之外,还决定于身体其他各个器官的功能。"主纳气"是呼吸系统和循环系统的功能表现。至于"主骨、生髓、通于脑、其华在发、开窍于耳"的认识在西医看来都是不存在的。而西医有关肾能分泌一些激素,能调节血压,促进造血的认识在中医理论中也没有体现。

　　西医认为,肾的主要功能是生成尿液,借以排泄人体代谢剩余物质(如尿素、尿酸、肌酐等含氮物质)、废物和毒物,同时吸收保留有用的物质,调节水、无机盐的代谢,维持人体水、电解质的平衡和酸碱平衡。在这一点上,与中医学"主水液"的认识似有吻合之处。但中医学认为,水液是在肾的气化作用推动下,通过胃的受纳,脾的传输、肺的敷布、通过三焦,清者运行于脏腑,浊者化为汗液与尿液排出体外,使体内水液代谢维持着相对的平衡。两种医学对这一问题的认识颇不一致。

　　总之,中西医对肾的认识虽有一定的吻合,但差别较大,我们从中医角度权且把"肾"看作一个"藏精,主生长发育与生殖,主水液,主骨、生髓"的功能集合体,与西医的"肾"区别开来。

　　(4)临床链接

　　①中医肾的证:虚证,肾阳虚、肾气不固、肾不纳气、肾虚水泛、肾阴虚。

　　②西医肾的病:肾小球肾炎(急性肾小球肾炎、慢性肾小球肾炎、隐匿型肾小球肾炎)、肾病综合征、IgA 肾病、间质性肾炎(急性间质性肾炎、慢性间质性肾炎)、尿路感染、肾小管疾病、肾血管疾病(肾动脉狭窄、肾动脉栓塞和血栓形成、肾小动脉性肾硬化症、肾静脉血栓形成)、急性肾衰竭、慢性肾衰竭、肾癌等。

　　2.膀胱

　　(1)中医对膀胱的描述

　　①解剖形态:为六腑之一,位于下腹前部中央,呈囊状。

②生理功能:贮存尿液,经气化排出尿液。肾与膀胱的经脉相互络属,构成一阴一阳,一里一表的脏腑关系,在生理、病理上关系密切,相互影响。

(2)西医对膀胱的描述

①解剖形态:膀胱位于骨盆腔的前部,居耻骨联合的后方。是伸缩性很大的囊状器官。空虚时近似锥体形,可分为尖、底、体、颈四部,充盈时呈卵圆形。

②生理功能:贮存尿液,充盈排尿时可收缩,经尿道内口将尿排出。

(3)中西医对膀胱认识的比较:膀胱的贮尿、排尿功能在中西医看来是没有什么区别的。中医有关肾与膀胱关系密切的说法西医也没争议,问题是膀胱的结构和功能都比较简单,对于结构相对复杂,功能十分重要的肾来说,两者相差悬殊,不可同日而语。

(4)临床链接

①中医膀胱的证:实证,膀胱湿热。

②西医膀胱的病:膀胱炎、膀胱结石、膀胱肿瘤(膀胱癌)。

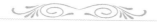

第五章　中西医学四大差异

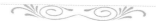

中西医是两种完全不同的医学,尽管在解剖术语上有几点交汇,但两种医学之间的差异还是多方面的。本章主要阐述中西医之间在诊断过程、诊断名称、治疗过程和分科等方面存在的巨大差异。

第33讲　中医的诊断过程

中医的诊断过程,包括诊法和辨证两个部分。

1.诊法　中医业内人员和对中医有所了解的非专业人士都知道,中医的诊法可用四个字来概括,那就是望、闻、问、切,也称为"四诊"。

(1)望诊:是医师用眼观察患者的神、色、形、态及分泌物、排泄物的变化来了解病情的一种诊断方法。

在望诊中特别需要强调一点,就是舌诊。中医学认为,舌与五脏紧密相连,人体的脏腑、经络、气血、津液的变化均可以反映在舌上。

正常舌象:舌质淡红、润泽,舌面上有一层薄白苔,舌体柔软而活动自如。

一般将舌分为舌尖、舌中、舌根和舌边四个部分,舌尖反映心、肺的病变;舌中反映脾胃的病变;舌根反映肾、膀胱的病变;舌

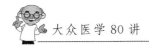

边反映肝、胆的病变。

舌诊须注意舌质和舌苔两个方面的变化。

舌质又包括舌色、舌形和舌态三个方面。

淡白舌，主寒证、虚证；红舌，主热证；绛舌，主邪热入营，伤阴耗津；青紫舌，主瘀证、寒证、热证。

舌苔又包括苔色和苔质两方面的变化。

白苔主表证、寒证；黄苔主里证、热证；灰、黑苔，主里证、寒证、热证。

以舌之方寸之地，却像一面镜子，能够形象地折射出整个人体，乃至人体各部的病情及其变化，故舌被认为是机体系统中整个信息储存库的一个全息元，中医学首先发现并利用了这个全息元，对人类医学来说，可谓是一大创举。

（2）闻诊：包括听声音和嗅气味两个方面。前者是听患者的语音、呼吸、咳嗽、呃逆、嗳气等声音的变化；后者是嗅患者的口气、汗气、痰、涕、大小便及带下等的气味变化。

（3）问诊：医师通过对患者（或家属）进行有目的地询问病情的一种诊察方法。通过问诊以了解疾病的发生、发展，治疗经过，目前自觉症状及既往病史等一系列情况。

中医界流传的"十问歌"，是对中医问诊简要地概括。

十 问 歌

一问寒热二问汗，三问头身四问便，
五问饮食六胸腹，七聋八渴俱当辨，
九问旧病十问因，再兼服药参机变，
妇女尤必问经期，迟速闭崩皆可见，
再添片语告儿科，天花麻疹全占验。

（4）切诊：切诊，包括脉诊和按诊两部分，两者都是医师用手对患者体表进行触摸按压，从而获得病情资料的一种诊察方法。

从一般习惯上讲,切诊即脉诊,也称切脉。与按诊相比,脉诊显得格外重要,不仅是四诊当中不可或缺的重要环节,而且在中医医师的整个医事活动中,都占有举足轻重的地位。

目前,中医脉诊主要运用"寸口脉法",即切患者桡动脉的腕后浅表部分。切成人脉,用三指定位,先用中指按在高骨(桡骨茎突)定"关"部,然后用示指在关前定"寸"部,环指在关后定"尺"部,三指应是弓形斜按在同一水平,既所谓的"寸关尺"三部脉。

左右的"寸关尺",反映不同的脏腑功能情况,有"左手心肝肾,右手肺脾命(指命门)"之说。

正常脉象,也称平脉,其基本特征是:三部有脉,不浮不沉,不快不慢,成人一息(一呼一吸为一息)四至,和缓有力,节律均匀。

有关病脉,一般认为共有 28 种,分别为:浮、沉、迟、数、滑、涩、虚、实、长、短、洪、微、紧、缓、芤、弦、革、牢、濡、弱、散、细、伏、动、促、结、代、疾(图 5-1)。

李时珍《濒湖脉学》里的脉歌,对各脉主病都有详细描述,被认为是初学中医者必背的经典歌诀。

浮脉主病歌

浮脉为阳表病居,迟风数热紧寒拘,
浮而有力多风热,无利而浮是血虚。
寸浮头痛眩生风,或有风痰聚在胸,
关上土衰兼木旺,尺中溲便不流通。

2. **辨证**　是中医认识和诊断疾病的方法及程序。辨证的理论是中医传统理论体系的精髓所在。辨证的过程,即综合四诊所搜集的病情资料,运用中医理论,分析产生这些症状的病因和它们的内在联系,并从整体观念出发,结合分析患者的体质状况和环境因素,做出反映疾病本质的明确诊断。

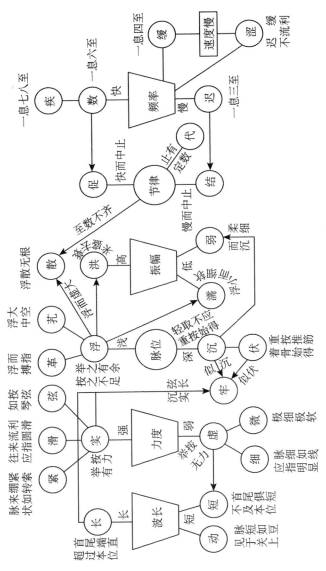

图 5-1 28种脉分类、原理示意

中医的辨证方法很多,包括以下几种。

(1)八纲辨证:阴、阳、表、里、寒、热、虚、实。

(2)气血津液辨证:气、血、津、液。

(3)脏腑辨证:心与小肠、肝与胆、脾与胃、肺与大肠、肾与膀胱。

(4)六经辨证:太阳、阳明、少阳,太阴、少阴、厥阴。

(5)卫气营血辨证:卫、气、营、血。

(6)三焦辨证:上焦(肺与心包)、中焦(脾与胃)、下焦(肝与肾)。

这么多辨证方法,在临床上怎样应用?

一般认为,八纲辨证是概括性的辨证纲领,是从各种辨证方法的个性中概括出来的共性;脏腑辨证是以脏腑学说直接指导的,临床运用最为广泛的一种辨证方法,多用于内伤杂病;气血津液辨证是与脏腑密切相关、互相补充的一种辨证方法;六经辨证、卫气营血辨证和三焦辨证,主要是针对外感热病的辨证方法。它们虽各有其特点和应用范围,但总不能离开脏腑与八纲辨证而单独存在。

第 34 讲 西医的诊断过程

西医的诊断过程,从总体上讲,包括问诊、体格检查、实验室检查和特殊检查四个步骤。

1. 问诊 问诊是医师通过对患者或相关人员系统询问而获得病史资料的过程,又称为病史采集。通过问诊所获取的资料,包括疾病的发生、发展情况,诊治经过,既往健康状况和曾患疾病情况等,对疾病的诊断具有重要意义。

(1)一般项目:姓名,性别,年龄,民族,婚姻,地址,职业,入院日期等。

(2)主诉:患者感受最主要的痛苦或最明显的症状、体征及时

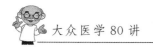

间,即本次就诊的主要原因。

(3)现病史:发病情况和患病的时间,主要症状的特点,病因与诱因,病情的发展与演变;伴随症状;诊治经过等。

(4)既往史:既往的健康状况及过去曾患疾病、外伤、手术、预防注射、过敏等。包括系统回顾。

(5)个人史:社会经历、职业及工作条件、习惯与爱好等。

(6)婚姻史:未婚或已婚,配偶健康情况。

(7)月经及生育史:月经情况及生育情况。

(8)家族史:双亲与兄弟、姐妹及子女的健康与疾病情况,有无与遗传有关的疾病。

2. 体格检查 也称物理诊断,是医师运用自己的感官(眼、耳、鼻、手)或借助于简单的诊断工具(听诊器、叩诊锤等)来了解身体状况的一组最基本的检查方法。

体格检查的基本方法可概括为视、触、叩、听,既视诊、触诊、叩诊、听诊,再加上嗅诊,共五种。

(1)视诊:是医师用视觉来观察患者全部或局部表现的诊断方法。

①全身:包括一般状态、营养、发育、意识状态、面容、体位、步态、姿势等。

②局部:包括皮肤、黏膜、头、颈、胸、腹、四肢、肌肉、脊柱、骨骼、关节外形等。

(2)触诊:是医师通过手的感觉进行诊断的一种方法。触诊的适用范围很广,遍及全身各部,其中以腹部触诊最为重要。浅部触诊适于体表浅在病变、关节、软组织、血管、神经、阴囊、精索等;深部触诊适用于腹部。

(3)叩诊:是医师用手指叩击身体表面某部,使之震动而产生声响,根据震动和声响的特点来判断脏器的状态及病变性质的检查方法。

叩诊的方法分间接叩诊法(确定心、肝浊音界和体内的肿物)、直接叩诊法(用于胸腹病变,胸膜肥厚及大量胸水、腹水等)。

叩诊的声音,包括清音(正常肺部)、鼓音(含大量气体的内脏或病变)、过清音(儿童胸壁、肺气肿)、浊音(正常心、肝的相对浊音区、肺炎)和实音(正常心、肝,大量胸腔积液、肺实变)。

(4)听诊:即用听诊器进行听诊的方法,用于听心音、心脏杂音、呼吸音、啰音等,是检查心肺的重要方法。

(5)嗅诊:是以医师的嗅觉来判断发自患者的异常气味与疾病之间关系的检查方法,包括汗液、痰液、脓液、呕吐物、粪便、尿液、呼吸味等。

3. **实验室检查** 也称实验检查、检验、化验。是运用物理、化学、生物学等的实验室技术和方法通过感官、试剂反应、仪器分析和动物实验等手段,对患者的血液、体液、分泌液、排泄物及组织细胞等标本进行检验,以获得反映机体功能状态、病理变化或病因等的客观资料协助诊断的一种检查方法。

随着科学技术的发展进步,实验检查的种类和项目不断增加,以至于到目前为止,不仅没有一个统一的分类方法,而且任何一本书都不能汇集所有的检查项目。在这里,我们暂且按照临床应用习惯简单分类,提纲挈领地介绍一下。

(1)一般检查:包括血常规、尿常规和便常规,以及血沉、网织红细胞计数、糖化血红蛋白、凝血象、D-二聚体等,还包括前列腺液、精液、胸腹水、脑脊液、胃液、十二指肠液检查等。

(2)血液生化检查:包括肝功能(丙氨酸氨基转移酶、天门冬氨酸氨基转移酶、总蛋白、白蛋白、白球比、碱性磷酸酶、γ-谷氨酸转移酶、胆汁酸)、心肌酶(乳酸脱氢酶、羟丁酸酶、肌酸激酶、肌酸激酶同工酶、肌钙蛋白)、肾功能(尿素、二氧化碳结合力、肌酐、尿酸)、血糖、血脂(三酰甘油、胆固醇、高密度脂蛋白、低密度脂蛋白、载脂蛋白a,载脂蛋白b)、离子(钾、钠、氯、钙、磷、铁)血清淀粉酶、胆碱酯酶、激素(甲状腺激素、性激素、肾上腺激素)等。

(3)免疫学检查:包括免疫球蛋白检查(IgG、IgA、IgM、IgD、

IgE)、血清补体检查、T 淋巴细胞检查、B 淋巴细胞检查、乙型肝炎五项(HBsAg、HBsAb、HBeAg、HBeAb、HBcAb)、丙型肝炎抗体、艾滋病病毒抗体、梅毒血清特异性抗体、肺炎支原体、衣原体、外裴反应、肥达反应、肿瘤标志物检查(甲胎蛋白、癌胚抗原、CA-125、CA-199、CA-153 等),风湿三项检查(抗链"O"、类风湿因子、C 反应蛋白)等。

(4)病原微生物、寄生虫检查:找结核杆菌,找淋球菌、支原体培养、细菌培养加药敏、找真菌、微生物测定、幽门螺杆菌检测、寄生虫皮试、弓形体检测、猪囊虫抗原抗体测定。

(5)其他检查:血气检查与分析、血液流变学检查、骨髓检查、染色体检查、病理学检查等。

4. 特殊检查　也称器械检查,是应用科技发展成果,借助各种仪器、设备检查人体各部形态、功能的变化,以帮助诊断的方法。

伴随科技的进步,各种仪器、设备和检查方法不断诞生、更新,使这一题目的范围不断扩大。在这里,只做简单介绍。

(1)心血管检查:包括心电图(另有动态心电图、运动平板实验)、心向量图、心音图、心功能、超声心动图、冠状动脉 CT、心导管检查、冠状动脉造影、数字减影血管造影(PSA)等。

(2)肺检查:X 线透视、X 线胸片、胸部 CT、肺功能、支气管镜等。

(3)腹部检查:腹部 B 超、腹部 CT、胃镜、肠镜等。

(4)头部检查:头 CT、磁共振(MRI)(可用于全身各系统的成像诊断,效果最佳的是颅脑及脊髓、心脏、大血管、骨骼关节等)、脑电图、经颅多普勒超声检查(TCD)、正电子发射计算机断层扫描(PET)(可用于神经系统疾病和精神病患者、肿瘤病人和心血管疾病患者)。

(5)其他部位检查:X 线拍片,CT 断层扫描、磁共振、骨密度仪、单光子发射计算机断层成像术(SPECT)(可用于骨骼、心脏、甲状腺、脑、肾、肝的检查）。

第35讲 中西医诊断的比较

综观中西医诊断的整个过程，如果做一番比较的话，从总体上看，应该说是同少异多。

有人曾把中医的"望、闻、问、切"同西医的"视、触、叩、听"相比，似乎有些相像之处，如"望"与"视"之间，"闻"与"听"之间，"切"与"触"之间，都有一定程度的吻合，而中医的"问"与西医的"问诊"或称"病史的采集"几乎是一致的。

但即使从这几个吻合点来看，仍有很大的差异。

中医用"十问歌"来概括问诊的内容，而西医则把问诊的内容细化为"一般项目""主诉""现病史"和"既往史"等八个方面。

中医的"望"，除了舌诊之外，实际上与西医"视"诊中的全身"一般情况"基本相似。然而，像中医强调舌诊一样，西医更重视全身各个部位的详细视诊。

中医的"闻"，包括听声音和嗅气味两个方面，而西医的"听"则主要指使用听诊器的听诊，而嗅气味，则列为"视、触、叩、听"之外的第五种检查方法。用听诊器听诊是西医体格检查中不可或缺的重要一步，是检查心肺的主要手段，为西医的特长。

中医的"切"与西医的"触"，虽然都是手的检查动作，却有很大差别。其中中医的"按"与西医的触诊似有吻合，而中医的"切脉"与西医的脉搏检查虽然方法相似，但其在检查当中的重要性却不可同日而语。

"叩"是西医的重要检查方法，许多内脏疾病都可以通过叩诊检查出来，而中医在这方面则是空白。

"辨证"是中医诊断的重要环节，也是中医不同于西医的显著特点之一。但是严格来讲，辨证并不是中医的检查方法，而是综合望、闻、问、切四诊搜集的病情资料进行分析的思维判断过程。

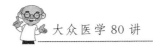

西医虽然也讲分析和思维判断,但没有"辨证"这一明确的程序。

而实验室检查和特殊的器械检查则是西医所长。及时引进人们在物理、化学、生物等各个方面的科学研究成果,用于检查自身的健康状况及所患疾病,乃至治疗,这不能不认为是人类引以为豪的创举,也是西医在近一二百年来得以迅猛发展的根本原因所在,更是西医的优势所在。而中医在这方面的欠缺,连中医自身也深深地意识到了。这种意识表现在中医院校的学生不仅学习中医,西医的各门功课一样也不少;中医医院不仅增设西医各科,各种西医检查设备也应有尽有;中医医师不仅开中药,也在开西药和采用西医的各种检查,同时也在运用西医的诊断和治疗方法。这种现象可以认为是中西医之间的交融和结合,而实际上也是中医借助西医的优势对自身不足的弥补。

中医自身的特长则表现在舌诊和脉诊上,舌诊和脉诊是中医四诊当中非常重要的两个环节,甚至可以认为是中医标志性的检查方法。

先说舌诊,中医通过对舌苔、舌质、舌形、舌态的观察,可以对患者的寒、热、虚、实、表、里、燥、湿等症候有一个初步的判断,再结合其他的检查资料,即可对患者做出最后的诊断。

西医也认为,舌的感觉、运动及形态发生变化常为临床诊断提供重要的依据,如引起舌痛的全身性疾病有糙皮病、维生素缺乏症、重金属中毒等;舌震颤见于甲状腺功能亢进;舌偏斜见于舌下神经麻痹和脑血管疾病;草莓舌见于猩红热或长期发热的患者;牛肉舌见于糙皮病;镜面舌见于贫血及慢性萎缩性胃炎;毛舌(黑舌)见于久病衰弱或长期使用广谱抗生素的患者。但西医对舌变化的重视程度远不如中医。

相对于舌诊而言,脉诊对于中医显得更为重要。许多老年人把脉诊称为"把脉"或"过脉",成为中医看病的代名词。

如前所述,脉象共有 28 种,而人左右寸、关、尺共 6 个脉位,可各自表现出不同的脉象而分别代表不同的疾病。切脉时常运用三种指力,轻力为"浮",中力为"中",重力为"沉"。寸、关、尺三部,每部都有浮、中、沉三候,称三部九候,均有不同的临床意义。由此,脉诊的复杂性可见一斑。实际上,几乎所有学过中医的人都有体会,脉诊不仅复杂,而且难懂、难学、难辨,深奥无比。

西医的物理诊断中,也强调脉搏的检查,分别从速率、节律、紧张度、强弱和波形等几个角度判断脉搏是否正常,进而协助诊断。临床上常见的异常脉搏有水冲脉(见于主动脉瓣关闭不全、甲状腺功能亢进、动脉导管未闭等)、交替脉(见于高血压性心脏病、冠心病等)和奇脉(见于心包积液、缩窄心包炎)等。但西医的脉搏检查在整个诊断过程中所占比重与中医是无法相比的。

有相当一部分人把中医的脉诊看得过于神奇,并且认为脉诊是中医诊断疾病的唯一方法。在评价一个中医医师技术水平高低时,也以脉诊是否准确为唯一标准。如说某个中医医师"脉头好",即技术高明之意。他们找中医看病,往往一言不发,只把手臂伸出,往医师面前一放就算完事,接下来就要洗耳恭听医师诊脉后对他病情的说辞了,说对了,他对医师的技术钦佩、信服,说的不对,他对医师立刻失去了信任,治病的信心也就泄去了一大半。实际上,这是对中医脉诊的世俗偏见。中医诊病靠四诊,如果患者拒绝回答问题,就使四诊变成了二诊:患者亲身感受的第一手资料得不到,患者的声音听不到,诊断的准确率也就打了很大的折扣。

第36讲　中西医诊断名称的差异

1. 中医诊断名称的特点　在介绍中医诊断名称的特点之前,首先要搞清症、病、证这三个概念。

什么叫症?症即症状,是指疾病的各种临床表现。

什么叫病?病是对一个有特定的症状,并有特定的发生、发展、结局演变规律的人体异常变化过程的命名。

什么叫证？证是从若干复杂症状（包括通过望、闻、问、切四诊所获得的全部资料）中经过分析、综合、归纳而得出的反映疾病本质的概括或判断。

中医的病、症概念同西医的病、症概念基本上是吻合的。所不同的是，中医意义上的"症"相当于现代医学的症状、体征和各种检查结果的综合；同时，中医也不像西医那样重视"病"的诊断，而对"证"的判断却十分注重。证，不仅反映了疾病的本质，也是制订治疗方案的依据。

如"感冒"，是以恶寒、发热、头痛、鼻塞、流涕、喷嚏、咳嗽、全身不适等症状为特征的一种疾病，但在治疗时并不是针对感冒而治，也不是针对上述症状而治，而是需要辨证，即根据患者的具体症状将感冒分为风寒、风热和暑湿等不同情况，分别给予治疗，这就是证，即治疗的所矢之的。

但在中医理论当中，以"症"代"病"，是一种普遍现象。翻开《中医内科学》我们发现，属于中医内科特定的疾病名称大约只有感冒、肺痈、肺痿、虚劳、肺痨、癫狂、痫证、中风、痉病、痹证、痿证、消渴、癃闭、肠痈、奔豚、郁证等不足二十种，而其他许多"病名"都是以症代病（如咳嗽、喘、哮、吐血、不寐、眩晕、呕吐、便秘等）。而以"证"代"病"的现象更是随处可见。

由于辨证是中医诊断的最后环节，而治疗也是以"证"为依据。所以是什么"病"，就显得不那么重要，"证"也就自然而然地取而代之，成为诊断的最后结论。

中医辨证的方法有多种，产生的"证"也多种多样。如八纲辨证，产生的证有表证、里证、寒证、热证、虚证、实证等；气血津液辨证产生的证有气虚、气滞、气逆、血虚、血热、血瘀、津液不足、水湿内停等；六经辨证产生的证有中风、伤寒、阳明经证、阳明腑证、少阳病证、少阴病证等；卫气营血辨证产生的证有邪热壅肺、热结肠胃、湿热蕴脾、热伤营阴、热入心包、血热妄行、肝热动风等；脏腑辨证所产生的证有心与小肠、肺与大肠、肝与胆、脾与胃、肾与膀胱等多种证(在第四章,中西医交汇中有相关介绍)。这其中,尤以六经辨证和脏腑辨证所产生的"证",直接代替病名,不仅常见,而且也似乎顺理成章。如发热患者,辨为阳明经证,或阳明腑证;咳嗽患者,辨为风寒束肺,或风热犯肺,即可以用药治疗,不必再究其病命名了。

另有许多证是由两种或多种辨证方法共同产生的,如肝阳上亢、脾气虚弱、肺阴虚、心血虚等;还有许多证是夹杂着病因的,如心火炽盛、寒湿困脾、燥热伤肺、肝风内动等。

总之,与西医的诊断名称相比,中医的诊断名称显得不够规范,不够标准。由于中医的诊断基本上是临床中医师个人的判断和思维过程,在中医理论上有没有严格的规定,因此在确定疾病名称时往往不够严谨,比较随便。另一方面,由于缺乏客观检查依据,缺乏明确的诊断标准,往往出现针对同一患者,不同的中医师做出不同的诊断结论,无法判断对错,谁也说服不了谁的情况,最后只能以患者服药后的病情变化来作为验证诊断的唯一标准。

2. 西医诊断名称的特点　西医通过问诊、体格检查、实验室检查和特殊检查四个步骤,多数情况下都能够对疾病做出一个明确的诊断。其特点如下。

(1)规范化:西医是世界范围内全人类共同拥有的医疗体系,西医对一种疾病的命名虽然最早可能是由某个地区或某个医师提出,但必须经过学术讨论和公众认可方可确认下来。尽管各个国家和地区的语言文字不同,但对同一种疾病都有统一、一致的称谓。

(2)标准化:当西医把某一种疾病的名称确定下来之后,都制订出相应的、严格的诊断标准。医师在接触这种疾病时,必须经过各种检查,符合该病的诊断标准之后才可确定诊断,否则这种诊断是不被认可的。

西医诊断名称的组成,大概有下列十种情况。

①解剖部位＋病理改变：如肺炎、胃溃疡、肝硬化、房间隔缺损、子宫肌瘤、肾癌等。

②发病特点＋解剖部位＋病理改变：如急性扁桃体炎、慢性心功能不全、流行性脑脊髓膜炎等。

③病因＋解剖部位＋病理改变：如结核性脑膜炎、病毒性肝炎、阿米巴肝脓肿等。

④病因＋"病"：如血吸虫病、蛔虫病、钩端螺旋体病、布鲁菌病等。

⑤病理改变＋"症"：如精神分裂症、脊髓空洞症、败血症、真性红细胞增多症。

⑥病理改变＋"病"：如结核病、硬皮病、结节病、白血病等。

⑦解剖部位＋"病"：如肾病、心肌病、心脏病、脑垂体病等。

⑧由病因、病理改变或症状直接命名：如各种中毒、中暑、痛风、癫痫、贫血、系统性红斑狼疮、偏头痛等。

⑨××综合征。如急性呼吸窘迫综合征、病态窦房结综合征、预激综合征、肠易激综合征、干燥综合征等。

⑩以外国人名命名：如雷诺（Raynaud）综合征、克罗恩病、白塞病、帕金森综合征等。

第 37 讲　中医治疗

中医医师面对患者，经过望、闻、问、切四诊和辨证思考做出诊断，下一步工作就是治疗。中医的治疗可以分为四步，即确定治疗原则，选择治疗方法，组成治疗方剂和斟酌药味药量。

1. 确定治疗原则　治疗原则是治疗疾病总的原则，它直接指导着临床治疗的具体方法和处方。治疗原则的确立是以四诊收集的客观资料为依据，对疾病进行全面的分析、综合与判断，从而针对不同的病情，而制定出各种不同的治疗原则。其基本治疗原则可以归纳如下。

（1）治病求本。

（2）标本缓急：急则治其标，缓则治其本，标本同治。

（3）正治：寒者热之，热者寒之，虚则补之，实则泻之。

（4）反治：热因热用，寒因寒用，通因通用（临床上常出现一些表象或假象，如貌似热证，其实是内寒证，此时需用反治）。

（5）扶正祛邪。

（6）因异制宜：因时制宜，因地制宜，因人制宜。

2. **选择治疗方法**　治疗原则确定之后，下一步即是选择治疗方法，是在治疗原则的指导下进行的。中医的治疗方法有很多种，包括治疗大法和具体治法两个方面的内容，有关治疗大法，有"治疗八法（汗、吐、下、和、温、清、补、消）"之说。

（1）汗法（发汗）：包括辛凉发汗、辛温发汗、滋阴发汗、助阳发汗等。

（2）吐法（催吐）：寒吐法、热吐法、缓吐法。

（3）下法（泻下）：寒下、热下、逐水、润下、攻瘀。

（4）和法（和解）：和解少阳、疏肝和胃、调和肝脾、调和肠胃。

（5）温法（祛寒）：温中祛寒、温化痰饮、回阳救逆。

（6）清法（清热）：清热泻火、清热解毒、清营凉血、养阴清热。

（7）补法（补虚）：补气、补血、补阴、补阳。

（8）消法（消导）：消食导滞、消痞化积、行气消瘀。

3. **组成治疗方剂**　选择了治疗方法，紧接其后的自然是治疗方剂的组成，即治疗的第三部。方剂是治疗原则、治疗方法的具体体现，是由多少不等的药物按照一定的配伍规则集中起来的药物组合。

（1）君、臣、佐、使是方剂的组成原则

①君药（主药）：是针对主病、主证起主要作用的药物。

②臣药（辅药）：是配合君药，起辅助、协调作用的药物。

③佐药：是协助治疗兼证，或缓解君药毒性的药物。

④使药：为引经、调味、赋形之用的药物。

（2）方剂组成的4种方式

①原方原用

原方原用不用变,成药应用是典范,
前人经验可借鉴,方证相符效灵验。

②随症加减

病人情况各不同,随症加减可变通,
主病相符选方剂,具体症状灵机动。

③数方合用

久病重病复杂病,单一方剂效不灵,
两个以上方合用,兼而顾之分主从。

④临症组方

疾病复杂又多变,理论方剂有局限,
临症组方应万变,积累经验医精湛。

4. **斟酌药味药量** 无论是治疗原则、治疗方法还是治疗方剂,最终都要落实到药物上。因此,斟酌药味药量,是治疗四部的最后一步,也是整个治疗过程中最基本的环节。

要恰当地斟酌药味药量,就必须了解药物的性能、配伍和用量。

（1）药物的性能:包括四气（寒、热、温、凉）、五味（辛、酸、甘、苦、咸）、升降沉浮、归经入脏。

（2）药物的配伍:十八反、十九畏、孕妇禁忌。

中药的十八反歌

本草言明十八反，半蒌贝蔹及攻乌，
藻戟遂芫俱战草，诸参辛芍叛藜芦。

新编中药十九畏歌

十九畏歌听，硫黄朴硝争，
水银砒霜畏，狼毒密陀僧，
巴豆畏牵牛，丁香郁金逢，
川草乌犀角，牙硝畏三棱，
官桂畏石脂，人参畏五灵。

新编妊娠禁用药物歌

水银砒霜与藜芦，轻粉斑蝥与蟾酥，
胆矾瓜蒂马钱子，牵牛子及川草乌，
大戟芫花甘遂禁，麝香干漆并商陆，
雄黄水蛭与虻虫，巴豆三棱同莪术。

（3）药物的用量：与药物的质地、毒性、作用和价值有关。

①有毒或药性峻烈，用量 3 克以内者，如砒石、巴豆、雄黄、轻粉、朱砂、樟脑、明矾及大戟、甘遂、芫花、全蝎、蜈蚣、水蛭、血竭等。

②稀有的，作用强的，用量 5 克以内者，如珍珠粉、苏合香、琥珀、冰片、牛黄、羚羊角、犀角、鹿茸、檀香、沉香等。

③质轻或芳香或辛燥或苦寒，用量 6 克以内者：如吴茱萸、蜀椒、干姜、丁香、麻黄、薄荷、蝉蜕、黄连、芦荟等。

④无毒性的滋补药，3～30 克或更多者，如党参、黄芪、熟地黄等。

⑤矿石及贝壳类药,15～30克者,如龙骨、牡蛎、磁石、石膏、龟甲、鳖甲、代赭石等。

⑥3～10克常用量的性味平和药,金银花、连翘、蒲公英、芦根、薏苡仁、紫花地丁、茵陈、谷芽、麦芽等。

⑦中药的剂型,除常用的汤剂之外,还有丸、散、膏、丹、酊等多种。

⑧中医的治疗,除药物之外,还有针灸、按摩、火罐、敷贴、刮痧、熨法、水疗、浴法、蜡疗等多种。

第38讲 西医治疗

西医,即现代医学体系,犹如一座宏伟的大厦,在为全人类健康服务的同时,也接受世界上每一位有志创新者的增砖添瓦。单从治疗的角度来看,传统的治疗方法不断更新,新的治疗方法不断涌现,可谓日新月异,令人应接不暇。因此,西医的治疗,这个题目既显得过于庞大,又有很大的不确定性。在这里,只做简单、笼统地介绍。

西医的治疗从总体上可分为三种:药物治疗、手术治疗和其他治疗。

1. 药物治疗

(1)药物的类别:尽管化学合成的西药品种繁多,但从类别上看,不外二十几种。

西医品种歌

抗微生物寄生虫,肿瘤免疫之功能[1],
中枢神经麻醉药,传出神经之系统,
循环呼吸消化药,泌尿泌乳及子宫[2],
血液造血系统药,内分泌药避孕性[3],

变态反应维生素,微量元素与高能④,

　　调节水电与酶类,调节酸碱之平衡,

　　生物制品生化药,解毒消毒诊断用⑤,

　　外科皮肤五官科,杀虫灭鼠药多种。

　　注:①抗恶性肿瘤药和影响免疫功能药;②泌尿系统药,泌乳功能药和作用于子宫药;③避孕药及性激素;④指高能营养药;⑤解毒药、消毒防腐药和诊断用药。

　　(2)药物的剂型:西药的剂型有片剂、胶囊、糖浆、口服液、注射剂、静脉输液剂、栓剂、滴剂、膏剂、软膏剂、乳膏剂、溶液剂、洗剂、油剂、糊剂、酊剂、粉剂等。

　　(3)给药途径:西药的给药途径有口服、含服、注射(皮内注射、皮下注射、肌内注射、静脉滴注)、雾化吸入、滴入(眼或耳)、涂搽、外敷、漱口等。

　　特别需要指出的是,近些年来,将一些中药加工提炼,制成静脉注射液,广泛用于临床治疗心脑血管疾病、感冒、发热和眩晕等疾病和症状,取得不错的疗效,很受患者欢迎。如用丹参、降香制成香丹注射液,用丹参、红花制成丹红注射液,用三七制成血塞通注射液,用银杏叶制成舒血宁注射液,用水蛭、地龙制成疏血通注射液,用天麻制成天麻素注射液,用穿心莲制成喜炎平注射液,用青蒿、金银花、栀子制成热毒宁注射液,用连翘、金银花、黄芩制成双黄连注射液等。应该说,这是中西医结合的丰硕成果。

　　2.手术治疗

　　(1)手术的概念:手术最初的概念是以刀、剪、针等器械在人体局部进行的操作,是外科的主要治疗方法,俗称"开刀"。手术的目的是治疗和诊断疾病,如去除病变组织、修复损伤、移植器官、检查病变或取活体组织以助诊断等。

　　(2)手术的发展:早期手术仅限于用简单的手工方法,在体表进行切、割、缝,如脓肿引流、肿物切除、外伤缝合等。故手术是一种破坏组织完整性（切开）或使完整性受到破坏的组织复原（缝合）的操作。随着外科学的发展，手术领域不断扩大，已能在人体任何部位进行。应用的器械也不断更新，如手术刀有电刀、微波刀、超声波刀及激光刀等多种。在治疗心脏预激综合征的手术时，可借助高功能电子计算机定位。有的手术操作也不一定要进行切割来破坏组织，如经各种内镜取出胆管、尿路或胃肠道内的结石或异物；经穿刺导管用气囊扩张冠状动脉，或用激光使闭塞的血管再通等。因之手术也有更广泛的含义。此外，整形手术和器官移植手术的迅速发展，使许多疾病的治疗由不可能变为可能。

（3）手术分类

①按学科分类：普通外科手术、骨科手术、泌尿系手术、胸科手术、心血管手术、脑神经手术、妇产科手术、眼科手术、耳鼻喉科手术、整形手术。

②按病情的急缓分类：择期手术（如白内障手术）、限期手术（如胃癌、乳腺癌等癌的根治术）、急诊手术（如脾破裂出血、绞窄性肠梗阻等）。

③按手术次数分类：一期手术（一次完成的手术）、分期手术（需间隔一定时间分次完成的手术，如整形外科手术）。

④按手术目的分类：诊断性手术（如活体组织检查、剖腹探查术等）、根治性手术（如肿瘤切除术）、姑息性手术（如某些癌症的治疗）。

⑤按污染情况分类：无菌手术（如甲状腺切除术）、污染手术（如胃肠道手术）、感染手术（如脓肿切开引流术）。

（4）新型手术形式。随着外科手术学的发展，许多新型手术形式不断涌现，如显微外科手术、微创手术、介入手术等。

①显微外科手术：是利用光子放大设备和显微外科器材进行的精细手术，可用于临床各科。

②微创手术：顾名思义，就是微小创伤的手术，是指利用腹腔镜、胸腔镜等现代医疗器械及相关设备进行的手术。有创伤小、

疼痛轻、恢复快的优越性。

③介入手术：是利用现代科技手段进行的一种微创性治疗。具体来说，是在医学影像设备的引导下，将特制的导管、导丝等精密器械引入人体，对体内的病变进行诊断和局部治疗，如心、脑血管病的治疗等。

3. 其他治疗　另有一些非药物、也非手术的治疗方法，如放射治疗恶性肿瘤；激光治疗外科的痔疮、皮肤科的色素痣、妇科的宫颈糜烂及激光碎石等；冷冻治疗良性及恶性的皮肤肿瘤；伽马刀治疗颅内肿瘤；血液透析治疗肾衰竭；理疗（物理疗法）治疗各种外伤、疼痛等。

第 39 讲　中西医医师诊治疾病的思维模式

这一讲，将从临床实际出发，简要地介绍一下中西医医师诊治疾病的思维模式。

1. 中医医师诊治疾病的思维模式（图 5-2）

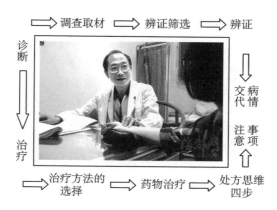

图 5-2　中医医师诊治疾病的思维模式

（1）诊断思维

①调查取材：中医医师在接触患者后，首先须运用望、闻、问、切四种传统的诊断方法，对患者进行调查取材。

随着科学的进步和医学的发展，几乎各个医院都设有先进的检查仪器和各种检查方法。从中医院校毕业的中医学生，由于在学校兼学中医、西医，与从师学习中医的老中医医师相比，眼界比较宽阔，他们在检查患者、调查取材时，已不满足于中医传统的望、闻、问、切，而是同西医医师一样，给患者做各种化验和检查，以期在为病人做出中医诊断的同时，也兼顾西医的诊断。

②辨病筛选：中医医师在调查取材之后和辨证之前，应借助于现代医学知识和检查结果，对患者所患疾病做初步的判断和筛选。

对于需要西医各科紧急处理的急症、重症，应建议其立即到西医相应科室就诊，以免延误病情。

对于诊断不够明确的疑难症、顽症，应建议其到相关的西医科室做有针对性的特殊检查，以尽快明确诊断。

对于诊断基本明确，西医治疗效果不佳的一般性疾病和部分危重疾病，可参考患者的诊断辨证施治，或采用中西医结合的方法治疗。

③辨证：中医辨证方法有多种，有八纲辨证、气血津液辨证、脏腑辨证、六经辨证、卫气营血辨证和三焦辨证等。

一般来说，内伤疾病选用脏腑辨证和气血津液辨证；外感疾病选用六经辨证、卫气营血辨证和三焦辨证；而八纲辨证，则是概括性的辨证纲领。

医师根据四诊获得的材料和检查结果，结合对患者病因和体质的分析，经过辨病筛选和辨证思维，即可得出一个规范的证候诊断结论，完成了诊断的全部过程。

（2）交代病情：诊断确定之后，向患者交代病情和征求治疗意见，是中医医师诊治疾病的重要一步。

患者求医看病,其首要目的是要知晓自己得的是什么病? 严重不严重? 怎样治疗? 预后如何? 这也是在行使患者的一项基本权利——知情权。

要求中医医师在诊断完成之后,要认真向患者交代病情。让患者对自己的病心中有数,以便积极地配合治疗,能动地战胜疾病。与此同时,交代病情也是与患者的心理交流,是体现良好的服务态度、拉近医患距离的有效方法。

(3)治疗思维

①治疗方法的选择:在前面,有关中医特点的章节里曾经介绍过,中医治疗除药物之外,还有针灸、按摩、刮痧、火罐、捏脊等多种方法,药物治疗也有内服及外用之别。中医医师应根据患者所患疾病的性质、自身的特点和医院条件等因素为患者选择一种或几种治疗方法。同时,应向患者介绍各种治疗方法的利弊,让患者有选择的余地。

②处方的思维:处方汤剂,是中医医师治疗疾病最传统、最常用,也是患者最愿意接受的一种治疗方法。同时,处方汤剂也最能体现中医辨证施治特点和中医医师的实际医治水平。如前所述,中医医师在处方过程中要经过确定治疗原则、选择治疗方法、组成治疗方剂和斟酌药味药量四步思维程序。

(4)注意事项:治疗方案即处方完成之后,应最后向患者嘱咐一下注意事项,包括汤药煎法、服法和饮食、生活、起居等特别需要注意的地方。

2. 西医医师诊治疾病的思维模式(图 5-3)

(1)诊断思维

①询问病史:西医医师在接触患者后,首先应详细询问病史,即问诊。问诊包括一般情况、主诉、现病史、既往史、家族史、个人史和月经及生育史等。

在所有的病史当中,现病史最为重要,要求询问疾病的发生、表现、发展的全部过程;主诉则是现病史的提炼;既往史反映患者

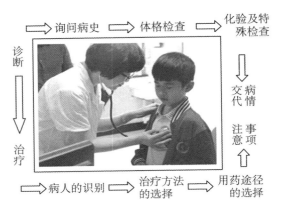

询问病史 ⟹ 体格检查 ⟹ 化验及特殊检查

诊断

治疗

病人的识别 ⟹ 治疗方法的选择 ⟹ 用药途径的选择

交代病情

注意事项

图 5-3　西医医师诊治疾病的思维模式

一贯的身体状况;家族史提供遗传疾病的线索;个人史有助于分析病因;月经及生育史对于妇产科患者尤其重要。

需要说明一点,对于住院患者,住院医师应该详细询问病史,并做认真记录;而对于门诊患者,因为时间所限,要重点突出、简明扼要地询问和记录病史,但重要的,于诊断有助的病史不能遗漏。

②体格检查:是西医医师诊断疾病的重要手段和步骤。体格检查,除听诊器和叩诊锤之外,不需要任何器械,只凭医师的手、眼、耳、鼻等器官。特别是在没有医疗条件的地方,体格检查显得尤为重要,也是对西医医师基本功的最好检验。

③化验检查:是临床西医医师诊断疾病不可或缺的一项重要检查手段,按临床应用习惯可分为一般临床检查、血液生化检查、免疫学检查、病原微生物寄生虫检查等。不仅种类繁多,而且随着科技的发展和进步还在不断增加。这就要求临床医师要不断学习,熟悉各种化验检查项目的正常值和临床意义,以便将这些检查项目恰当地应用于患者,并给患者以正确的解释。

④特殊检查：包括 X 光透视、拍片、CT、磁共振、心电图、B超、纤维内镜等。这些诊断仪器是否齐备，是否先进与医院的规模和等级有直接关系。医院的等级越高、规模越大、仪器设备就会越齐全、越先进。但同时，检查费用也会越发昂贵。这在方便患者的同时，也给患者带来不小的经济负担。因此，在许多时候，医师在为患者做某种价格较高的仪器检查时，常征求患者或家属的意见。而恰当、适度、有针对性地运用这些特殊检查项目，也是医师技术水平和良好医风的体现。

（2）交代病情：医师经过询问病史、体格检查、化验检查和特殊检查之后，已经对患者病情有一个较全面的了解和初步印象。这时，不管诊断明确、不明确，都应该给患者一个交代，这是患者及家属特别期待的结果，也是医师责无旁贷的义务。

对于诊断明确的疾病，应该告知患者所患疾病的名称，并用通俗的语言加以解释。同时，有关疾病的严重程度，如何治疗，需要不需要住院，大概预后怎样，都应一一告知患者，并允许患者或家属提出一些问题，给以简洁的解答。

这里面需要指出的是，医师向患者交代病情时要实事求是，不要扩大，也不宜缩小。一般性疾病说得很严重，无疑给患者增加不必要的精神负担；把本来很严重的疾病说得轻描淡写，也会使患者放松警惕，从而贻误治疗，酿成不良后果。但有些情况例外，对于一些患癌和类似于癌症的重病患者，可以把实情告诉患者家属，对本人不必实言相告，以免使患者受到严重的精神打击，丧失了战胜疾病的信心，于治疗不利。

（3）治疗思维

①患者的识别：所谓患者的识别，就是要识别出患者是否适合在本科门诊医治，如果不适合，应给予恰当的指导和安排。这是西医门诊医师处理患者不容忽略的重要步骤。

对于尚不明确诊断的患者，或者约定其做进一步检查，或者建议其到其他更适合的专科医院就诊；

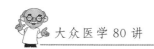

对于一些不属于本科疾病的患者,嘱其到其他相关科室就诊;

对于一些较重的、不适宜在门诊治疗的患者应收其住院,或收到观察室留观。

②治疗方法的选择:对于诊断明确,适合在本科治疗的患者,医师应提出具体的方案,或药物治疗,或手术治疗,或其他治疗,如理疗、透析等。如果治疗方法有选择的余地,应征求患者或家属的意见;如果治疗方法没有选择的余地,应向患者解释清楚,为什么要这样治疗。

③用药途径的选择:如果确定了用药物治疗,还要选择用药途径。是输液,还是注射,还是口服,还是其他途径,如雾化吸入或外用等。医师应根据疾病治疗的需要,结合患者的具体情况,综合考虑,选用恰当的用药途径。如果两种或两种以上的治疗方法都能选用的话,可以征求患者的意见,协商决定治疗方案。

(4)注意事项:在确定了治疗方法和用药途径,开好了药方之后,还要告知患者注意事项,诸如服药方法,服药时间,后续治疗,出现新的症状怎么办,病情加重了怎么办等。

患者看完了病,临出诊室之前,医师几句嘱咐和告别的话,不仅是治疗的需要,也体现了医师对患者的关怀,同时对拉近和融洽医患关系,减少医疗纠纷也会起到很好的调节作用。

第40讲　中医的分科

分科,也是中西医学之间存在的差异之一。

在医学的早期,疾病的治疗是不分科的,医学分科的出现,有赖于医学知识的增加和积累。当人们对各种疾病的诊治掌握了一定的规律时,才逐步地将它们分门别类。人类对疾病的知识掌握得越多,分科也就越细。

中医学的分科,最早见载于反映周代制度的《周礼》。从书中可以看到,当时中医学已分为 4 科,即食医、疾医、疡医和兽医。食医相当于营养科,疾医相当于内科,疡医相当于外科,而兽医的出现则反映了当时畜牧业的发达。

但在当时和以后的很长一段时期里,医师并不是以某一专科而出现的。如战国时代的名医扁鹊和西汉时期的名医淳于意,都是精通内科、外科、妇产科、儿科、五官科和针灸科的"全科医师"。东汉时期的张仲景和三国时期的华佗,分别是传染病学和外科学的专家,但同时也兼治内科、妇科和小儿科的疾病。

5—7 世纪,中国出现了由国家开办的医学院——太医署,将医学分为 7 科,如体疗(内科)、疮肿(外科)、少儿(儿科)、耳目口齿(五官科)等。

到了宋代,中医学的分科较唐代有所发展。在 11 世纪时的宋"太医局"中,医学分为 9 科,即大方脉(内科)、风科、小方脉(儿科)、疮肿兼折疡(外科)、眼科、产科、口齿兼咽喉科、针灸科和禁科。所谓风科,是治疗因"风"而引发的疾病。

元、明、清,医学分科继续发展,分成 13 科,包括大方脉科、杂医科、小方脉科、风科、产科、眼科、口齿科、咽喉科、正骨科、金疮肿科、针灸科、祝由科、禁科。

中华人民共和国成立后,中医的分科进一步明确和细化了,除了内科、外科、骨伤科、妇产科、小儿科、眼科、耳鼻咽喉科、针灸科、按摩推拿科外,还成立了皮肤科、气功科,并且根据某些常见病和多发病的特点,特辟了痔科、小儿麻痹科、肝炎科、肿瘤科等。

但到目前为止,仍有不少人认为,中医不宜分科,至少不宜分得太细,一个好的中医医师不应是专长哪一科或哪一方面的,而应是百病皆治。但中医分科实属中医事业发展的必然,是现实的存在,也是每一个要看中医的朋友所面临的选择。下面,将简要介绍中医各科的范围和特点。

1. 中医内科　在中医院校里,中医内科是中医学科的主干课程,是基础理论联系临床实践的桥梁,是中医临床各科的基础,占

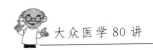

有极其重要的地位。

临床的中医内科,所包括的疾病极为广泛,基本上可分为外感疾病和内伤疾病两类。

外感疾病:包括伤寒六经病证、温病、卫气营血病证和三焦病证。

内伤杂病:包括脏腑经络病证和气血津液病证。

也有人把外感疾病和内伤杂病分为七大类,即肺系病证、心系病证、脾胃系病证、肝胆系病证、肾系病证、气血津液病证、肢体经络病证。

需要说明的是,中医把阳痿、遗精、男子不育、淋浊、尿频等西医男科或泌尿科的一些疾病也归入内科范围之内,需特别注意。

2. 中医外科　是中医学的一个重要临床分支,是研究体表病证的病因、病机、治法为主的专门学科。

临床的中医外科,所包括的疾病广泛,有疮疡、瘿、瘤、岩、乳房疾病、肛门直肠疾病、男性前阴病、皮肤病及性传播疾病、外伤性疾病与周围血管病等。需要说明的是,中医把皮肤病及性传播疾病也归入外科范畴,与西医明显不同。

3. 中医骨伤科　是一门运用中医学的理论与诊疗方法研究骨、关节及其周围筋肉损伤与疾病的学科,可从属于中医外科,也可独立成科。

4. 中医妇产科　中医妇产科是运用中医学理论,研究妇女生理病理特点和防治妇女特有疾病的一门临床学科。

临床中医妇产科的治疗范围,包括月经不调、崩漏、带下、不孕症、临产和产后疾病、下腹部肿块、前阴诸病及妇女杂病等。可概括为经、带、胎、产、杂。

5. 中医儿科　中医儿科学是以中医学理论体系为指导,以中医传统的中药、针灸、推拿等治疗方法为手段,研究自胎儿至青少年这一时期小儿的生长发育、生理病理、喂养保健及各类疾病预防和治疗的一门医学科学。

临床中医儿科,可理解为小儿内科,治疗范围为小儿内科疾病(小儿内科与成人内科有很大的不同)。至于儿科与内科的分界,可参照西医的分法,即以 14 周岁为界,满 14 周岁以上属内科,不够 14 周岁为儿科。

6. 中医眼科　是在中医基本理论的基础上,根据眼部疾病的发生、发展与体内脏腑经络的功能关系研究眼的生理、病理和眼病的临床表现、诊断、治疗与预防的专门学科。

7. 中医耳鼻喉科　是研究耳、鼻、咽喉、口齿、唇舌疾病的诊治与预防的中医临床学科。

8. 中医皮肤科　是研究皮肤病的诊治与预防的中医临床学科。

临床的中医皮肤科多数情况下从属于中医外科,也有的医院独立成科,所治疗的范围是各种皮肤病。

9. 其他　另有针灸科、按摩科、气功科等,均以与名称相应的治疗方法治疗疾病,不再详述。

第 41 讲　西医的分科——内科、外科

相对于中医的分科,西医的分科是一个较为复杂的问题。用"分科越来越细"来描述高速发展的现代医学,应该说是很恰当的。西医的分科实际上已形成了粗分和细分的两个层面:按传统的分法,把临床医学分成内科、外科、妇产科、儿科、眼科、耳鼻喉科、口腔科、皮肤性病科等是为粗分;而把以上各科又分成更专业的科,如内科又分为心血管科、呼吸科、消化科、神经科、精神科、内分泌科、血液病科、传染科等,则为细分。另外,由于人体是一个统一的整体,各科虽然都有自己的范围,却不能截然分开,科与科之间常有相互渗透、混淆或交叉的情况。在每科后面都有这方面的说明。

1. 内科　如果按照传统的意义来解释,内科应指医院中主要

用药物而不是用手术来治疗内脏疾病的一科。但在当今,随着临床医学的发展,这种以是非手术来划分内外科的概念已被打破。如心脏病的介入手术和安装起搏器的手术都属于内科的范畴。

按照《辞海》的解释,内科学是医学科学中研究内科疾病的一门临床学科,包括呼吸、循环、消化、血液、泌尿、内分泌等系统的疾病,以及营养、代谢、微生物、寄生虫、物理与化学因素所致疾病的病因、发病原理、病理、诊断、预防、治疗、预后等问题。

随着医学科学的发展和专业化,一些疾病如神经病、精神病、传染病等已由内科学领域分出,各自成为独立的学科。因此,广义的内科学应包括所有的内科疾病(如《实用内科学》所载);普通内科学则指除神经内科、精神科和传染科之外的内科疾病(如医学院校教材《内科学》所载),其梗概如下。

普通内科(包括心血管科、呼吸科、消化科、泌尿科、内分泌科、血液科)、神经科、精神科、传染科、风湿免疫科。

(1)心血管科:主要治疗心、血管系统或称循环系统疾病,包括心力衰竭、心律失常、先天性心脏病(先心病)、高血压、动脉粥样硬化和冠状动脉粥样硬化性心脏病(冠心病)、风湿性心瓣膜病(风心病)、感染性心内膜炎、心肌炎、心肌病、心包炎、梅毒性心血管病、周围血管病和心血管神经症等。

(2)呼吸科:主要治疗呼吸道疾病和胸膜疾病,包括急性上呼吸道(指鼻腔、咽、喉)感染(或称上感或感冒)、急性气管炎、慢性气管炎、支气管炎、肺气肿、肺源性心脏病、支气管哮喘、支气管扩张、呼吸衰竭、各种肺炎、肺脓肿、肺结核、间质性肺疾病、肺癌(也属胸外科疾病);胸膜疾病包括胸膜炎、胸腔积液、自发性气胸、液气胸等。

(3)消化科:主要治疗消化道疾病和消化腺疾病。消化道疾病包括反流性食管炎、食管癌、胃炎、消化性溃疡(包括胃溃疡和十二指肠溃疡)、胃癌、肠结核、克罗恩病、溃疡性结肠炎、大肠癌(包括结肠癌和直肠癌)、功能性消化不良(也称胃肠功能紊乱或失调）、慢性肠炎等；消化腺疾病有慢性肝炎、肝硬化、原发性肝癌、肝性脑病、胰腺炎、胰腺癌等。另有结核性腹膜炎、上消化道大出血等。

（4）泌尿科：主要治疗泌尿系统疾病，包括肾小球肾炎、肾病综合征、IgA肾病、间质性肾炎、尿路感染、肾小管疾病（如肾小管性酸中毒）、肾血管疾病（如肾动脉狭窄、肾动脉栓塞和血栓形成等）、急性肾衰竭、慢性肾衰竭（或称氮质血症或尿毒症）等。

（5）内分泌科：主要治疗内分泌系统疾病，包括垂体瘤、巨人症和肢端肥大症、侏儒症、腺垂体功能减退症、尿崩症、单纯性甲状腺肿、甲状腺功能亢进症（甲亢）、甲状腺功能减退症（甲减）、亚急性甲状腺炎、原发性醛固酮增多症、嗜铬细胞瘤、原发性甲状旁腺功能亢进症、甲状旁腺功能减退症等。另有一种非常常见的疾病——糖尿病，属代谢疾病，但多数医院都将其列为内分泌科疾病。

（6）血液科：主要治疗血液系统疾病。包括贫血（可分为缺铁性贫血、再生障碍性贫血、巨幼细胞贫血和溶血性贫血）、白细胞减少、骨髓增生异常综合征、白血病、淋巴瘤、多发性骨髓瘤、脾功能亢进、过敏性紫癜、血小板减少性紫癜、血友病、弥散性血管内凝血等。

（7）神经内科：主要治疗神经系统疾病，包括颅神经疾病（如三叉神经痛、视神经炎、面神经炎、梅尼埃病等）、脊神经疾病（如多发性神经根炎、坐骨神经痛等）、脊髓疾病（如急性脊髓炎、脊髓压迫症、脊髓空洞症、遗传性共济失调症等）、脑部疾病（如头痛、癫痫、脑出血、蛛网膜下腔出血、脑梗死、颅内肿瘤、脑积水、震颤麻痹、小舞蹈病等）、肌肉疾病（如重症肌无力、周期性瘫痪、进行性肌营养不良症等）、自主神经系统疾病（原发性直立性低血压、原发性多汗症等），以及神经梅毒等。

（8）风湿免疫科：近些年来，许多医院都设立了风湿免疫科，专治自身免疫性疾病，如系统性红斑狼疮、干燥综合征、类风湿关节炎、多发性肌炎、皮肌炎、硬皮病等。

(9)精神科：主要治疗精神疾病，如精神分裂症、抑郁症、躁狂抑郁症、更年期抑郁症、中毒感染性精神病、老年性痴呆、神经官能症(包括神经衰弱、癔症、强迫症)、智能发育不全、病态人格等。

神经病与精神病的区别

在这里，特别需要强调一点，神经病和精神病是完全不同的两种疾病，而许多人却把这两种病混为一谈。

神经病是神经系统的组织发生病变或功能发生障碍的疾病，症状是疼痛、麻木、瘫痪、抽搐、昏迷等。

精神病是人的大脑功能紊乱，突出表现为精神失常的病，症状多为感觉、知觉、记忆、思维、情感、行为等发生异常状态。

在民间，"神经病"是精神病的俗称，这也是两种病相互混淆的重要原因。但在看病选医院、选科时切不可含糊不清。否则，挂错号是小事，耽误病情可是大事。

(10)传染科：主要治疗各种传染病，包括甲类传染病，如鼠疫、霍乱；乙类传染病，如非典型肺炎、病毒性肝炎、艾滋病、麻疹、脊髓灰质炎、流行性出血热、炭疽、人感染高致病禽流感、肺结核、登革热、细菌性及阿米巴性痢疾、伤寒与副伤寒、疟疾、白喉、百日咳、淋病、梅毒、狂犬病、破伤风、猩红热、流行性脑脊髓膜炎、血吸虫病、流行性乙型脑炎、布鲁菌病、钩端螺旋体病；丙类传染病，如流行性感冒、风疹、流行性腮腺炎、黑热病、麻风病、流行性和地方性斑疹伤寒、包虫病、丝虫病、急性出血性结膜炎及感染性腹泻等。

传染病与感染性疾病的区别

传染病是由各种病原体引起的，在人与人，动物与动物或人与动物之间相互传播的一类疾病，病原体大部是微生物，如细菌、病毒、真菌、立克次体、支原体、衣原体、螺旋体等；小部分为寄生虫，寄生虫引起者又称寄生虫病。

感染是病原体侵入机体后，在体内生长繁殖，导致机体的正常功能、代谢、组织机构受到破坏,引起组织损伤性病变的病理反应。感染性疾病就是因感染引发的疾病。

因此,从严格的意义上讲,传染病也是感染性疾病的一种。但一般来讲,感染性疾病是指非传染病的一类疾病,如一般感冒、气管炎、肺炎、泌尿道感染、细菌性心内膜炎等。但这类疾病也并非没有传染性,只是传染性不大而已,如伤风感冒、咳嗽可以近距离传染,这几乎是人人皆知的。

总之,感染性疾病和传染病的区别则在于传染性的大小。传染病是那些传染性强的,在短时间内可引起暴发或散发流行的感染性疾病。

2. 外科 按传统的意义解释,外科是指医院中主要用手术来治疗体内外疾病的一科。

按《辞海》解释,外科学是研究由创伤、炎症、肿瘤、畸形等原因引起疾病的发生发展规律、诊断、治疗和预防方法的一门学科。

外科学是医学临床学科的重要组成部分,它的范畴是在整个医学的历史发展中形成,并且不断更新变化的。在古代,外科学的范畴仅仅限于一些体表的疾病和外伤;但随着医学科学的发展,对人体各系统、各器官的疾病在病因或病理方面获得了比较明确的认识,加之诊断方法和手术的不断改进,现代外科学的范畴已经包括许多体内的疾病。

除普通外科外,分支学科还有骨科、整形外科、泌尿外科、胸外科、神经外科、心血管外科、肿瘤科、小儿外科、口腔颜面外科等。

(1)普通外科:主要治疗甲状腺、乳房、胃肠、肝、胆、胰、脾等器官组织的各种疾病及皮肤、淋巴结和周围血管疾病。

(2)骨科:主要治疗全身骨骼、肌肉的疾病,包括骨折、关节脱位、韧带损伤、骨和关节化脓性感染、骨和关节结核、非化脓性关节炎、骨肿瘤、骨质增生、风湿性关节炎、类风湿关节炎等。

(3)胸外科:主要治疗胸腔内器官,如食管、气管、肺、胸膜、纵隔的疾病及胸部损伤、胸壁的疾病，也有的学者主张将乳房疾病也纳入胸外科范畴。

（4）心血管外科：主要治疗心脏和大血管疾病，如先天性心脏病（先心病）、风湿性心脏瓣膜病（风心病）、冠状动脉粥样硬化性心脏病（冠心病）、心包炎、胸主动脉瘤等。

（5）神经外科：主要治疗颅脑损伤、颅内肿瘤、颅内压增高、髓内肿瘤、各种椎管内和脊柱肿瘤、先天性脑积水、颅裂和脊柱裂及各种脑血管病等。

（6）泌尿外科：主要治疗各种尿结石和复杂性肾结石、肾和膀胱肿瘤、前列腺增生和前列腺炎、睾丸附睾的炎症和肿瘤、睾丸精索鞘膜积液、各种泌尿系损伤、泌尿系先天性畸形（如尿道下裂、隐睾、肾盂输尿管连接部狭窄所导致的肾积水）等疾病。

男科与泌尿外科的区别

男科是医院中专门治疗男性疾病的一科。男科学是从泌尿外科学分出来的一门临床学科，专门研究男性生殖系统的生理、病理变化。

男科的治疗范围包括四个方面。

①泌尿外科疾病：前列腺炎、前列腺增生、前列腺癌、膀胱炎、尿道炎、精索静脉曲张、附睾炎、鞘膜积液、包皮过长、包茎、生殖器发育异常等。

②性疾病：艾滋病、淋病、梅毒、生殖器疱疹、尖锐湿疣、软下疳、生殖器念珠菌病、淋巴肉芽肿等。

③男性不育：免疫性不育、前列腺性不育、鞘膜积液性不育、性功能障碍性不育、睾丸异常性不育、精子异常不育、精液异常不育等。

④性功能障碍：早泄、遗精、勃起功能障碍、性高潮障碍、性冷淡、性厌恶、男性更年期、逆行射精、不射精、阴茎异常勃起、性亢进等。

由于现代男性生活压力较大，以泌尿生殖系统疾病就诊的数量剧增,于是男科应运而生。在男科诞生之前,除了男性性病属传染科或皮肤性病科之外,其余三类疾病均归泌尿外科所管。近些年来,生殖医学科诞生了,男科也包括在其中,但主要是针对男性不育和性功能障碍,可以认为是一种科室的重叠,可供男性疾病的患者选择。

(7)肿瘤科:主要治疗全身各部位肿瘤,包括良性肿瘤和恶性肿瘤。有些医院把肿瘤科分为肿瘤内科和肿瘤外科。肿瘤内科主要从事各种良、恶性肿瘤的内科治疗;肿瘤外科提供以手术为主的综合治疗。专科肿瘤医院的相关科室会根据不同部位再行细分,如乳腺外科、头颈外科、胸外科、胃肠外科、肝胆胰外科、淋巴肿瘤科、肿瘤妇科、放疗科、肿瘤内科等。也有的医院不设肿瘤科,而把肿瘤的治疗分散到其他各科当中。

(8)整形外科:又称整复外科或成形外科,治疗范围主要是皮肤、肌肉及骨骼等创伤疾病,先天或后天组织或器官的缺陷与畸形。治疗包括修复与再造两个内容。以手术方法进行自体的各种组织移植为主要手段,也可采用异体、异种组织或组织代用品来修复各种原因所造成的组织缺损或畸形,以改善或恢复生理功能和外貌。

(9)口腔颜面外科:是介于口腔科与外科之间的边缘临床学科,有很广泛的适用范围。从常见的拔牙、人工植牙,到复杂的口腔癌手术治疗及重建、正颌整形、颜面美学重建、颜面骨折外伤、头颈部感染、头颈部良性肿瘤等口腔颌颜面手术皆包含在内。可以说颈部以上与口腔、颌骨相关的部位,口腔颜面外科医师都可以处理。

(10)小儿外科:是介于外科和儿科之间的边缘临床学科,主要治疗小儿的外科疾病。一般可分为小儿普外科、小儿胸心外科、小儿泌尿外科、小儿神经外科、小儿头颈外科、小儿骨科、小儿肿瘤外科和新生儿外科等。小儿外科疾病的特点是先天性发育不全和先天性畸形更为多见。

3. 内科和外科的区分　　内科、外科是两个大的临床学科，内外科所涵盖的疾病种类也是极为广泛的。其中有些疾病往往是介于两科之间，或者随时由内转外或者由外转内的。例如，由胃溃疡发展为胃穿孔，在穿孔的一瞬间内转为外；肠梗阻肠道恢复通畅的一瞬间则由外转为内。

因此，对于某些疾病来说，内外科的判断和辨别是比较困难的一件事。这种困难不仅表现在患者看病时的犹豫和挂错号、找错科，而且表现在内外科医师因认识不同而经常发生争执和相互推诿。因此，在这里有必要就两科的区别做一探讨。

(1)从历史渊源上讲，最早期的外科只能处理一些身体外部的疾病，如疖、痈、皮肤的肿物等。因此，我们可以这样判定：凡是身体表面的疾病，基本上可以归为外科。当然，这一条定律不能反过来讲，即不能说，凡是身体内部的疾病都属内科。

(2)英语中外科的单词"surgery"意思就是"手的技术"，说明外科的一个重要特点就是动手操作，因此可以这样划分：凡是需要手术解决的疾病划归到外科的范畴，凡是不需要手术来治疗的疾病归为内科。当然现代医学发展到今天，内科与外科之间的界限已经越来越模糊了，其中出现了许多交叉。一些疾病在不同的时期需要不同的科室会诊。例如，冠心病，有的人服药可以解决，有的人需要做介入治疗，有的则需要外科搭桥手术。这里提到的介入治疗，其实就是介于内科、外科和放射科之间的一个交叉学科。目前有的医院有专门的介入科，有的归到放射科的一个分组，多数情况都归到内科。

(3)以"外科"中的外字而论，凡是由外伤引起的身体损伤性疾病，都应属于外科处理的范畴，当然因外伤惊吓或精神刺激而引发的神经官能症或神经衰弱则例外，应由内科处理。

(4)内科、外科最不容易分辨的当属以"腹痛"为主诉的患者，由于腹部里面的脏器很多，腹痛所涉及的疾病也很复杂，临诊医师在短时间内要确定诊断确实很难，但首先需要做出判断属于内科,还是外科,因为内、外科的处理原则截然不同,内科只需非手术治疗,用药即可解决;外科则需要观察或者立即手术。我们可以从患者的角度考虑,要对自己的病症做一个初步判定,以免挂错号而耽误病情。凡是腹痛持续而阵阵加重的,凡是腹痛位置固定或转移性右下腹痛或呈弥散性全腹痛的,凡是腹痛部位不能按不能碰的,凡是有高热或呕吐等严重伴随症状的,说明可能是外科性腹病,应该挂普通外科号或直接到急诊室就诊。

第42讲 西医的分科——妇产科、儿科

1. 妇产科 妇产科是临床医学四大主要学科之一,主要研究女性生殖器官疾病的病因、病理、诊断、防治,以及妊娠、分娩的生理及病理变化、高危妊娠及难产的预防和诊治,女性生殖、内分泌、计划生育及妇女保健等。

临床的妇产科可分为妇科、产科、妇科肿瘤科、计划生育科和生殖医学科等。

(1)妇科:专门治疗妇女病的一科。主要治疗宫颈炎、宫颈糜烂、阴道炎、盆腔炎、子宫内膜炎、附件炎、月经不调、功能性子宫出血、子宫内膜异位症、更年期综合征、子宫脱垂、女性生殖器官发育异常、不孕症、白带异常、人工流产、宫外孕等。其中人工流产可归入计划生育科,宫外孕也可归入产科。

一些妇女性病(如尖锐湿疣、梅毒、生殖器疱疹、淋病等)可归妇科,也可归入皮肤性病科。

一些妇科肿瘤(如子宫肿瘤、宫颈囊肿、卵巢肿瘤、宫颈癌、绒毛膜癌等)可归妇科,也可归入妇科肿瘤科。

一些医院的妇科还包括整形,如阴唇整形、丰胸美乳、处女膜修复、阴道紧缩术等,也有的医院将这些手术纳入整形外科,其中的丰胸美乳可纳入美容科。

(2)产科:专门负责孕妇的孕期保健、辅助产妇的分娩,产褥

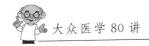

期妇女及新生儿的保健与常见病的治疗。

妇女在妊娠(怀孕)期间可出现流产、早产、异位妊娠(宫外孕等)、妊娠剧吐、妊娠高血压、前置胎盘、胎盘早期剥离、羊水过多、羊水过少、过期妊娠、死胎等病理情况;可合并心脏病、肝炎、糖尿病、肾炎、肾盂肾炎、甲状腺功能亢进、肺结核、贫血、急性阑尾炎、寄生虫病等并发症;分娩期间可出现产力异常、产道异常、胎位异常、胎儿发育异常等异常情况;可合并子宫破裂、产后出血、胎膜早破、脐带异常、羊水栓塞、胎儿窘迫等并发症;产褥期可出现感染、晚期产后出血、中暑等异常情况;新生儿可出现窒息、产伤、特发性呼吸窘迫综合征等常见疾病,都是产科治疗的范畴。

也有的医院把人工流产和宫外孕归入妇科的治疗范围,人工流产也可以归入计划生育科。

(3)妇科肿瘤科:有的医院将一些妇科肿瘤(如子宫肌瘤、宫颈囊肿、卵巢肿瘤、宫颈癌等)从妇科独立出来,归入妇科肿瘤科治疗,也有的医院将这些疾病归入肿瘤科的治疗范围。

(4)计划生育科:在比较大的医院或专科医院,都设有从属于妇产科的计划生育科,担负与计划生育相关的医疗工作。该科主要负责指导避孕、上环、取环、绝育手术、终止意外妊娠、人工流产和引产等。

在没设计划生育科的医院里,上述工作都归入妇科,引产则归入产科。

(5)生殖医学科:生殖医学科是近些年来兴起的新兴学科,该科的业务主要有三方面。

①辅助生殖:包括诱导排卵、人工授精、试管婴儿、单精子注射、辅助孵化、胚胎冻融、胚胎移植、囊胚培养等。

②治疗女性不孕:包括输卵管堵塞、宫颈性不孕、子宫性不孕、免疫性不孕、感染性疾病不孕和卵巢功能性不孕等。

③治疗男性不育:包括内分泌性不育、精子异常不育、精液异常不育、性功能性不育及生殖感染性不育等。

在没设生殖医学科的医院里，男性不育归入男科，在男科也没设的医院里，男性不育归入泌尿外科。

妇产科与内科的交叉

有些年轻妇女在怀孕早期常出现头晕、乏力、嗜睡、食欲缺乏、恶心、呕吐等早孕反应，但因缺乏这方面的常识，不知道自己已经怀孕，往往以这些症状到内科就诊，而不提及妇科情况。如果接诊的内科医师缺乏经验，又没有详细询问月经及婚育史（一些未婚先孕的年轻女子，由于隐瞒了性生活史更可能被忽略），则容易误诊为神经衰弱、胃炎等内科疾病，予以药物治疗。而这些药物很有可能是孕妇禁忌的，这对于期望生育的妇女来说，将是一次失误和遗憾。

妇女在怀孕期间（或称妊娠期）常合并多种内科疾病，如各种心脏病、高血压、糖尿病、肝炎、肾炎、肾盂肾炎、甲状腺功能亢进、贫血、肺结核等，这些疾病需要妇产科医师与内科医师携手协商处理，如果处理不当，不仅对母体的健康和生命构成威胁，对胎儿的发育和分娩也非常不利。内科医师在处理这些疾病时，需要兼顾母亲和胎儿双方的生命安全，危急时要以确保母体安全为原则，权衡利弊，果断做出取舍。

妇产科与外科的交叉

急腹症是以腹痛为主诉的腹部急性病的总称。常见的急腹症包括急性阑尾炎、溃疡病急性穿孔、急性肠梗阻、泌尿系结石等外科疾病，同时也包括一些妇产科急症，如宫外孕等。因此，外科医师在遇到急腹症时，不要只想到外科急症，宫外孕等妇产科急诊也应在考虑之中。

妊娠合并急性阑尾炎是产科医师和外科医师所共同面对的病症，妊娠的子宫将为阑尾的切除增加了很大的难度，避免误伤子宫是外科医师在手术当中必须严加注意的问题。

妇产科与儿科的交叉

新生儿出生在产房，从出生到其母亲产后恢复出院这一段时间里也只能在产科病房,加上母乳喂养和母婴同室的提倡,更不能离开母亲半步。因此,这一段时间里新生儿的护理和常见病的防治将责无旁贷地归产科医师所管。当然,有些医院会在产科病房安置一两个儿科医师来专门处理这些事情。新生儿患严重疾病或生命垂危时也可请儿科医师会诊,或转入儿科病房处理,总之,新生儿这段时间的保健将由产科医师和儿科医师来共同面对,这就是两科的交叉。

2. 儿科　是医院中专门为儿童治病的学科,也叫小儿科,是临床医学四大主要学科之一。儿科的主要任务是研究小儿生长、发育、心理、营养、保健和小儿疾病的病因、发病机制、病理、症状、体征、诊断、治疗和预防等问题。

儿科实际上可分为广义的儿科和狭义的儿科。

当你走进儿童医院,你就会发现,所有的成人科室,在这里几乎都有,甚至更加详细。例如,心内科、呼吸科、神经内科、消化科、内分泌科、感染科、结核科、风湿科、免疫科、普外科、骨科、泌尿外科、神经外科、胸外科、肿瘤科、肛肠科及妇科、眼科、耳鼻喉科、口腔科和皮肤科等,应有尽有。这实际上就是广义的儿科,正如《实用儿科学》上所载的那样。

但在一般的医院,儿科实际上就是指小儿内科,这是狭义的儿科,也是一般意义上的儿科,正如教科书《儿科学》上所载的那样。

小儿可分为新生儿期(从出生到 28 天)、婴儿期(生后 1—12 个月)、幼儿期(生后 1—3 岁),学龄前期(3—7 岁)和学龄期(7—14 岁)几个时期。其中新生儿与大一些的儿童有明显的不同,有的医院专门设立新生儿科以治疗新生儿疾病,如新生儿窒息、新生儿肺炎、新生儿硬肿症、新生儿颅内出血、新生儿黄疸、新生儿败血症、新生儿破伤风、先天性斜颈等。

一般儿科疾病有营养缺乏性疾病,如佝偻病、婴儿手足搐搦症、维生素 A 缺乏症、营养不良等;消化系统疾病,如婴儿腹泻、肠套叠、急性出血性坏死性肠炎等；呼吸系统疾病，如急性支气管炎、肺炎等；循环系统疾病，如先天性心脏病、病毒性心肌炎、小儿心律失常等；泌尿系统疾病，如急性肾炎、肾病综合征、泌尿系统感染等；造血系统疾病，如小儿贫血、血小板减少性紫癜、血友病、白血病等；神经系统疾病，如癫痫、脑性瘫痪、颅内肿瘤等；内分泌疾病，如呆小病、垂体侏儒症、糖尿病等；结缔组织病，如风湿病、类风湿病、过敏性紫癜等；以及遗传性疾病、免疫性疾病、传染病、结核病、寄生虫病等，均是儿科治疗的范畴。

儿科与内科的分界线

如上所述，儿科疾病与内科疾病有很多相似之处，怎样区分？答曰：以年龄区分，14 周岁是儿科与内科的分界线，满 14 周岁属于内科，不满 14 周岁属于儿科。唯有北京儿童医院例外，把儿科的治疗范围扩展到 18 周岁。

儿科与临床各科的交叉

广义的儿科应包括针对小儿所有的临床科室，正如许多儿童医院、妇幼保健院所设置的和《实用儿科学》所载的那样。而在一般的综合性医院，儿科特指小儿内科，也即狭义的儿科。那些针对小儿的其他临床科室都被相应的临床科室所兼管了。而小儿的各科疾病与成人各科疾病虽有相似之处，却也有很大的不同，特别需要各科临床医师注意。

第 43 讲　西医的分科——眼科、耳鼻喉科

1. 眼科　是医院中专治眼睛疾病的一科。眼科学是临床医学中的学科之一，主要任务是研究视觉器官的各种疾病、功能障碍及其与人体其他疾病的关系，包括病因、发病机制、病理、诊断、治疗和预防等。

眼科主要治疗眼睑病，如眼睑水肿、睑缘炎、睑腺炎、倒睫、上睑下垂等；泪腺病，如泪小管炎、泪囊炎、泪腺炎等；结膜病，如细

菌性结膜炎、病毒性结膜炎、结膜干燥症、翼状胬肉等；角膜病，如角膜炎、角膜软化症、角膜变性、先天性角膜异常等；巩膜病，如巩膜炎、巩膜色调异常等；晶状体病，如白内障、晶状体变位等；玻璃状体病，如玻璃状体变性与后脱离、玻璃状体炎症、玻璃状体出血、玻璃状体外伤等；葡萄膜病，如葡萄膜炎、葡萄膜的先天异常等；视网膜病，如视网膜炎、视网膜变性、视网膜脱离等；眼眶病，如眼球的位置异常、眼眶炎症、眼眶外伤等；以及青光眼、视神经病和视路病、眼外肌病、眼肿瘤、眼外伤和职业性眼病、眼的屈光不正等。

一些眼科专科医院或侧重于眼科的医院（如北京同仁医院）又把眼科细分如下。

屈光不正科：主要治疗近视。

眼肌科：主要治疗斜视、弱视。

弱视治疗中心：主要治疗弱视。

角膜科：主要治疗角膜疾病。

白内障科：白内障的治疗。

眼底科：主要治疗眼底疾病。

青光眼科：青光眼的治疗。

眼外伤科：眼外伤的治疗。

眼肿瘤科：各种眼肿瘤的治疗。

眼整形科：从事各种眼整形手术。

眼科与内科的交叉

人体是一个统一的整体，眼作为重要的感觉器官，与人体的内脏密切相关。许多内科疾病都在眼上有所反映，也就是说，许多眼病都是内脏疾病的症状表现。因此，眼科与内科有很多交叉之点。

如眼球突出是甲状腺功能亢进的表现；巩膜颜色变黄是黄疸型肝炎或胰头癌、胆管阻塞的表现；维生素 A 缺乏可引起角结膜干燥和角膜软化症，表现夜盲和视力下降。许多全身性疾病，如动脉硬化、高血压、肾炎、糖尿病、白血病、再生障碍性贫血等均可引起视网膜病变,各有其特征,而且在疾病的不同时期,视网膜的改变也不一样,故眼底表现对全身性疾病的诊断有重要意义。另外,一些传染病,如流行性出血热、钩端螺旋体病、结核病等都可累及眼,引起不同的病理改变。

眼科与神经科的交叉

在脑炎、脑膜炎的急性期,由于脑水肿和颅内压力升高,眼部可出现视盘水肿、眼外肌麻痹等改变,脑膜炎双球菌可直接经血液感染眼部,引起眼内炎或脓毒性视网膜炎。

视神经脊髓炎是一种原因不明的脱髓鞘疾病,典型的临床表现是同时具有视神经炎和横贯性脊髓炎的症状。眼部表现为视力高度减退、瞳孔散大、光反射迟钝或消失。

肝豆状核变性的眼部表现为角膜周围的黄绿色彩环;脑干病变可引起眼球运动障碍及眼部知觉障碍;重症肌无力、颅内肿瘤、癫痫、癔症等神经病均有眼部的特征性症状,可视为两科的交叉。

眼科与外科的交叉

眼科与外科的交叉点,在于感染和外伤两个方面。

由于面部的静脉无瓣膜,其静脉血液可以逆流入眼眶,因此面部的化脓性感染如处理不当(挤压或未形成脓肿时做切开引流),可导致感染扩散引起眼睑、眼眶的蜂窝织炎。

严重的颅脑损伤,患者处于昏迷、垂危状态时,在观察病情、决定处理、判断预后等方面,眼部体征可提示重要的依据。如一例瞳孔散大,往往是颅内血肿压迫,有脑疝形成的表现;视盘水肿可能因颅内出血或脑水肿引起。此外,胸腹部严重挤压伤和急性大出血等,眼部都可能有特征性的病理变化和症状。

眼科与儿科及传染科的交叉

眼科与儿科及传染科的交叉,常表现在小儿传染病方面。几种常见的小儿传染病,常伴有特异性的眼部症状。如麻疹在卡他期,结膜轻度充血和流泪,双眼"水汪汪"常被认为是早期麻疹的典型体征之一,以后随着病情的进展,可出现眼睑红肿、畏光、脓性或血性分泌物排出等表现;百日咳可伴发眼睑下及球结膜下出血;白喉可引起白喉性膜性结膜炎,表现患侧眼睑高度水肿、发硬、睑结膜被一层灰白色的纤维膜覆盖。

此外,早产儿、产伤和各种先天性畸形,都可能伴有眼的特异性病理改变。

眼科与妇产科的交叉

妊娠毒血症时,眼底检查可见血管痉挛、硬化和视网膜炎等病理变化,可视为两科的交叉。

此外,眼科与皮肤科、口腔科、耳鼻喉科均有交叉,在这里不再赘述。

2. **耳鼻咽喉科**　是医院中专治耳、鼻、咽喉疾病的一科。耳鼻咽喉科学是临床医学中的学科之一,主要任务是研究耳、鼻、咽、喉、气管、食管及相关头颈区域的解剖、生理、病理和这些器官疾病的预防、治疗,以及与全身健康的相互关系。

(1)耳鼻咽喉科过去称"五官科",现多简称为"耳鼻喉科"。常见的耳鼻咽喉科疾病有以下几种。

①耳部疾病:先天性耳畸形、耳外伤、外耳炎症、外耳道异物、化脓性中耳炎、非化脓性中耳炎、乳突炎、梅尼埃病、鼓膜穿孔、耳聋等。

②鼻部疾病:鼻外伤、急性鼻炎、慢性鼻炎、过敏性鼻炎、鼻息肉、息中隔偏曲、鼻出血、鼻窦炎、鼻囊肿、鼻肿瘤等。

③咽部疾病:急性咽炎、慢性咽炎、扁桃体炎、腺样体肥大、咽部脓肿、咽异物、咽肿瘤(如鼻咽癌)等。

④喉部疾病:喉外伤、急性会厌炎、急性喉炎、慢性喉炎、喉肿瘤、声带息肉、癔症性失音等。

⑤气管食管疾病:呼吸道异物、食管异物等。

⑥耳鼻喉科职业病:上呼吸道职业病、气压创伤性鼻窦炎、耳的压力变异伤、噪声性聋、职业性喉病等。

（2）细分耳鼻喉科：一些侧重于耳鼻喉科的医院（如北京同仁医院）又把耳鼻喉科细分为以下科室。

①耳显微外科：利用内镜技术开展显微手术治疗耳病。

②耳神经外科：治疗与神经功能障碍有关的各种耳病。

③鼻科：治疗各种鼻疾病。

④喉科：治疗各种喉疾病。

⑤头颈外科：治疗与耳、鼻、喉、咽邻近的头颈部各种疾病，如感染、肿瘤、外伤等。

耳鼻咽喉科与内科的交叉

内科呼吸科的疾病，如上呼吸道感染，即指鼻腔、咽及喉部的急性炎症，而同时这些疾病也属于耳鼻咽喉科所辖范围。

气管和食管，分别属于内科的呼吸科和消化科，同时也与耳鼻咽喉科密切相关。

梅尼埃病是以突发性眩晕、耳鸣、耳聋或眼球震颤为主要表现的疾病。因其是由膜迷路积水所引起的内耳疾病，故应归属于耳鼻咽喉科，但临床上更多的情况下是把其列入神经内科的治疗范畴。

以上种种情况，构成耳鼻咽喉科与内科的交叉。

耳鼻咽喉科与外科的交叉

头颈部的感染、外伤和肿瘤，可归属于耳鼻咽喉科，也可归属于外科，处于两科之边缘，可视为两科的交叉。

第44讲 西医的分科——口腔科、皮肤性病科

1. **口腔科** 是医院中专治口腔疾病的一科。口腔科学是临床医学中的学科之一，主要任务是研究牙齿、牙周组织、口腔黏膜、颌骨、唇、舌、涎腺和颞下颌关节等疾病的病因、发病机制、病理过程、诊断、防治等的理论和技术。

（1）一般医院将口腔科分为口腔内科、口腔颜面外科和口腔矫形科。

①口腔内科：诊治牙齿、牙周组织和口腔黏膜组织等疾病。

②口腔颜面外科：诊治口腔和颌面部炎症（如颌周蜂窝织炎、颜面疔痈、急性化脓性腮腺炎等）、外伤（如颌面软组织损伤、牙及牙槽骨的损伤、颌骨骨折、颧骨骨折、颞下颌关节脱位等）、肿瘤（如囊肿、牙龈瘤、血管瘤、口腔癌等）、畸形等疾病。

③口腔矫形科：装配义齿、矫正错位牙，以及用人工材料（如塑料类）修复颌面部缺损等。

（2）专科的口腔医院又将口腔科细分为如下各科。

①儿童口腔科：治疗儿童口腔的牙体牙髓病、龋齿、口腔黏膜病、乳牙的拔除等。

②口腔颜面外科：治疗颞下颌关节病、涎腺疾病、口腔颌面部肿瘤、微创拔牙等。

③口腔修复科：颌面修复、老年牙齿修复、固定义齿、局部义齿、全口义齿。

④口腔特诊科：治疗牙体牙髓病、牙周病、安装义齿等。

⑤牙体牙髓科：治疗牙体牙髓病。

⑥牙周科：治疗各种牙周疾病、牙体牙髓病。

⑦黏膜科：治疗口腔黏膜病及各种口腔疑难杂症。

⑧口腔种植中心：口腔种植牙。

⑨口腔预防科：龋齿预防、口腔修复、牙体牙髓病的治疗。

⑩口腔正畸科：正颌外科、成人正畸、修复前正畸、鼾症正畸、夜磨牙治疗等。

⑪综合治疗科：各种口腔科疾病的综合治疗。

口腔科与内科的交叉

牙齿为人体器官的一个组成部分，与全身密切相关。当牙齿患病时，除可累及邻近组织，引起颌周蜂窝织炎、颌骨骨髓炎外，还可累及远位的器官。许多口腔疾病，如慢性根尖周围炎、残根、慢性冠周炎、牙龈炎、牙周脓肿、牙周炎、死牙髓等,均可成为原发病灶。

原发病灶的病原菌可经过血液循环、淋巴管扩散,也可因变态反应引发疾病。所致疾病有亚急性细菌性心内膜炎、风湿热、风湿性关节炎及一些胃肠道疾病、肾疾病等。

此外,一些全身性疾病可在口腔出现特征性表现,如维生素B_2缺乏,可出现口角糜烂、口唇干燥、脱屑、肿胀,重者红唇部可形成皲裂,舌菌状乳头充血增大,舌背有裂纹,患者感烧灼痛,影响咀嚼和进食。维生素 C 缺乏(坏血病)时可致牙龈肿胀,呈暗红色,柔软松弛,易出血,易生成溃疡。

白血病患者,可出现牙龈出血、增生、肿大,牙龈和口腔黏膜可形成坏死性溃疡。贫血患者可出现红唇部和口腔黏膜苍白,形成贫血性舌炎,早期舌缘和舌尖发红,上皮脱落,后期舌乳头萎缩,舌背变为平坦光滑。

重金属铅中毒时,可在龈缘出现蓝色铅线;重金属汞中毒时,可在龈缘出现深蓝色汞线,并有牙龈充血、水肿、溢脓、溃疡及牙齿松动等症状。

口腔科与外科的交叉

口腔颌面外科是介于口腔科与外科之间的边缘临床学科,即两科交叉形成的学科。

口腔科和眼科的交叉

各种口腔感染性疾病,如牙周炎、牙周脓肿、根尖周围炎、残根感染等,可通过血液、淋巴等途径扩散到眼,引起眼部感染,如虹膜睫状体炎等,可视为两科的交叉。

2. **皮肤性病科**　皮肤科是医院中专治皮肤病的一科。皮肤病学是临床医学中的学科之一,主要任务是研究由感染(病原体包括病毒、衣原体、支原体、细菌、真菌、螺旋体、寄生虫等)、遗传、代谢、变态反应、免疫、物理、化学等因素所引起皮肤病的病因、发病机制、病理过程、诊断及防治等问题。

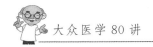

性病，即性传播疾病的简称，是以性行为为主要传播途径的疾病，包括梅毒、淋病、软下疳、性病性淋巴肉芽肿、生殖器疱疹、尖锐湿疣、非淋菌性尿道炎及艾滋病等。

由于许多性病常以皮肤症状为其主要临床表现，且常与一般的皮肤病相混淆，故许多医院将其与皮肤科合并为一科，即皮肤性病科。

皮肤科主要治疗接触性皮炎、湿疹、荨麻疹、药疹、病毒性皮肤病（如疣、单纯疱疹、带状疱疹等）、球菌性皮肤病（如脓疱疮、毛囊炎、疖、丹毒等）、杆菌性皮肤病（如麻风、皮肤结核病等）、真菌性皮肤病病（如头癣、体癣、股癣、手癣、足癣、甲癣等）、梅毒、动物性皮肤病（如疥疮、螨皮炎等）、神经性皮炎、瘙痒症、多形性红斑、银屑病、玫瑰糠疹、扁平苔藓、日光性皮炎、鸡眼与胼胝、手足皲裂、掌跖角化病、过敏性紫癜、维生素缺乏症、红斑狼疮、皮肌炎、硬皮病、大疱性皮肤病（如天疱疮、疱疹性皮炎等）、皮肤附属器病（如寻常性痤疮、酒渣鼻、多汗症、臭汗症、斑秃等）、色素障碍性疾病（如白癜风、黄褐斑、雀斑）、皮肤良性肿瘤（色素痣、血管瘤、瘢痕疙瘩等）、皮肤恶性肿瘤（如鳞状细胞癌、恶性黑痣、蕈样肉芽肿等）。

皮肤科与内科的交叉

许多传染病都会出现特异性皮疹，而特异性皮疹的出现将会为某种传染病的诊断提供重要依据。有一句按发热后天数出皮疹来判断是哪种传染病的顺口溜："水仙花，莫悲伤"，意思是水痘，发热1天后出皮疹；猩（仙的谐音）红热，发热2天后出皮疹；天花，发热3天后出皮疹；麻（莫的谐音）疹，发热4天后出皮疹；斑（悲的谐音）疹伤寒，发热5天后出皮疹；伤寒，发热6天后出皮疹。当然，以上时间只是大概估计，不是精确数字。但这足以说明，皮疹出现的特征对于一些传染病的诊断是多么重要。

有许多内科疾病都有特异性皮肤症状的出现，如维生素A缺乏症、核黄素缺乏症、烟酸缺乏症、血小板减少性紫癜等；另有一些疾病,如结缔组织疾病,即红斑狼疮、皮肌炎和硬皮病等,属有特异性皮肤改变的全身性疾病,既归于内科,又属于皮肤病的管辖范围之内。

皮肤科与外科的界线

皮肤科治疗皮肤上的疾病,外科治疗体表的疾病,使两科出现一定程度的混淆,中医学就把皮肤科疾病归入外科。

皮肤科与外科容易混淆的疾病,主要就是体表肿瘤这一部分。一般来讲,凡是较小的,可以用非手术方法去除的肿瘤,应属皮肤科;凡是较大的,必须用手术方法切除的肿瘤应归外科的范畴。

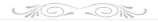

第六章　看病两大选择

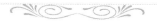

患病以后看中医？还是看西医？这是摆在我们面前的一道两难的选择题。通过上两章的介绍，了解了中西医的概况，和中西医之间的交汇与差异，在这一章里，将结合两个病案给人的启示，讨论十种情况下的中西医选择。

第 45 讲　两个病案给人的启示

在进入正题之前，先给大家介绍两个病案，和这两个病案带给人们的启示。

第一个病案，发生在 20 世纪 70 年代的基层卫生院（即现在的社区卫生服务中心）。在那里工作的一位老中医，虽已接近退休年龄，却在当地颇有声望，找他看病的人很多。他自幼从师学习中医，虽未进过正规学校，却熟读汤头、药性、四诊、八纲，中医技术娴熟，看病有效。但他也很有一些个性：一是过于自信，二是轻视西医。然而，晚年一个误诊病例却使他的自信心大受挫伤，对西医的看法也有所改变。

一次，当地一位 50 多岁的男性农民找他看病，称左侧腰痛已 2～3 个月，时轻时重，弯腰负重时加剧，尚可从事一般体力劳动。该患者家境较贫，平日喜欢吸烟。经询问病史、舌诊、脉诊及腰部按诊，诊为风寒湿痹、肾精亏虚，给予独活寄生汤和右归丸为主的汤剂,配以针灸、按摩等治疗。老中医夸下海口,不出1个月即可治愈。但经2个多月的治疗仍见效甚微,且常伴有低热、血压升高等症状。患者出于对老中医大夫的信任和尊重,没好意思提出转诊,仍在这里坚持治疗。直到有一次大量血尿,才到县医院做了B超检查,不查不知,一查竟发现左侧肾长一肿物,后经北京某三级医院确诊为左侧肾癌,癌肿直径已超过5厘米,并有周围浸润,已进入晚期,无手术根治的可能。后虽经化疗、放疗、偏方、验方等多方治疗,终因延误了最佳治疗时机,于半年后不治身亡。

病案分析:肾癌,是一种比较常见的肾恶性肿瘤,多发生于40岁以上的男性。早期多以腰痛、无痛性肉眼血尿为主要症状,有时腹部可触及肿块。同时可有发热、贫血、血压升高等伴随症状。一般经B超、X线片、CT等检查可以确诊。早期肿瘤<5厘米、无转移时可行根治性手术切除治疗;晚期化疗、放疗效果甚微。一般西医医师和经过正规学校培训的中医医师对该病都应该有一定的印象。

作为一个工作在偏僻的基层、对西医知之甚少的老中医医师,把早期肾癌当成一般腰痛病治疗,如果能得到及时纠正的话,原本不算什么大错,但问题是他过于自信,又对西医存有偏见,才把可以原谅的小错铸成无可挽回的大错。而这位农民患者自身也应承担一定的责任,是源于他对中西医的错误选择。这种错误选择,除了居住偏僻,家庭经济条件较差等客观因素之外,主要是由于他孤陋寡闻,中西医知识贫乏和对别人的轻信。

第二个病案,发生在前几年的某三级医院。一天,该院的一名教授级骨科专家接待了一位30岁的男性患者,该男子于两周前骑电动车下班时与对面驶来的自行车相撞,当时摔倒,感觉右大腿疼痛较剧,经到医院拍X线片检查无骨折,未做特殊处理。回家休息三天,疼痛好转,继续骑电动车上班。近4~5天来感觉右大腿疼痛加剧、肿胀,并伴有右膝关节屈曲受限,逐渐加重,以至于不能下蹲,行走困难,遂前来就诊。该教授经询问病史、检查和拍 X 线片后诊断为"外伤后骨化性肌炎"。告知患者只能手术切除骨化的肌肉,但目前还不宜手术,因为病变"没熟",须用中成药"如意金黄散"调成糊状敷于患处,等"熟了"之后再行手术。

患者回家敷了两天之后,感觉患肢酸、麻、沉、凉,疼痛不减反而加重。此时患者一则惧怕手术和手术后肢体功能不全的后果,再则,目前治疗效果不佳反而加重,遂在家人的劝说下,到附近一家一级医院找了一位老中医就诊。该中医医师在问诊、切脉和观察患肢受伤部位之后说,此种情况不宜使用"如意金黄散",而应当使用"百效膏"外敷,加上按摩可以治愈,完全用不着手术切除肌肉。

按照这位老中医的医嘱,外敷"百效膏",内服中药汤剂,还定期按摩活动伤肢。酸、麻、沉、凉的感觉渐渐消失,疼痛也慢慢减轻,右膝关节活动范围逐渐扩大,3 个月后患肢已不疼痛、肿胀,活动明显好转,半年后肢体功能完全恢复,骑车、跑步、打球均无障碍,与受伤前无异,没有留下任何后遗症状。

病案分析:骨化性肌炎,也称异位性骨化,是一种骨外非肿瘤的骨或软骨的形成物。该病常发生于青少年,多因外伤引起,上肢及大腿部肌肉多见,以创伤过后急剧膨胀性包块、疼痛和功能障碍为主要症状。西医治疗原则为肿物成熟后手术切除。

可以说,这位骨科专家的诊断没错,治疗也符合该病理论上的治疗原则。但问题是,这是不是最佳治疗方案?能否使用非手术疗法?所用中药是否合适?

在暂时不能手术治疗的情况下,先使用中药治疗,这种想法原本是好的。但其一,使用中药的目的不是为了治病,而是为了促进"成熟",实际上是有意让病情加重;其二,没有经过辨证而使用中药,结果适得其反。"如意金黄散"是以天花粉、黄柏、大黄、白芷等清热凉血药为主要成分的外用敷剂,用于跌打损伤,痈疽疔肿等红肿热痛的炎症。患者来就诊时受伤已过两周,急性红肿热痛炎症已消,合并骨化性肌炎,实际上已转为寒证,使用"如意金黄散"外敷只能加重病情。而后来中医医师使用的"百效膏"是以生川乌、生草乌、生南星、生半夏、麻黄、羌活、良姜、肉桂为主要成分的热药,是经过辨证选用的,效果自然不同。

事实证明,患者在中医那里得到的治疗是恰当的,不但避免了手术之苦和手术之后肢体功能残缺的后果,而且最终获得肢体功能完全恢复的圆满结局。

因此,我们认为,这是一例误治,但及时得以纠正的病案。而这种纠正源于患者对中西医的正确选择。

以上两个病案,将带给人们以什么样的启示呢?

中西医两种医疗体系并存,是我国的独特国情。

中医,即中国的传统医学,历经 2000 多年的发展历程,积累了丰富的临床经验,并有一套完整的理论体系。

西医,即来自于西方的现代医学,虽然只有 200 多年的发展历史,却以迅猛之势成为当今医学领域的主力军。

中西医并存的现实决定我们看病时必须加以选择。

两个病案,一个误诊,一个误治,究其原因,都是因为对中西医的选择错误而致。那么,怎样认识中西医?怎样选择中西医?这是摆在国人面前的一道必学的课题。

下面,将介绍中西医选择的十种情况,以供朋友们参考和借鉴。

第 46 讲　初诊时、外伤时的中西医选择

1. 初诊时选择西医,复诊时可以选择中医　当你感到不适,当你身体出现一系列症状,必须上医院看病时,看中医还是看西医? 将是你面临的首要选择。此时此刻,我认为,如果是初诊,你应当选择西医。

由于西医有一套完整的理论支持,有一系列科学的、系统的检查方法,能够最终从西医的角度将你所患疾病的诊断搞清楚。

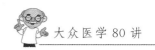

而这个诊断,对于你下一步治疗方案的确定,以及预后的判断都是至关重要的。

我们首先做一个最糟糕的假设。如果患的是早期癌症,如果你在一段时间里出现身体某一部位的疼痛,或全身不适时,可能没有引起你足够的重视,而只是漫不经心地吃一些中药或对症的西药,你将有可能错过癌症的最佳治疗时机,正如上一讲列举的第一个病案那样。在癌症的早期,尚无转移迹象时,手术切除有可能达到根治的目的。

除了癌症之外,其他疾病也是一样。如受到外伤后你应看西医,确定伤的轻重,搞清除了外伤之外,有没有内脏损伤,有没有骨折等。如果有,就应及时处理。

如你突然发热并出现一些特殊症状,首先应看西医,看是否有患传染病的可能。特别是你有近期去过传染病流行疫区或有传染病接触史的情况,更应引起重视。因为如果你真的患了某种传染病,不仅需要采取防疫措施以防止传染给家人或周围的人,还应施以特殊的治疗以控制病情的发展。

以上两种情况下面还要谈到。

小儿科疾病,病种虽然较为单纯,却发病急、病情变化快。同时,小儿不能或不能准确陈述主诉和病史,容易出现一些假象。因此,搞清疾病的诊断则是看病的首要任务。首诊应选择西医,其后,可中西医结合治疗。

耳鼻喉科和口腔科疾病,病变多比较细微,常需要仪器检查,如眼科的裂隙灯、检眼镜,耳鼻喉科的检耳镜、喉镜等。治疗方面,许多疾病都需要手术治疗。中医虽然也有五官科,但缺乏精细的检查手段,而且只限于药物治疗。因此,五官科疾病,首诊也应选择西医,诊断确立之后,对于非手术治疗的疾病,可采用中西医结合疗法。

可以这样讲,几乎所有的疾病,首诊都应选择西医,从西医角度明确诊断是你看病的首要任务。而治疗,则是下一步的事情。

我们说,复诊可以选择中医。意思是说,当你从西医那里获得一个明确的诊断之后,在治疗时可以选择西医,可以选择中医,也可以选择中西医结合疗法。具体怎样选择,可根据具体疾病、具体情况而定。一般来说,西医的治疗比较直接,比较单一;而中医则通过辨证论治,结合患者的体质情况,环境因素,采用中药、针灸等多种治疗方法,思路较广,可供选择的余地较大,有时可以获得意想不到的效果。

2. 外伤首选西医,恢复期选择中医　按照传统中医学的解释,外伤是指因受外力(如扑击、跌仆、利器等)撞击、虫兽咬伤、烫伤、烧伤等而致皮肤、肌肉、筋骨等受伤。但在当今社会,外伤的这种解释显得不够确切、不够全面。从外伤的原因方面,似应加上车祸的碾压伤、战争时期的火器伤和化学物质的侵蚀伤等;从受伤的范围方面,似应加上内脏的损伤。

中医骨伤科是运用中医的理论诊治骨关节及其周围筋骨损伤与疾病的一科。中医骨伤科学是中医学的重要组成部分,有悠久的历史和丰富的理论与实践经验。

中医骨伤科治疗骨折,有一套独特的方法,包括整复、固定、药物和功能锻炼等几个方面。其中整复,即正骨手法在骨折的治疗中占有重要地位,具有方法简便、疗效显著等特点。传统的正骨手法有八种,即正骨八法(手摸心会、拔伸索引、旋转屈伸、提按端挤、摇摆触碰、夹挤分骨、折顶回旋、按摩推拿)。固定一般采用夹板固定,同时口服、外洗或外敷中药,加强功能锻炼。

然而,在近代,西医骨科的引进和发展对传统的中医骨伤科产生强大的冲击,X线的透视、拍片使骨折的诊断和治疗纳入视线之内,变得十分清晰明朗。而牵引复位和石膏固定及切开内固定也较手法整复和夹板固定更为稳定和安全可靠。

不能不承认,由于外科手术学、无菌术、麻醉学、输血技术及X线诊断学的开创与发展,使西医在处理骨折和其他外伤时显得得心应手,游刃有余;而中医在这方面则显薄弱一些。但伤后消肿、散瘀、止痛和促进骨折愈合、功能恢复方面,中医骨伤科依然有着显著的优势和强大的生命力。

例如,对于骨折后的水肿,西医几乎是束手无策;而中医则有理论、有方法、有疗效。

中医认为,正常情况下,经络通畅,气血运行往复不息。人体受伤后则经络闭塞,气血瘀滞不通,轻者表现为局部肿痛,重者可出现脏腑功能失调。中医辨证施治,可采用益气活血、利水消肿、补益肝肾的方法,选用中药川芎、土鳖虫、当归、生黄芪、白术、泽兰、泽泻等煎煮口服。选用桂枝、桑枝、伸筋草、透骨草、苏木、海桐皮等煎煮进行局部外熏外洗,再配以外敷中药,经过治疗,往往可起到事半功倍的疗效。

中医在治疗跌打损伤,特别是伤后血瘀肿痛、骨折不愈方面积累了丰富的经验。常用的方剂和中成药就有多种,如云南白药、七厘散、跌打丸、化癥回生丹、定痛丸、百损丸、红药、活血止痛散、再生活血止痛散、金刚活络丹、如意金黄散、百效膏等;治疗重伤不省人事(即厥症)的方药有通窍祛瘀汤、复苏汤等;治疗骨折、脱位的方药有舒筋活血洗剂、化瘀通络洗剂、骨折挫伤散、接骨丹、接骨膏、接骨药方、回生续命丹、金刚接骨丹、华佗接骨方等。

那么,外伤或骨折之后,怎样选择中西医呢?一般从原则上讲,外伤或骨折后应当首先选择西医检查处理,特别是那些急重伤和危及生命的复合伤;在恢复期,以消肿、散瘀、止痛、促进愈合、恢复功能和增强体质为目的的治疗,当选择中医。当然,一些简单的、错位不多、很少并发症的骨折,可直接到中医骨伤科进行手法整复和小夹板固定处理。

一些轻型、慢性骨关节损伤,诊断确定之后,可采用中医或中西医结合的方法治疗。例如,颈椎病、肩周炎、落枕、肱骨外上髁炎、肘关节损伤、腕关节扭伤、腱鞘炎、腰肌劳损、腰扭伤、腰椎间盘突出症、坐骨神经痛、退行性膝关节炎、髋关节扭挫伤等。

第 47 讲　传染病、急重症的中西医选择

1. 传染病的诊断和预防选西医,治疗选中西医结合　传染病是由病原体引起的,能在人与人、动物与动物或人与动物之间相互传染的疾病。

传染病曾是危害人类生命健康的主要杀手,原因就在于它的传染、播散以至于暴发流行。例如,在 1918－1919 年,第一次世界大战末期,曾发生过一次严重的世界性的流行性感冒大流行,发病人数超过 5 亿,病死约 2000 万人,已经超过刚刚结束的战争死亡人数。曾几何时,天花、霍乱、鼠疫等烈性传染病都发生过多次大流行,死亡人数已无法统计,令人闻风丧胆。十几年前发生在我们周围的非典型肺炎流行和不久前的新冠肺炎流行,也令世界震惊,夺去了多少鲜活的生命。

然而与此同时,传染病也是人类医学研究较为透彻、防治较为有效的一类疾病。每种传染病的病原、传染源、传播途径、流行特点及发病后的潜伏期、临床表现、诊断标准等均已搞得比较清楚。而抗生素的广泛应用使许多传染病患者的病情得到有效控制。各种预防接种则使人群免疫力增强,各种传染病的发病率大幅度下降。特别是天花这样一种曾经肆虐多年的烈性传染病,已在全球绝迹。可以认为,这是人类战胜疾病的一次辉煌战役。我们不得不承认,所有这一切令人骄傲的战绩,都是西医所为。

不可否认,中医对传染病也曾做过顽强抗争,也因此产生过张仲景的《伤寒论》和"六经辨证",以及叶天士、吴鞠通的"温病学"和"卫气营血辨证""三焦辨证",并最早发明人痘接种,为预防天花做出过贡献。但对传染病的病因、病理研究则基本上是一张白纸。以"疫疠""戾气"来概括所有的传染病,以"人感乖戾之气而生病,则病气转相染易,乃至灭门"来描述传染病的发病和传播,显得既粗糙又笼统。

但同时,我们也必须看到,中医在治疗因患传染病而高热不退的病症方面,有丰富的经验和多种有效的治疗方法,这从治疗"伤寒""温病"有表里辨证、六经辨证、卫气营血辨证和三焦辨证等多种辨证方法和大量经验方剂便可得知。另外,中药当中的清热解毒药物,因其有抗病毒作用而在治疗病毒性传染病(如病毒性肝炎等)当中可充分发挥作用,同时也弥补了西医西药对病毒感染无能为力的不足。中医中药的这种优势在十几年前抗击"非典"和不久前抗击新冠肺炎的战役中已得到充分展示。

由此,我们可以得出结论,传染病的诊断和预防选择西医。因为西医有各种有效的检查方法,如病原体检查、免疫检查、病理检查等,有综合病史、临床表现、流行性特征和实验室检查的诊断标准,有隔离、消毒、切断传播途径及预防接种、药物预防等多种有效的预防方法。此外,发现传染病及时申报,以便上级卫生防疫部门掌握传染病的流行动向而采取措施,也是西医医师的法定职责。

传染病的治疗选择中西医结合,也是很必要的。特别是传染病发病后高热不退、有多种并发症或体质虚弱危及生命及单用西药产生耐药效果不佳时,可配合中医治疗,或中药,或针灸,往往取得满意疗效,而使患者转危为安。

2. 急重症选择西医为主 急重症,顾名思义,急,谓之发病急骤,来势凶猛;重,谓之病情严重,危及生命。从西医角度分析,常见的急重症有如下几种。

(1)心肌梗死、心脏猝死、心搏骤停、急性心功能衰竭。

(2)脑出血、脑梗死。

(3)肺梗死、急性呼吸衰竭、呼吸窘迫综合征。

(4)急生消化道穿孔、消化道大出血、内脏破裂。

(5)急性胰腺炎、绞窄性肠梗阻、嵌顿疝。

(6)急性肾衰竭。

(7)低血糖、高渗性昏迷。

（8）晕厥、癫痫、休克。

（9）宫外孕、难产等妇产科急症。

（10）严重外伤、中毒等。

西医经过多年的临床实践，目睹了这些急重症的发生、发展和转归、结局，无数次治疗失败的教训，无数次抢救成功的经验，终于认识了这些急重症的发病原因、病理变化和演变规律，并制订了相应的抢救措施和治疗方案。目前，几乎各个医院都有急诊室、抢救室，昼夜值班，每个城市都有急救中心、急救站，急救车、急救设备齐全。一大批训练有素的急救医护人员日夜战斗在急诊抢救的第一线，一旦遇到急重症患者，立即采取相应的急救措施，或人工呼吸，或电除颤，或上呼吸机、输血、输氧或急诊手术，或洗胃排毒……虽不能保证例例抢救成功，却也为挽救患者于生命垂危之中，尽了医学之最大可能。

不可否认，中医也有一些急救药物和急救措施。如过去在没有西医的年代，以附子、干姜、炙甘草为主要成分的"四逆汤"和以熟附子、干姜、肉桂、人参、白术、茯苓等为主要成分的"回阳救急汤"，确实也挽救了不少患者的生命。在现代，以川芎、冰片为主要成分的"速效救心丸"，以麝香、人参、牛黄、肉桂、苏合香、蟾酥、冰片为主要成分的"麝香保心丸"，已成为缓解冠心病心绞痛的急救用药。

此外，季德胜蛇药可用于毒蛇咬伤的急救；针刺人中、大椎、十宣、涌泉及合谷、内关、足三里等穴位，可用于昏迷、晕厥、休克、中暑及溺水、电击、各种中毒等紧急情况，起到刺激神经，促其清醒的作用。

但对于急重症，中医的急救措施与西医相比，则相差甚远。或者说，急救不是中医的强项。

综上所述，可以得出结论：急重症应选择西医为主。在当今社会，医疗条件较以前已有明显的改善，发生急重症时，立即送医院，或呼叫"120"急救车，选择西医及时抢救治疗，应该是不成问题的。但也有特殊情况,如家住偏远山区,交通不便,或离医院较远,呼叫"120"又一时叫不通或无通信工具或通讯信号不好,选择西医抢救一时难以实现,如果身边有中医医师或略懂中医的人,采用一些中医抢救措施,如昏迷、休克患者,针刺人中、十宣等穴,或许可以补救,争取一些时间。

患有冠心病,心绞痛时常发作的患者,平日衣服口袋里经常备有"速效救心丸",发作时含上几粒,使病情尽快缓解,不必惊动亲友和周围的人,也不失为一种不错的办法。事实上,许多中老年朋友就是这样做的。

第48讲 慢性病、病因明确者和 精神病的中西医选择

1. 慢性病兼体质虚弱者,可选择中医扶正 一般来讲,病程超过3个月者,即可定义为慢性病。但我们这里所讲的,是指那些长期患病,体质严重消耗的情况。

(1)慢性气管炎、支气管炎、支气管扩张、支气管哮喘、肺气肿、肺源性心脏病等。

(2)风湿性心脏病、冠心病、心肌病、心包炎、心律失常等。

(3)慢性萎缩性胃炎、胃溃疡、十二指肠溃疡等。

(4)慢性泌尿道感染、慢性肾炎、肾病、肾衰竭等。

(5)脑梗死、脑出血、外伤、瘫痪等。

(6)慢性贫血、再生障碍性贫血、白血病等。

(7)恶性肿瘤晚期等。

以上各种疾病,一方面,由于长期服用或注射西药治疗,抗菌药物产生耐药,其他药物的不良反应可能使体内多个脏器受到损害;另一方面,由于长期厌食和消化不良,缺少活动及疾病本身的损害,致使患者的体质每况愈下,虚弱乏力,抵抗力低,感冒和其他各种疾病常会乘虚而入。此时应选择中医,施以扶正祛邪的药

物治疗,以增强体质,有助于病情恢复。

中医在补益扶正方面有补阴、补阳、补气、补血及补心、补肺、补肝、补肾、补脾等多种方案。方剂或成药有四君子汤、四物汤、八珍汤、补中益气丸、六味地黄丸、金匮肾气丸、人参归脾丸、人参健脾丸、百令胶囊等。只要辨证对路,用药恰当,效果自然显现无遗。

2.病因明确选择西医,疑难杂症选择中医　凡病因清楚,诊断明确,又有可靠治疗方法的疾病,应选择西医治疗为先。如感染性疾病,可用抗生素治疗;维生素或其他营养缺乏性疾病可补充维生素和各种营养素;良性肿瘤影响生理功能的可手术切除肿瘤。

原来胃溃疡、十二指肠溃疡病因不很明确,常需中医中药治疗,经久不愈者实行胃大部切除手术。自从发现其发病与幽门螺杆菌感染有关,并发明拉唑类药物(质子泵抑制药,主要作用是抑制胃酸分泌)之后,治疗效果大为改观,不仅免去了手术之苦,也无须大量服用中药,只要按疗程服用抗幽门螺杆菌药物和拉唑类药物,溃疡自可治愈。

医学界有这样一种说法:凡病因清楚、诊断明确的疾病都相对好治;而病因不明或诊断不清的疾病则治疗相对困难。当然这都是从西医角度来说的。翻开西医教科书,有很多所谓"原发性""特发性"疾病,实际上就是指病因不明的疾病,如原发性醛固醇增多症、原发性骨髓纤维化症、特发性肺纤维化等。

对于这些"原发性""特发性"疾病,西医往往束手无策。而此时选择中医辨证,采用中药治疗,虽不能保证例例见效,却常常可以得到意外的收获,而奇迹的发生也不是不可能的。

癌症,之所以像洪水猛兽一样让人谈之色变,就是因为它一方面原因不明,难以治疗;另一方面发展迅速,吞噬人的生命。西医治疗癌症除早期手术有望根治外,到了晚期就只有放疗、化疗及镇痛、对症等姑息疗法。而此时选择中医中药治疗,虽不一定有效,但起码在扶正、提高人体抵抗力方面能起到一定的作用。况且,中医中药战胜癌症,创造奇迹的事例,在医学史上也曾多次发生过。

所谓疑难杂症,有两层含义:一是说疑难,即一时搞不清诊断的病;一是说杂症,即一些虽不严重,却也影响患者生活,在西医看来无法医治的病症。

如患者长期低热,经多方检查,没有发现感染灶,使用抗生素又无效,是为疑难症,选择中医辨证施治或许可以退热痊愈。

如患者无原因的呼吸困难,检查心、肺均无问题,是为杂症,西医可能无法治疗;而此时选择中医,运用一些补气、理气的药物或许可以很快缓解。

一些杂症,如多汗、多寐、口苦、口干、口有异味、呃逆、乏力、无原因水肿等,在西医那里可能无典可查,无病可诊,无药可医;而在中医那里经过适当辨证施治,或许可以治愈。

因此,一些疑难杂症应选择中医为主。

3. 精神病选择西医,神经衰弱选择中医　精神病指严重的心理障碍,患者的认识、情感、意志、动作行为等心理活动均可出现持久、明显的异常;不能正常地学习、工作、生活;动作行为难被一般人理解;在病态心理的支配下,有自杀或攻击、伤害他人的动作行为。

常见的精神病有精神分裂症、躁狂抑郁性精神病、更年期精神病、偏执性精神病及各种器质性疾病伴发的精神病等。

精神病学虽然仍属于广义内科的范畴,但已经从普通内科分离出来,形成一个独立的、特殊的学科。精神病的治疗需要特殊的环境,特殊的药物和特殊的方法。

一般轻型的精神病可用药物控制,如抑郁症可服用帕罗西汀或阿米替林等;焦虑症可服用地西泮、艾司唑仑等。严重的精神病(如精神分裂症)则必须收入精神病专科医院进行综合治疗。如北京市的安定医院和北京大学第六医院都是精神病的专科医院。

中医则认为,精神病属于癫狂,癫症以沉默痴呆、语无伦次、悲喜无常为特征;狂证以喧扰不宁、躁妄打骂、动而多怒为特征。因两者在症状上不能截然分开,又能相互转化,故常癫狂并称。

中医将癫证辨为痰气郁结和心脾两虚型;将狂证辨为痰火上扰和火盛伤阴型,分别给予化痰、涤痰、补益安神和滋阴降火等方药治疗。

不难看出,相比而言,中医对精神病的认识较为浮浅,治疗较为单调,效果也不太理想。因此,患精神病后选择西医治疗较为妥当。

神经衰弱属于心理疾病的一种,是由于大脑神经活动长期处于紧张状态,导致大脑兴奋与抑制功能失调而产生的一组以精神易兴奋、脑力易疲乏、情绪不稳定等症状为特点的神经功能障碍。

神经衰弱可以出现各种各样的症状,如失眠、多寐、健忘、烦躁、头痛、眩晕、耳鸣、心悸、乏力、食欲缺乏及身体各部位的不适,而且病程长,症状容易反复。检查全身各部均无明显异常,西医治疗手段单调,治疗效果不甚理想,而中医在这方面却有独到之处。

中医通常将神经衰弱分为肝肾阴虚、脾肾阳虚、心肾不交、心脾两虚、肝气郁结等证型。分别给予补虚、泻实、疏肝理气等治疗,往往能收到满意疗效。而针对神经衰弱的具体症状,如头痛、眩晕、失眠、多寐、心悸、耳鸣等也各有辨证分型和相应的治疗方剂,如果辨证合理,用药适当,效果自然显现。因此,患神经衰弱后,可以选择中医治疗。

第49讲　"三高"选择西医治疗为主

"三高"即高血压、高血糖、高血脂三种疾病的简称。"三高"是当今中老年人群广泛流行的疾病,也是健康的主要杀手。患上这三种病之后,将面临长期的治疗问题。特别是高血压和糖尿病,被人称为"终身疾病",一旦患病,将终身服药。是选择中医治疗为主,还是选择西医治疗为主? 相信这是许多中老年朋友心中的困惑。今天,我根据多年的临床经验,针对这一问题,分别给予解答。

1. **高血压** 什么是高血压? 高血压是以血压增高为主要表现的临床综合征,是最常见的心血管疾病。凡收缩压(高压)超过140毫米汞柱,舒张压(低压)超过90毫米汞柱(以安静和非药物状态下,1~4周进行2~3次诊室测量,所得的平均值为依据),即可诊断为高血压。有关高血压的病因、发病机制和临床表现等,在第二章第16讲里已有详细讲解。在这里,仅简单扼要地介绍一下高血压的中西医治疗,并加以比较。

(1)高血压的西医治疗已有多种药物支持,常用降压药有如下几种。

①利尿药:如氢氯噻嗪、吲达帕胺等。

②血管紧张素转换酶抑制药:如卡托普利、依那普利等。

③β受体阻滞药:如普萘洛尔、美托洛尔等。

④钙通道阻滞药:如硝苯地平、尼群地平等。

⑤血管紧张素Ⅱ受体阻滞药:如缬沙坦、替米沙坦、氯沙坦钾等。

⑥α受体阻滞药:如哌唑嗪、特拉唑嗪等。

⑦中枢交感神经抑制药:如可乐定等。

⑧周围交感神经抑制药:如利血平等。

(2)高血压的中医治疗也有一套办法,通过辨证将高血压分成如下几型,每型都有相应的方剂治疗。

①肝阳上亢型:方用天麻钩藤饮。

②肝火上炎型:方用龙胆泻肝汤。

③肾阴不足型:方用六味地黄汤。

④肝阴不足型:方用一贯煎加减。

⑤肝肾阴虚型：方用六味地黄丸与一贯煎合方加减。

⑥阴虚阳亢型：方用镇肝熄风汤。

⑦心阴不足型：方用天王补心丹。

⑧痰湿中阻型：方用半夏白术天麻汤。

另有中成药治疗高血压，如牛黄降压丸、清肝降压胶囊、清脑降压胶囊等。

此外，还有针灸、推拿按摩、药枕、穴位磁疗、敷药及水疗等各种辅助治疗高血压的方法。

那么，怎样选择中西医和各种治疗方法？

实践证明，西药治疗高血压的实质，中药则有助于减轻高血压的症状，降压效果不理想。

高血压初期，血压时高、时正常，可选用中药辨证治疗或服中成药治疗；血压持续升高或进入高血压Ⅱ期时则必须以西药降压为主，辅以中药或其他降压方法。

2. 高血糖 指血糖升高，当血糖升高到一定程度，即空腹血糖超过 7 毫摩/升，餐后血糖超过 11.1 毫摩/升时即可诊断为糖尿病。有关糖尿病的病因、发病机制和临床表现等，在第 2 章第 15 讲里已有详细讲解。在这里，仅简单扼要地介绍一下糖尿病的中西医治疗，并加以比较。

(1)西医治疗糖尿病，有一套成熟的经验和方法，所用药物有如下几类。

①磺脲类降糖药：如格列吡嗪、格列齐特等。

②非磺脲类促胰岛素分泌药：如瑞格列奈（又名诺和龙、孚来迪）等。

③双胍类降糖药：如盐酸二甲双胍等。

④α 葡萄糖苷酶抑制药：如阿卡波糖（又名拜唐苹）等。

⑤格列酮类降糖药：如吡格列酮、罗格列酮等。

⑥胰岛素：有短效、中效、长效、混合等多种剂型。

(2)中医把糖尿病称为"消渴"，并分为上消、中消、下消和阴

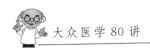
阳两虚型,治疗各有相应的方剂。

①上消:属肺热津伤,用消渴方加葛根治疗。

②中消:属胃热炽盛,用玉女煎加黄连治疗。

③下消:属肾阴亏虚,用六味地黄丸治疗。

④阴阳两虚:用金匮肾气丸治疗。

另外,还有许多治疗糖尿病的中成药,如参芪降糖颗粒、参杞糖康、玉泉丸、渴乐宁胶囊等。

当你患糖尿病后,选择中药治疗,还是选择西药治疗?

实践证明,中药虽然也有一些降血糖效果,但不够稳定,不够可靠。在糖尿病初期,血糖时高、时不高时,可尝试用一些中药治疗,加上饮食控制和运动疗法,有可能将血糖降至正常。如果血糖高到一定程度,如8～9毫摩/升以上,且居高不下时,则必须服西药降糖药控制血糖。当然,还可以选用中药作为辅助治疗。

特别需要指出的是,中药消渴丸除含有葛根、天花粉、黄芪、生地黄、玉米须、五味子、山药等中药成分外,还含有西药降糖药格列本脲,不要把它的降糖作用只归功于中药。

3. 高血脂 脂肪代谢或运转异常使血浆中一种或多种脂质高于正常称为高脂血症。高脂血症是一种全身性疾病,指血中总胆固醇和(或)三酰甘油过高或高密度脂蛋白过低,现代医学称为血脂异常。

高血脂对身体的直接损害是造成血液黏稠,加速全身动脉粥样硬化,进而引起脑梗死、脑出血、冠心病和肾功能不全。同时高血脂也是促进高血压、糖尿病发病的一个重要危险因素。还可导致脂肪肝、肝硬化、胆石症、胰腺炎、眼底出血、周围血管病等疾病。因此,高脂血症的防治十分重要。

(1)西医治疗高血脂的药物有如下几种。

①主要降低总胆固醇和低密度脂蛋白的药物:他汀类(如阿托伐他汀、辛伐他汀、普伐他汀等)、胆汁酸结合树脂类(如考来烯胺等)。

②主要降低三酰甘油及低密度脂蛋白的药物:贝特类(如非

诺贝特等)、烟酸及其酯类(如烟酸、烟酸肌醇、阿昔莫司等)。

③抗氧化剂:普罗布考、维生素 E 等。

(2)中医通过辨证将高血脂分为痰湿内阻、肝胆郁滞、肝肾阴虚及脾肾阳虚等证型,分别有相应的方剂治疗。

治疗高血脂的中成药有:虎杖浸膏片、首乌片、复方降脂片、泽泻降脂片、脂必妥片、脉安冲剂等。

另外,在生活当中,限制高脂肪食品,加强体力活动,戒烟限酒等均可降低血脂。

如果在中西药之间选择的话,应该说西药降低血脂更有效和可靠,尽管西药降脂药有很多不良反应。如果是高血脂初期,血脂水平不是很高,可以试服一些中药降脂药,加上生活方式的改变,或许可以将血脂降到正常。但如果无效,或血脂水平很高,或已有并发症,如冠心病时,应该在医师的指导下坚持服用西药降脂药,以防止发生更严重的并发症。

第 50 讲　妇科、男科的中西医选择

1. 功能性妇科病选择中医为主,器质性妇科病选择西医为主

应该承认,治疗功能性妇科病是中医的强项。中医妇科,在中医临床医学中占有重要地位。古往今来,专攻妇科的知名中医数不胜数,他(她)们医技精湛,经验丰富,深受广大妇科患者的尊重和爱戴。如宋代陈自明(著有《妇人大全良方》)、明代王肯堂(著有《妇科证治准绳》)、武之望(著有《济阴纲目》)、清代傅青主(著有《傅青主女科》)等,在妇科方面均有很深的造诣,对后世影响深远。

功能性妇科病包括月经失调、痛经、闭经、崩漏、更年期综合征、带下病、不孕症等。这些疾病西医往往缺乏有效的治疗方法,而中医则分症精细,治疗有方,大有用武之地。例如,仅月经失调和与月经相关的疾病就有月经先期、月经后期、月经先后无定期、

月经过多、月经过少、经期延长、闭经、崩漏、痛经、经前乳房胀痛、经行头痛、经行吐衄、经行泄泻等多种,而且按照阴阳表里、寒热虚实、气血津液和脏腑经络等辨证方法,每种病症都有辨证分型,并有相应的治疗方剂。如果辨证合理,用药适当,治疗效果将不在话下。因此,遇到以上病症,如果能排除器质性疾病的存在,找中医治疗则是恰当的选择。

另外一些器质性妇科病,如习惯性流产(中医称滑胎)、子宫脱垂(中医称阴挺)、慢性盆腔炎等,中医也有有效的治疗方法,可与西医配合治疗。

2. 大部分器质性妇科疾病则需选择西医治疗　各种女性生殖系统炎症,如外阴及前庭大腺炎、阴道炎、子宫颈炎、盆腔炎、生殖器结核、淋病等,需要抗炎或抗结核治疗。

各种女性生殖器肿瘤,如外阴肿瘤、宫颈癌、子宫肌瘤、子宫内膜癌、卵巢肿瘤、输卵管肿瘤等,需要手术或放射等治疗。

滋养细胞疾病,如葡萄胎、恶性葡萄胎、绒毛膜癌等,需要手术、化疗、放疗等治疗。

女性生殖器及附近器官损伤性疾病,如膀胱膨出、直肠膨出、子宫脱垂、生殖器官萎缩等,需要手术或各种非手术治疗。

女性生殖器官发育异常及两性畸形,需要手术或非手术治疗。

3. 功能性男科病选择中医,器质性男科病选择西医　男科是医院中专门诊治男性疾病的一科。男科学是专门研究男性生殖系统生理病理变化的一门综合学科。

男科学是一门既古老又年轻的学科。说其古老,是因为其内容古而有之,从中医的角度来看,男科的大部分内容隶属于中医内科;从西医的角度来看,男科属泌尿外科的一部分,而其中的性传播疾病则由皮肤性病科分管。说其年轻,是因为男科是近二三十年才独立成科,并迅速发展起来的新兴学科。

男科疾病包括如下几个方面。

(1)男性功能障碍,包括勃起功能障碍、异常勃起、性欲减退、性欲亢进、射精功能异常等。

（2）男性不育,包括男性器官器质性疾病引起的不育和性功能障碍引起的不育。

（3）男性生殖器官炎症、发育异常、良性与恶性肿瘤及其他一些疾病。

（4）性传播疾病,包括艾滋病、淋病、梅毒、生殖器疱疹、非淋病性尿道炎、尖锐湿疣、软下疳等。

在我国,中医的理论和实践极大地丰富了男科的内容,拓宽了男科的治疗范围,增强了男科的治疗效果。实际上,几乎大部分男科疾病都在实行中西医结合治疗。如果我们把男科疾病粗略地分为功能性和器质性两类的话,就会发现,许多功能性男科疾病不仅离不开中医,而且中医中药治疗是在充当主要角色。

的确,治疗性功能障碍的各种疾病,是中医的强项,面对这些频发而且棘手的疾病,西医的办法不多,而中医则分症精细,治疗有方,效果显著。

中医把性功能障碍又细分为阳痿、遗精、早泄、精浊、阳强、阴缩、不射精、逆行射精、血精、精子不液化、精子减少症、无精子症、死精子症、精子动力异常症及性欲亢进、性欲异常、射精痛等多种病症。而且每种病症都有辨证分型,各有其治疗方剂。

仅以阳痿为例,西医将阳痿分为功能性阳痿和器质性阳痿两大类别;中医则经过辨证,将阳痿分为肝气郁结、湿热下注、瘀血阻滞、痰湿内盛、寒凝肝脉、惊恐伤肾、心脾受损、肾阳亏虚和肾阴亏虚九种证型,而且每种证型都有相应的治疗方案,或丸药,或汤剂,随症加减,临证变通,体现了中医辨证论治的特点和三因制宜（因时制宜、因地制宜、因人制宜）的治疗原则。

因此,我们说,治疗功能性男科病应选择中医为主。

4. 器质性男科病 包括性器官发育异常、肿瘤、炎症和性传播疾病等,应选择西医为主。发育异常、肿瘤可选择手术治疗,炎症则抗感染治疗,性传播疾病则需针对病因治疗。

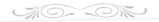

第七章 就医十大技巧

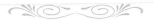

> 看病需要选择，就医需要技巧。其实，多数情况下，技巧也就是一种选择。选择对了，走的是捷径，省时、省力、省钱，事半功倍；选择错了，走的是弯路，劳心、费力、伤财，事倍功半。就医技巧的第一点，就是中西医的选择。看西医的技巧包括医院的选择、科的选择、医师的选择、看病前和看病时的注意事项、特殊检查的选择、行使"知情权"和治疗的选择（包括服药与输液的选择和手术的选择）等；看中医的技巧包括相信中医、治疗的选择和煎药的方法等。

第51讲 医院的选择

其实，医院的选择并不是就医的第一选择，第一选择应该是看中医还是看西医的选择，但有关中西医的选择，在上一章里已经做过详细介绍，在这里只补充两点。

如果患的不是要紧的病，如感冒、咽炎、气管炎、胃炎、肠炎等，在选择中西医时就可以随便一些，因为无论看中医还是看西医都能治好病。

首先，可根据习惯和爱好选择，如果喜欢中医，或习惯看中医、吃中药，尽管去看中医；反之，喜欢西医、吃西药，去看西医也无妨。但如果你听了别人的说辞，违背自己的意愿去看中医或看西医,你心里会很不舒服,同时,因为心理作用,疗效也会受一些影响。

其次,可根据你的条件,看怎样更方便一些。如果你家或你单位附近有一位技术比较好,又比较熟悉的中医医师,你就不妨还去找他看,轻车熟路,又省时间又省钱。如果你找西医医师更方便,那就找西医,以尽快治好病为原则。

如果你或你的亲友患的是比较严重,比较特殊的病,那就应该仔细斟酌,认真选好中西医,不要因为选择错误而费周折、费时间,耽误诊断和治疗。

如上一章所述,如果是初诊、外伤、急重症、疑似传染病、精神病、器质性妇科病或男科病、儿科病、眼科病、耳鼻喉科病或口腔科病,则应先看西医;是复诊,是外伤恢复期,是慢性病兼体质虚弱者,是功能性妇科病或男科病、神经衰弱等,则可选择中医。

我们之所以把中西医的选择放在医院的选择之前,是因为看中医或看西医对医院的选择标准是不一样的。俗话说:"中医认人,西医认门"。看中医只需选一个好的中医医师,至于在哪家医院是不重要的;而看西医则必须选一家合适的医院。

从现在开始,我们就假定已经选择了西医,只讲看西医的技巧,至于看中医的技巧,将在后面介绍。

看西医选择医院,一般来说有两个标准。

1. 医院的大小　　我们国家的医院,按大小和其他标准分为一、二、三级,每级又分为甲、乙、丙三等,三级医院另设特等,一共是三级十等。在这里只做简单介绍。

(1)一级医院:是直接为社区提供医疗、预防、康复、保健综合服务的基层医院、卫生院或社区卫生服务中心。是初级卫生保健机构。其主要功能是对人群提供一级预防,在社区管理多发病、常见病现症病人,并对疑难重症做好正确转诊,协助高层次医院搞好出院后服务,合理分流病人。

住院床位总数 20～99 张。

临床科室:至少设有急诊室、内科、外科、妇产科、预防保健科。

医技科室:至少设有药房、化验室、X光室、消毒供应室。

每床至少配备0.7名卫生技术人员。

至少有3名医师(其中至少有一名具有主治医师以上职称)、5名护士和相应的药剂、检验、放射等卫生技术人员。

(2)二级医院:是向多个社区提供综合医疗卫生服务的地区性医院。一般来说,县、区、市级医院都可能是二级医院。其主要功能是参与指导对高危人群的监测,接受一级医院转诊,对一级医院进行业务技术指导,并承担一定的教学、科研任务。

住院床位总数100~499张。

临床科室:至少设有急诊室、内科、外科、妇产科、儿科、眼科、耳鼻喉科、口腔科、皮肤科、麻醉科、传染科、预防保健科。

医技科室:至少设有药剂科、检验科、放射科、手术室、病理科、血库(可与检验科合设)、理疗科、消毒供应室、病案室。

每床至少配备0.88名卫生技术人员。

至少有3名具有副主任医师以上职称的医师,各专业科室至少有1名具有主治医师以上职称的医师。

(3)三级医院:是跨地区、省、市及向全国范围提供医疗卫生服务的医院,是具有全面医疗、教学、科研能力的医疗预防技术中心。其主要功能是提供专科(包括特殊专科)的医疗服务,解决危重疑难病症,接受二级医院转诊,对下级医院进行业务技术指导和培训人才;完成培养各种高级医疗专业人才的教学和承担省以上科研项目的任务;参与和指导一、二级医院的预防工作。

住院床位总数500张以上。

临床科室:至少设有急诊科、内科、外科、妇产科、儿科、中医科、耳鼻喉科、口腔科、眼科、皮肤性病科、麻醉科、康复科、预防保健科。

医技科室:至少设有药剂科、检验科、放射科、手术室、病理科、血库、核医学科、理疗科(可与康复科合设)、消毒供应室、病案室、营养部和相应的临床功能检查室。

每床至少配备 1.03 名卫生技术人员。

各专业科室的主任应具有副主任医师以上职称。

根据医院的规模、医院的技术水平、医疗设备、医院的管理水平和医院质量等标准和指标,又将每级医院分成甲、乙、丙三等,三级医院又分出特等。

其中三级甲等医院和三级特等医院是最具权威的医院。

目前医疗市场的状况:位居城市的高级别知名医院人满为患,拥挤不堪,而许多位居基层社区或偏僻农村的一级医院却冷冷清清,少人光顾。这是人们普遍相信大医院,推崇知名专家,不管大小病都涌向大医院的结果。其实,这样的选择不一定恰当。

正确的选择应该是:小病,可到附近的一级医院诊治;中等的、偏大的疾病可先到二级医院诊治,二级医院如果解决不了,再到三级医院;有些疾病,虽然到二级医院不能解决问题,但听听医师的分析和转诊意见,对以后选择哪所三级医院,选择哪科,选择哪方面的专家都是有指导意义的;如果所患疾病是严重的,是疑难的,或者是确定二级以下医院不能解决的,可直接到三级医院就诊,但去之前,对你要去医院的专长、科室和专家情况有所了解,做到心中有数,免费周折。

2. 医院的专科或专长　医院按专业角度可分为三种类别:专科医院,以某科专长的综合性医院及一般的综合性医院。

(1)专科医院:是集医疗、教学、科研、预防为一体的,针对某科疾病的医院。又分为两种情况:一种是以科命名的专科医院,如口腔医院、眼科医院、肿瘤医院、儿童医院、妇产医院、老年医院等。另一种是以地址或其他方式命名的专科医院,如北京地坛医院和北京佑安医院(传染病专科)、北京阜外医院(心血管病专科)、北京安定医院及北京大学第六医院、北京回龙观医院(精神病专科)等。

（2）以某科专长的综合性医院（也称专长医院）：如北京天坛医院（专长神经外科）、北京安贞医院（专长心肺血管疾病）、北京同仁医院（专长眼科和耳鼻咽喉科）、北京积水潭医院（专长骨科和烧伤科）等。

（3）一般的综合性医院：各科设置比较均衡，不偏重于某一专科。但仍有一些科室比较专长，知名度比较高。如中国医学科学院协和医院的变态反应科和内分泌科、北京大学人民医院的血液科、友谊医院的消化科、朝阳医院的职业病科、北京中医院的皮肤科、北京宣武医院的神经内科、北京大学第三医院的运动创伤科等。

根据自身所患疾病，选择专科医院或以某科为专长的综合医院或一般综合医院的知名科室，应该是选择医院的关键所在。

第52讲　科的选择和医师的选择

1.科的选择　各位朋友，当你或你的亲属身体感到不适，要到医院看病时，首先要选医院，其次就要选科了。如果你对医院的分科情况不是很了解，即使医院选对了，科也容易选错。而科一旦选错，你将费很大周折——既浪费时间，又耽误病情。

试想，假如你打算看某个知名专家，首先起个大早排队，或委托熟人，好不容易挂了个号，又等了半个上午才轮到你，结果进诊室后，没说上三言两语，一句话"你挂错号了"，就把你打发出来了。此时此刻，你的心情是何等沮丧！一切都前功尽弃，一切还得重新开始。你可能会怨天尤人，埋怨你周围的人没有指点清楚，埋怨医院分科太细，甚至埋怨你找的医师不是"全科"。但这一切都已毫无意义，归根结底还是因为你缺乏这方面的常识。实际上，医院越大，分科越细；专家专家，必然是"专"某一方面的"家"，而绝不可能是一个全科医师。因此，科的选择非常重要。

怎样才能选对科呢？这可不是三言两语就能说清楚的。这需要学习,需要咨询,需要体验,需要知识的沉淀,也需要经验的积累。

在上一章里,我们曾经比较详细地介绍了中西医的分科情况,在这里,仅对一些大科之间容易混淆、容易搞错的情况再次强调。

(1)内科与儿科:内科与儿科的区别其实很简单,就是年龄:14周岁。满14周岁属内科,不满14周岁属儿科,要按孩子的生日计算,差一天也不行。但到北京儿童医院就诊,年龄可以放宽到18周岁。

(2)内科与外科:内科与外科最容易混淆的情况就是腹痛,俗称肚子疼。外科的腹痛又称"急腹症",指那些紧急的,常需要手术治疗的疾病,如阑尾炎、肠梗阻、消化道穿孔、嵌顿疝、胆石症等;内科的腹痛则指那些可经药物治疗缓解的疾病,如胃炎、肠炎、肠痉挛、胃溃疡、十二指肠溃疡等。胰腺炎是介于内外科之间的疾病。

一般来说,凡是剧烈的、持续的、逐渐加重的、腹部有肿物、不敢触碰的腹痛,均有可能是外科疾病,应先到普通外科就诊。

(3)外科与妇科:外科与妇科容易混淆的情况也是腹痛。妇科腹痛常见于宫外孕、先兆流产、妇科肿瘤等情况。其特点是:腹痛的位置较低,常在接近子宫附件的部位。可有包块,常伴有妇科症状,如停经、阴道出血等。

(4)外科与五官科:凡位于颜面、眼、耳、鼻、口腔附近的感染、外伤或肿物,应属于眼科、耳鼻喉科和口腔科,其他部位属于外科。

(5)外科与皮肤科:凡皮肤表面较大的,需要手术切除或切开引流的肿物及感染灶,属于外科;凡皮肤表面较小的,不需要手术,经激光、冷冻或药物可消除的肿物或感染灶,属于皮肤科。

(6)不明原因的重症、急症:一时搞不清楚应到哪科就诊时,可直接到急诊室。一般医院的急诊室都开辟有诊断和抢救病人的绿色通道,可请各科会诊,可做各种检查,可立即抢救、治疗,可留观,可收住院,都比门诊方便、快捷。

2. **医师的选择** 选定了科室,就该选医师了——如果有选择余地的话。

选择医师,一般要从以下三个方面考虑。

(1)业务专长:这是首先需要考虑的,因为虽然同属一个科,但每个医师都有各自不同的业务专长。例如,都是普通外科医师,有的擅长肝、胆,有的擅长胃、肠,有的擅长甲状腺、乳腺等。要选择业务专长与自己所患疾病相吻合的医师,才恰当适宜。

医师的业务专长,可通过医院的宣传得知,每个医院的门诊大厅都有专家介绍栏,一览无余。一些知名专家、教授的业务专长,也可在网上查到。

(2)门诊级别:一般医院,根据医师的职称和知名度,可分为住院医师的普通门诊,主治医师的专科门诊,副主任医师或主任医师的专家门诊及知名专家、教授的特需门诊。

门诊级别越高,职称越高,医师的技术水平越高,临床经验越丰富,这是一般的规律,也是患者选择医师的基本出发点。但同时,也要考虑到挂号费用和是否拥挤等问题。

挂号费用的高低,多数患者是不会计较的,特别是远道而来的患者。但是否拥挤则是必须要考虑的实际问题。门诊级别越高,号越不好挂,知名专家、教授的特需门诊,虽然挂号费几百元甚至上千元,却依然紧俏奇缺,一号难求。整宿排队却依然挂不上号的现象司空见惯。此时是花上几天的工夫,或者不惜重金从号贩子那里高价购号,以看特需门诊,还是看不太拥挤的其他门诊?则需要根据自身的病况、条件和其他因素来决定。

(3)性格人品:选择了业务专长和门诊级别,还要选择医师的性格人品,这在医疗市场拥挤火爆的状况下,似乎是一种奢侈和苛求,但在病情不急,时间和各方面条件都允许的情况下,适当考虑一下也未尝不可。

要获知一个医师的性格人品，一般可通过两种途径：一是群众口碑，在一个不太大的地区，群众对某个长期在医院工作的医师总是会有一些或褒或贬的评价的。你通过耳闻，不仅能知道他的医术如何，对他的性格人品也会有所了解。再一个就是亲身体验，你多次找同一个医师看病，几次交道下来，你对他的性格人品定会知其大概的。

总之，找一个医术高明，同时性格温和、人品高尚的医师看病，将不失为一种享受。如果能和他交上朋友，经常得到他养生方面的指点，也是人生的一大幸事。

第53讲 就医的注意事项和 特殊检查的选择

1. 就诊前注意事项

(1)充分准备好相关资料，目前很多医院都可共享诊断资料，因此尽量带好与疾病有关的检查报告单，避免一些不必要的检查，同时也减少就诊时间；与本次就诊疾病有关的病历，往往包括治疗过程、用药情况及疗效等，也应一起携带，便于医师参考。

(2)估计需要做各种检查时，最好上午空腹就诊，因为许多检查都要求上午空腹进行，如血生化、甲状腺功能、乙型肝炎五项化验，以及腹部B超、幽门螺杆菌检查、上消化道造影等。如果上午吃饭后或下午去就诊，这些检查都不能做，只好等第二天了。

(3)女性患者就诊时不要浓妆艳抹，因为化妆品可以掩盖本来的肤色，对贫血、黄疸、斑丘疹、血管痣等病的诊断十分不利。

(4)不要在酒后或大量吸烟后立即就诊，中等量饮酒（尤其是烈性酒）或大量吸烟可引起心率、脉搏显著加快，血压波动及出现其他异常改变，从而产生某些假象，给诊断造成一定的困难。因此，患者在就诊前4～6小时不要饮酒或吸烟。

(5)就诊前不宜用药，因有些药物可以遮掩症状，除病情紧急需用抢救药物之外,一般在就诊前不宜用药,特别是镇静药、解热药、降压药、镇静安眠药等。

2. 就诊时注意事项 当你经过多个层次的选择和准备,当你好不容易挂上号,并且等待多时终于走进诊室,见到你要找的医师时,相信你的心情不仅是期盼,而且还有些激动。

每一个患者在面对医师的时候,那种急于解除病痛的迫切心情都是可以理解的。然而,此时此刻,你千万要放松心情,不要紧张。因为人体在高度紧张的状态下会出现心率增快、血压增高及肌肉紧张等症状,不仅会造成假象,还会妨碍检查。

当你面对医师坐下来的时候,首先需要接受医师对你的问诊,其次要接受体格检查,这些都是医师诊断疾病的重要步骤。你应该特别注意以下几点。

(1)首先要把你感觉最痛苦的症状,也就是你这次看病最迫切需要解决的问题(主诉)向医师和盘托出。其次是要详细介绍你的病情,包括症状发生的时间,发作的特点和频率,严重程度,伴随症状,可能的原因,缓解的办法和治疗经过等(现病史)。对于以前所患的疾病,特别是与本次发病相关的(既往史),也应提供给医师。

(2)初诊时不要用自以为是的诊断名词陈述病情,如说"我得什么什么病了",但已经确定诊断的除外。要说出你的症状即不舒服的感觉,让医师最后去判断所你患的是什么病。

(3)在回答医师的问题时,要言简意赅,重点突出,不要答非所问,说一些与疾病关系不大的闲话,也不要絮絮叨叨,说起没完,因为医师在规定时间内要看很多病患者,时间很紧张,你要珍惜属于你的每一分每一秒。

(4)在向医师介绍病史时,不要有所隐瞒,即使是隐秘之事,难以启齿之事,只要与疾病有关,也要讲出来,以协助医师诊断。同时,医师也有保护患者隐私的义务。

(5)在询问完病史之后,医师要对患者做全身及重点部位的体格检查,这是诊断的第二步。此时,你应全力配合,听从医师的吩咐,充分暴露检查的部位,放松身体,接受检查。

3. 特殊检查的选择 医师诊断的第三步,是特殊检查,就是根据病情的需要,建议患者做一些项目的化验检查或器械检查,有时,需要你做出选择。

一些轻的、简单的疾病,在经过询问病史及体格检查之后就可以做出诊断,进行治疗了。但一些比较严重或比较复杂的疾病,不做特殊检查是不足以做出诊断的,有些疾病还需要反复多次检查,直到明确诊断为止。

一般来说,医院越大,特殊检查的项目越多,越齐全,越昂贵。这一方面体现了科学发展的成果在医学上广泛应用,使人类对自身疾病的认识不断深入和精确;另一方面,也提高了看病的成本,加重了患者的负担。

应该说,多数情况下,医师建议病人所做的检查都是必要的,但也不排除以下两种情况。

(1)受医患关系紧张,医疗纠纷频发,医疗风险越来越大的影响,一些医师为了规避风险,提高安全系数,不得不多开各种检查。

(2)由于体制的原因,一些医院领导不能不为"生计"考虑,贯彻"医院要生存,要发展,设备不能闲置"的主导思想,并将职工工资奖金与检查收入挂钩,迫使临床医师多开各种检查。

因此,当医师以商量的口吻建议你做各种检查时,你可以行使一下你的选择权。当然,这种选择又是比较困难的,因为第一你不懂医,第二你不能生硬地拒绝。但你可以与医师探讨一下某种检查是否必要,查与不查有何利弊等,以便认真慎重地考虑这一问题。

如果某种检查是可查可不查的,你就有了选择的余地,在选择时除了要考虑利弊因素之外,还要考虑你是否能够承受。一般器械检查大致可分为两种:一种是无创检查,一种是有创检查。

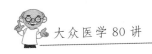

无创检查只需考虑经济的承受力，有创检查则要考虑经济和身体两方面的承受力。

无创检查主要包括：心电图、超声波、X光透视、拍片、脑电图、CT、磁共振等。应当注意一点，虽然是无创检查，但做得过于频繁，也会对身体造成伤害。

有创检查包括：冠状动脉造影、脑血管造影、胃镜、肠镜、支气管镜及肝穿刺、肾穿刺等。

如果不是特别急的疾病，你又一时难以做出决断的话，你可向医师提出，能不能容我考虑一下，而争取一段犹豫的时间。其后，你可多方面咨询，与家人商议，设法查阅资料，或听一听别的医师的意见，最后再做出决定。

另外，在做各种特殊检查时，要遵循循序渐进的原则，即从小到大，从简单到复杂，不要相信所谓的"一步到位"，一下子就选择特别昂贵、高级的检查。

如检查肺部的疾病，应从胸片开始，如有可疑病变，不能确定诊断时，再做CT，或者磁共振、气管镜等。

此外，有一些人会走向另外一个极端，认为自己经济条件好，不怕花钱，一些小病就要求做大的全面的检查。如有人说："请给我做全身磁共振，看哪儿有病！"其实，这种要求完全是无知的、无理的，是不可能做到的。

在实际看病的过程中，当医师给你开出数项必需的检查而无须选择时，你应抓紧时间，积极完成。首先，应了解好各项检查的所需时间，等待时间的不同，一些需要等待较长时间的检查应先做，其他时间较少或患者较少的项目可在等待中间穿插进行，以缩短检查时间。最后在所有检查结果都出齐后，再给医师分析判断，无须出一次结果找一次医师，这样病人辛苦不说，医师也无法做出全面准确的诊断。

第54讲　行使"知情权"和治疗的选择

1. 行使"知情权"　医师经过询问病史,体格检查和各种特殊检查,已经对你的疾病有一个全面的了解,也就是说,在医师的心目中,已经有一个初步诊断了。此时此刻,整个看病过程进行了一半,已经完成了诊断这一程序,医师应当郑重其事地对你说:你患的是什么什么病。而你除了洗耳恭听医师对你病情的解释之外,有不懂之处,还可以刨根问底地问上几句。因为这是在行使你——一个患者的基本权利:知情权。

一个患者,要对自己所患疾病心中有数,包括疾病的发生原因、发展状况、对身体的危害、治疗方法、预后和注意事项等,都应该了解清楚。如果一时搞不清楚,可以多方咨询、查阅资料或听一听其他医师的解释。治病如同打仗一样,知己知彼,方能百战百胜。只有了解了疾病的原委,才能正视疾病,才能采取恰当的治疗方案和防止加重的措施,才有可能最终战胜疾病。

但也有一些情况属于例外,那就是癌症。由于到目前为止,癌症仍属于不治之症,一般人都会"谈癌色变"。由于有一种"保护性医疗制度",一般医师面对被确诊为癌症的患者都不会直言相告,而是辗转告诉他的亲属。这是因为,当很多人得知自己患了癌症之后,都会承受不住打击而精神崩溃,身体也会一下子垮了下来,结果最后,不是被癌症病死,倒是被癌症吓死了。

可患者亲属得知亲人患了癌症之后却犯了难,告诉亲人实情吧,怕亲人经受不了;不告诉吧,又怕瞒不住,反受亲人埋怨。而实际上,凡有一定知识水平的人,从亲人的表情、举动及所服药物等方面都可猜出几分来。对于意志坚强的人,让他知道实情反而对治疗更有利,甚至可以战胜癌症。而对于意志相对薄弱的人,则只好隐瞒到底。总之,需要区别对待。

如果你对医师的诊断不够相信或抱有怀疑的话(这也是常发

生的情况），可以再做进一步的检查，也可以到别的医院，找不同的医师，看一看诊断结论是否一致。

"人非圣贤，孰能无过"，医师因受技术水平和医院条件所限，加上思维方式的不同，对一些疑难之症一时诊断不清或诊断失误，也在所难免。当然也不排除个别医师因责任心不强或检查不细而误诊的情况。

2. 服药与输液的选择　当诊断确立之后，就要进入看病的第二个阶段——治疗了。常用的治疗方法有服药、输液和手术三种，有关手术的选择将在下一节介绍，这一节介绍服药与输液的选择。

医师在为你制订治疗方案及开药时，你应把你以往的药物过敏史，本次疾病就诊前的治疗情况（用药的过程、疗效、不良反应等），以及你的经济情况等介绍给医师，以供医师参考。

如果你所患疾病不需要手术治疗，则要在服药和输液两种治疗方法中选择一种。

输液是由静脉滴注输入体内较大剂量（一次给药在100ml以上）的注射液，以补充体液、电解质、营养物质和输入药物。

输液是随着现代医学的发展而兴起的一种治疗给药方法，具有进药快、无损耗、疗效迅速等特点，对于不能进食、不能服药及急症、危重症的患者有着无可替代的良好疗效。

如今，输液已成为一种不可或缺的治疗方法，越来越广泛地应用于临床治疗当中。而与此同时，输液也存在很多弊端。由于输液是把药液直接输入血液循环当中，特别容易出现输液反应、过敏反应和其他各种不良反应，因输液而骤然致死的病例屡见不鲜。为此，世界卫生组织曾提出"能服药的不打针，能打针的不输液"的倡导。

但在我国，在各方利益的驱动下，输液这种治疗方法已被用之太过。据有关方面统计，在2009年，我国医疗输液104亿瓶，相当于13亿人口每人输了8瓶液，远远高于国际上2.5～3.3瓶的水平,成为世界上首屈一指的输液大国。

许多病友认为,输液是最有效、最好的治疗方法。到医院看病,不管病大病小,都要求医师给他输液,似乎不输液就等于白来医院一趟。其实,这是一种认识的误区。

当涉及治疗方案时,医师有时会问你:服药还是输液?其实这样问的前提是你的病服药和输液都可以解决,让你自己做出选择。

如果按能服药不输液的原则,你应该选择服药,因为服药同样可以治好你的病,而输液不仅价钱较贵,而且占用时间,还需要承担一定的风险。

当然,如果你不在乎价钱,有的是时间,又年轻,不怕承担风险,而只希望治疗快一些的话,选择输液也未尝不可。

但必须要提示一点,年龄较大,体质较弱的患者,或者有心脏病、肾疾病的患者最好不选择输液。如果病情需要,必须输液的话,也要谨慎、慢滴,在医护人员监护下进行为好。

3. 手术的选择 何谓手术?手术是以刀、剪、针等器械在人体局部进行的操作,是外科的主要治疗方法,俗称“开刀”。手术的目的是医治或诊断疾病,如去除病变组织、修复损伤、移植器官、改善机体的功能、形态和取活体组织检查等。

手术也是随着现代医学的发展而兴起的一种治疗方法。早期的手术仅限于用简单的手工方法,在体表进行切、割、缝,如脓肿切开引流、肿物切除、外伤缝合等。随着外科学的发展,手术领域不断扩大,已能在人体的任何部位进行。应用的器械也不断更新,如手术刀即有电刀、微波刀、超声波刀及激光刀等多种。因而手术也有了更广泛的含义。

如果患的是外科疾病,是否手术治疗将是你面临的必然选择。

外科的曾经定义是:以手术切除、修补为主要治疗手段的专业科室。但随着医学科学的发展,许多外科疾病也可以采用非手术治疗方法治愈。因此,有些外科疾病需要在手术和非手术两种治疗方法之中选择其一。

在更多的情况下,当你到医院看病,被确诊为外科疾病之后,采用手术或非手术治疗,医师根据你的病情已经为你做出选择,是没有你选择余地的。如急性化脓性阑尾炎、消化道穿孔、绞窄性肠梗阻、外伤性内脏破裂及恶性肿瘤早期等,不手术就会有生命危险,或者不可能恢复。

但在某些情况下,可以手术治疗,也可以非手术治疗,各有利弊,就需要患者自己做出选择。如某些良性肿瘤或恶性肿瘤中期,可切除可不切除;某些骨折,可以手术切开固定,也可以外固定,以及一些可做可不做的整形手术等。

在一般情况下,手术治疗要承担一系列风险,如麻醉意外、手术失败等,但一旦手术成功后也可能收获一分惊喜。而非手术治疗要么维持现状,要么慢慢恢复,要么病情恶化,这三种可能都存在。如恶性肿瘤中期,当无转移迹象时,如果手术则有两种可能,一是得到根治痊愈,二是加速转移恶化;而非手术治疗,根治已无可能,最后转移则是必然的结果。而有些疾病,如骨化性肌炎,患者选择非手术治疗得到完全恢复,而如果选择手术则会落下终身肢体功能不全的后果,这也是一种情况。

总之,当你患了某种外科疾病时,如果被告知没有选择的余地,必须尽快手术时,则要服从医师的安排,积极配合治疗;如果被告知可以进行选择,并且有一段犹豫时间的话,就需要多方咨询,与家人或亲友商议,或到别的医院,听听其他医师的意见,经过慎重考虑,仔细权衡利弊,最后再做出决定。

第 55 讲　看中医的技巧——要相信中医

1. 要对中医有一个总体的认识,要相信中医　选择看中医,就要对中医有一个总体的认识。中医,是以阴阳五行学说为理论指导，以脏腑、经络、气、血、精、液为人体结构基础，以六淫、七情、饮食、劳倦、外伤为病因，以邪正盛衰、阴阳失衡、气血津液失常为病机，以四诊、八纲、各种辨证为诊断程序，以扶正祛邪、调节阴阳、补虚泻实、祛湿润燥、活血理气为治疗方法，以中药、针灸等为治疗手段的医学，是与西医完全不同的一套医学体系。

中医是中国的传统医学，历经几千年的发展传承，形成了一套完整的理论体系，并积累了极其丰富而宝贵的临床经验。尽管在近代和现代，在西医传入中国之后，不断有人怀疑中医、诋毁中医，甚至主张取缔中医；尽管有关中医存亡的大论战一波未平，一波又起，而中医不但没有被冲垮，反而在与西医的比较中显示出其整体观念，辨证论治和使用天然药物的优越性，显示出其强大的生命力。事实证明，中医在广大民众心目中的位置是不可动摇的，中国是离不开中医的。

你要选择看中医，就要相信中医，要认真接受中医的诊断和治疗。同时不要急于求成，也不能要求立竿见影，因为中医治病是需要一定的时间和过程的。

2. 通过看中医，要得到一个纯中医的诊断，即辨证的结论

目前的临床医师队伍中，基本上有这样三种成分：西医医师、中医医师和中西医结合医师。按道理讲，你在西医医师那里可以得到一个西医诊断结论；在中医医师那里可以得到一个中医诊断结论；在中西医结合医师那里可以得到中医、西医两个诊断结论，并将其结合在一起分析，以便实施中西医结合疗法。但目前的实际情况是，你在西医医师那里得到西医诊断结论是没有问题的，而在中医医师那里你可能得不到中医诊断结论，而得到的也同样是西医诊断结论。这是因为，现在许多毕业于中医学院校的年轻中医医师，在学校里学的是中西两种医学理论，而在临床实践中习惯于西医的诊断方法，得出西医的诊断结论。

现在社会上还有一些医师，不同于以上三种情况。你说他是中医吧，中医学得不深不透，你说他是西医吧，对西医也只是略知

皮毛,中西医结合当然更谈不上。他对患者的诊断往往是中医一句、西医一句,不中不西,不伦不类,搞得患者如云山雾罩,不知所云。这样的医师最好不要找他。

你在中医那里看病,医师经过望、闻、问、切四诊和辨证之后,应该告知你患的是诸如"肝肾阴虚""脾肾阳虚""胃寒""肝火"之类的病,这就是中医的诊断结论。医师将以此为依据,为你制订治疗方案和开方用药。如果告知你患的是"支气管炎""胃炎""肠炎"之类,则是西医的诊断结论,这将不是你所期待的结果,因为倘若如此还不如看西医更为直接。此时此刻,你完全有必要追问一句:"我患的是中医什么病?"哪怕只得到"寒、热、虚、实"等简单的诊断,也对治疗用药有重要的指导意义,也不枉看中医一回。

另外,看中医时,还有一点特别需要注意:就是在那些以师承方式学医,未进过正规中医院校,对西医知之甚少的老中医面前,切忌问一些西医方面的问题。诸如"我患的是不是胃溃疡?""是不是肝炎?""是不是冠心病?"等。老中医将无法回答你的问题。正如在西医专家面前问一些诸如"我是不是肾虚?""是不是肺热、肝火?"之类的中医问题,西医专家将不屑一顾一样。

3. 要选择一个可以信赖的医师　俗话说,"中医认人,西医认门"。当你决定看中医的时候,选择一个好的、可以信赖的中医医师是非常关键的,至于这个中医医师在哪工作,倒是无关紧要。

在专业的中医医院、各个综合医院的中医科,以及中医诊所和设有坐堂医生的大药房里都会有一些非常有经验的中医医师。要了解这些中医医师的详细情况,一般有如下几种途径。

(1)媒体宣传:当今,有关养生、益寿、健康、防病的知识宣传,已成为各大媒体的主要话题。一些知名老中医经常被请上电视台,讲述中医养生和解答群众的疑问,这是我们了解这些知名老中医的最好途径。相信这些被请上台的老中医定是德艺双馨、久负盛名的。而与此同时,我们也应当知道,找这些名老中医看病必然是难上加难,一号难求。

另外,通过网络了解一些名老中医的业务专长和其他情况,也是一条便捷的途径。

(2)医院介绍:每个医院的门诊大厅里都有专家介绍栏,一些名老中医的业务专长和出诊时间,一看便知。

(3)民间传诵:一个中医医师的医术高低、人品如何,周围的群众自有评论。声誉和口碑不仅对一个中医医师的职业生涯至关重要,同时也是群众了解他的有效途径。一个医术精湛、医德高尚的中医医师,常让人有一种"未见其人,先闻其声"的敬重之感,群众对他的评价比官方介绍更为客观、真实、令人信服。

(4)亲身体验:要深入了解一个中医医师的医术和为人,最好的办法就是亲身体验一把。你亲自找他看病,几次交道下来,他的言行举止、医术医德必将显露无遗。这是了解一个中医医师最为直接的途径。

4. 就诊前的准备和注意事项

(1)就诊前的准备:带上以前的病史资料。如果你以前找过中医看病,就要把相关的病历及处方带上,以便医师了解你以往求治中医的诊断、治疗及效果;如果是复诊,要把上次的处方带上,以便医师比较;如果你看过西医,也要把各项检查结果及病历资料带上,以供大夫参考。因为目前,那种纯粹的,对西医不管不顾的老中医医师已为数不多,而多数中医医师都需要参考西医的检查和诊断辨证施治。

(2)注意事项:舌诊是中医诊断疾病的重要步骤,因此在准备找中医看病之前,注意不要刮舌苔,不要吃一些颜色较重的,能够染苔的食物,以免造成假象。女士看病前不要浓妆艳抹,不要涂眼影、口红、指甲油等,要让医师看到真实的你。脉诊前应先静坐十分钟左右,以求心平气和才能体现出你的本来脉象。

5. 正确认识中医的脉诊和其他三诊　年龄大一点的朋友可能都知道这样一句话:"病家不用开口,便知病之来由,说对了吃我的药,说得不对分文不取。"这是戏里面的一句台词。但很多人相信这个，并认为脉诊是中医唯一的诊断方法。他们找中医看病，往往一言不发，只是把手臂伸出，往医师面前一放，就静等把脉和对病情的说辞了。其实，这是对中医脉诊的误解。

中医看病讲究望、闻、问、切四诊，即观望患者的气色形态，听患者的声音、嗅患者的气味，问患者的病史，最后才是切患者的脉搏。切诊在四诊当中固然重要，但不能代替其他三诊而独立存在。如果你找中医医师看病时，拒绝提供病史，医师一则听不到你的声音，二则了解不到你目前的主要症状，四诊实际上变成了二诊，不仅诊断的准确性打了折扣，治疗效果也无从保证。

正确的态度应该是，当你选择了中医，并找到了你要找的中医医师之后，第一项要做的，就是把你当前最主要的、感觉最难受的、最迫切需要解决的症状，毫无保留地告诉医师，医师结合你的病史，通过望、闻、切诊进行分析、综合、辨证，找出你疾病的实质，给予恰当的治疗。唯有如此，你的病才有可能尽快治愈，才能如期达到你这次看病的目的。

第56讲　看中医的技巧——治疗的选择

中医医师经过四诊、辨证思维和诊断之后，便开始进入治疗，即看病的第二阶段。在治疗阶段，看中医的技巧则体现在对治疗方法的选择和煎药方法上。

1. 中药和针灸的选择　中药和针灸是中医的两种基本治疗方法。中医医师在为你治疗之前，可能会先问你："是用中药，还是用针灸治疗？"这是你在接受中医治疗的过程中所面临的第一个选择。

从总体上看，中药和针灸都能有效地治疗各科疾病，而中药则是更为普遍、一般人都能接受的治疗方法。针灸治疗需要一定的时间和条件，并要承担一定的风险，当然针灸治疗也有它的优势和特长。

针灸治疗除需要针、灸和消毒的简单器械之外，还需要房间、床位等相关设施。针灸治疗的过程中还可能出现晕针、折针、出血和刺破重要内脏等一系列风险。但与此同时，针灸在治疗名种痛症和某些急重症的急救方面也因疗效奇特而显现出优势和特长。

　　2. 汤剂和成药的选择　　中药汤剂是将经过加工的中药饮片加水煎煮后，去渣取汁的液体制剂，为中医最常用的剂型。它的特点在于服后易于吸收，可迅速发挥疗效。可用于各种疾病的治疗，尤其适用于新病和较急的病症。

　　中成药是以中草药为原料，按照不同的方剂组成加工制成各种不同剂型的中药制品，包括丸、散、膏、丹等各种剂型，是我国历代医药学家经过千百年医疗实践创造、总结的有效方剂精华。

　　当中医医师为你确定诊断，并决定吃药治疗之后，有时会问你："是吃汤药，还是吃中成药？"这时，就需要你做出第二个选择。

　　在前面，讲到中医的治疗时，曾提到原方原用这种方剂的组成方式，指如果医师遇到的病证与某一知名方剂的功能主治完全相符的情况下，可以不加更改地使用这一方剂。实际上，中成药的应用就是原方原用的一个范例。使用中成药治疗，具有方便服用，不用煎煮的优点。

　　如果患的疾病不严重、不复杂，又与某种中成药的功能主治相符，完全可以选择中成药治疗，既省时、省事，又可达到预期的疗效。

　　如果患的疾病有些复杂和严重，一时又找不到合适的中成药进行治疗时，可以选择汤药治疗。一般中医医师也会这样建议你，因为选择汤药治疗，中医医师可以根据你的病情灵活用药，即便使用某个知名方剂，也有很大的加减余地，治疗效果也会好很多。

　　3. 饮片与颗粒的选择　　当你决定服用汤药治疗后，大夫可能又会问你："用颗粒吗？"此时，你将面临第三个选择。

所谓颗粒,是单味中药配方颗粒的简称。又称"免煎饮片、无糖型固体汤剂。"从理论上讲,所谓单味中药配方颗粒是用符合炮制规范的传统中药饮片作为原料,经现代制药技术提取、浓缩、分离、干燥、制粒、包装精制而成的中药产品系列。它保证了原中药饮片的全部特征,能够满足医师进行辨证论治、随证加减、药性强、药效高,同时又具有不需要煎煮、直接冲服、服用量少、作用迅速、成分完全、疗效确切、安全卫生、携带保存方便、易于调制和适合工业化生产等许多优点。

单味中药配方颗粒的出现,是传统中药制剂的一次历史性变革。从此喝中药也像喝咖啡一样,把一包包小袋装中药配方颗粒倒进杯里,热水一冲,患者就会干净利落地感受中药的疗效。

近年来,中药配方颗粒在欧洲和美国、澳大利亚、韩国、日本等国家,以及中国台湾、香港等地区发展很快。韩国、日本及中国台湾、香港等除满足本地需要外还大量出口。相比之下,我国的中药配方颗粒推广缓慢。

国人对于这种单味中药配方的使用持有褒贬两种不同的态度,称赞方便者有之,嫌其价贵者有之,质疑药效者有之。不少人不愿接受这种新生事物的主要原因,就是怀疑其疗效不如传统的煎煮方法。

那么,这种单味中药配方颗粒的疗效与传统的煎煮方法相比,究竟如何?

曾有部门对此做过一项临床调查,对 100 个病例的经典处方进行"中药饮片共煎"和"中药配方颗粒免煎"的效果比较,发现大约 81％的疗效没有差别,而 9.5％的中药配方颗粒比汤剂药效提升,9.5％则是中药配方颗粒确实比共煎汤剂减效了。比较结果两者疗效相似,无显著差异。

既然两者效果相似,中药配方颗粒又具有方便、安全等优点,当你在没有煎药的条件和时间的情况下,使用单味配方颗粒冲服来代替饮片煎煮,当不失为一种明智的选择。

4. 饮片医院代煎与自煎的选择 当你决定用饮片煎煮的方式服药之后,你将面临是让医院代煎,还是自煎的选择?

很多医院都配备了"中药煎药机",开展为患者代煎药物的业务。的确,煎煮药物是一项又费时,又劳神的差事。如果医师开方取药后交给医院用机器代煎,直接将煎好的药液拿走,则不失为一种省时、省事、又方便的好办法。

但须注意,医院开展的机器代煎药物,实际上用的是一种"大锅煮"的方法。就是把所有要煎的药物(如 7 剂或 5 剂药物的全部)都一次性放入煎药机之内煎煮,不分中药的煎数,不分"先煎"还是"后下",也不分"文火"还是"武火"。煎好后按需要分成若干等分就可以了,这与传统的煎药常规方法有相当的不同,至于药效是否受到影响,虽然没有调查统计的数字,却也让人生疑。

第 57 讲 煎药方法

如果你最终选择了自煎药,把药带回家,准备自己动手煎煮制成汤剂的时候,可别忘了,这里面是有常规方法和注意事项的。如果不按常规进行或方法不当,将对药物的疗效产生很大影响。

1. 煎药用水量 煎药用水量适当与否,直接关系着治疗效果,故加水量应根据药物性质和数量适当掌握,每煎一次,以所得药液 100～150 毫升为宜。如加水量过少或过多,都会影响药液的质量、数量和煎煮时间。煎剂可分为解表药剂、一般药剂和滋补药剂三种类型,可根据药剂的不同类型所规定的用水量进行加水,并观察药质的坚柔、药量的多少,结合实际操作经验、酌情增减。

解表药剂:第一煎用水量为 400～600 毫升,第二煎用水量,约为第一煎的一半(以下类同)。

一般药剂:第一煎用水量为 400～700 毫升。

滋补药剂:第一煎用水量为 700～900 毫升。

2. 煎药的火候　煎药火力,一般是根据药物的性质和用药目的的不同,分别用文火和武火。所谓文火,就是小火,温度较低。武火就是大火,温度较高。一般未沸之前用武火,已沸后改用文火。例如,煎滋补药初用武火,已沸后宜文火慢煎,有利于煎出其全部有效成分。煎解表药,则宜始终用武火连煎,取其芳香之气。故此煎药时对火候的控制,亦是操作中应注意的环节。

3. 煎药的时间　煎药质量,除与加水量的多少、火力的大小有关外,煎煮时间的长短更为重要。如解表剂多为松泡芳香药物,煎煮时间过长,则气味反而散失;滋补剂多为坚实味厚之品,煎煮时间过短,则不能煎出其有效成分。

解表药剂:第一煎煎煮时间 15～20 分钟(从已沸计算),第二煎煎煮时间(从已沸计算)约为第一煎的 3/4(以下类同)。

一般药剂:第一煎煎煮时间 20～25 分钟(从已沸计算)。

滋补药剂:第一煎煎煮时间 30～35 分钟(从已沸计算)。

4. 煎药的用具　煎药以用砂锅为宜,忌用铁器,因砂锅化学性质稳定,在煎煮药物时,不会与药物的有效成分起化学变化以致影响药效。如用铁锅煎药,容易使药中含有的鞣质化合成鞣酸铁,或其他成分。还有些中药里含生物碱,必须和鞣质或其他有机酸结合生成盐,才能溶于水便于吸收,如果鞣质损失过多,以致影响生物碱的利用,结果会降低药物浸出成分的治疗效果,甚至会改变药物性能,发生反作用,危害人体。所以忌用铁器。如无砂锅,可用完整无损的搪瓷制品。滤药时的所用工具,也以不用铁制品为宜。

5. 煎药注意事项　关于煎药用水,以凉水为宜,一般每剂药煎煮 2 次,即可煎出其全部有效成分。煎得的药液,不应久贮锅内,应及时滤出。滤药时就将药渣加以压榨,使汁液尽量滤净,以免抛弃药液。将一、二煎同放在一容器内,分装 2 瓶,经贴签堵塞后备取服用。在煎药过程中,凡轻柔药物,如竹叶、薄荷、夏枯草等,应不断搅拌,使其沉浸水中,有利于有效成分的煎出。而且诸药之中,其性质各异,成分溶解有难易之别,需要煎煮的时间,自有长短之分。由于情况不尽相同,除合煎外,又有先煎、后下、包煎、另煎、冲服、烊化等不同的操作方法。

(1)先煎:方剂中有些矿石类及贝壳类药物,质地坚硬,其所含成分难于煎出,应采取先行煎煮的方法。即将需要先煎的药物置锅内,加水后用武火加热至沸,煎 15～20 分钟后,再放入其他药物同煎。

先煎品种:生石膏、生石决明、生龙骨、生牡蛎、生龙齿、生磁石、生赭石、生瓦楞子、生紫石英等。

(2)后下:有些清热解表药物,含有挥发性成分,也有些药物组织疏松,都不宜煎煮时间过长,否则所含挥发性物质尽被挥发,或破坏一些成分,减低了疗效,故应后下,缩短其煎煮时间。后下的药物,可在其他群药煎煮 10～15 分钟后再放入锅内,煎 5～10 分钟即可。

后下品种:薄荷叶、紫苏叶、藿香叶、佩兰叶、杏仁、砂仁、紫蔻仁、鲜薄荷、鲜佩兰、鲜藿香等。钩藤也宜后下。

(3)包煎:凡含有黏性的药物,加热后易于与水混成糊状,使锅底焦煳或使药液黏稠,难于过滤;或带有细毛状的药物,煎后药汁中的细毛不易除去,服时常刺激咽喉,因此将这类药物装纱布袋内,并将口扎紧,方可与其他药物同煎。

包煎品种:车前子、葶苈子、旋覆花、滑石粉、六一散、益元散、黛蛤散、青黛等。

(4)另煎:有些贵重药物,为了更好地煎出其有效成分,须另行煎煮取汁,然后兑入其他合煎的药液内。方法:可将另煎的药品置锅内,加水适量,煎透后取汁,煎后的药渣,可并入其他诸药中再煎之,使有效成分得以全部煎出。

另煎品种:野山参、朝鲜参、人参、西洋参、羚羊角、犀角、鹿茸等。

(5)冲服:有些贵重药物,用量较少,不宜同诸药煎煮,可研成细粉,用药汁冲服。

研粉冲服品种:麝香、牛黄、珍珠、犀角、羚羊、朱砂、猴枣、三七、沉香、琥珀、雷丸等。

(6)烊化:一些胶类药物,黏性甚大,不宜与群药共同煎煮,须将这类药物放入锅内,加水适量,直接加热溶化,或将药与水置容器内,用隔水炖化方法。溶化后再兑入其他群药的药液中同服。

烊化品种:阿胶、龟甲胶、鳖甲胶、鹿角胶、饴糖等。

6.服药的时间、方法与服药量

(1)服药时间:一般在饭后一小时服药。补养药以早晚空腹时服用为宜,易于吸收。润肠药与泻下药,也宜空腹时服,以发挥其润滑涤荡之效。消化药宜进食后服,以助消化。驱虫药应在早晨空腹时,先喝些糖水,随即服药,杀虫效果较好。

(2)服药方法:解表药宜温服或稍热服,服药后可喝热稀粥,并加被卧床以助发汗;祛寒药宜热服,有助于温通;解毒药、清热药以凉服为宜。一般止吐药:寒吐宜热服,热吐宜凉服,并应注意少量多次分服,以免吐出。

(3)服药量:成人每次可服 100～150 毫升。儿童应按年龄大小区别服量。

1 岁以内为成人的 1/5 量;1－3 岁为成人的 1/4 量;4－7 岁为成人的 1/3 量;8－10 岁为成人的半量;11－15 岁可用成人量。

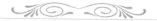

第八章　人体十大系统

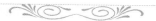

> 　　作为一个并非懂医的普通民众,粗略地了解一点人体结构和相关医疗知识,对于养生防病、求医看病、体检和阅读体检报告等,都是非常有益的和必要的。"八大系统",即神经、心血管、呼吸、消化、内分泌、泌尿、生殖和运动系统,是概括人体结构的传统提法,但这种提法明显漏掉两个重要的系统,即血液系统和免疫系统,而"十大系统"的提法似乎更恰当一些。我们以此为题,先介绍这十大系统,再以此扩展,介绍十大系统之外的眼、耳、鼻、咽、喉、口腔这些临床上五官科所涉及的器官,以便读者朋友对自身的人体结构有一个粗浅的,却也比较全面的了解。

　　在介绍十大系统之前,先说一下细胞。

　　同其他各种生物体(病毒除外)一样,人是由细胞构成,细胞是人体的基本单位。细胞是由细胞膜、细胞质(包含基质、细胞器和包含物)和细胞核(包含核仁、染色质)组成。细胞具有新陈代谢、感应性、生长和增殖等生命活动,同时也具有分化、衰老和死亡的生命过程。

　　当今世界上存在的最大的细胞是鸵鸟蛋,长 15～22 厘米,直径 14～15 厘米。实际上,鸟类的蛋就是一个完整的卵细胞。如果我们认认真真地观察一个鸡蛋,就了解了细胞的基本结构:鸡蛋壳是细胞膜,鸡蛋清是细胞质,鸡蛋黄是细胞核。

人体大约由 60 万亿个细胞组成。各部的细胞,不仅大小差别较大,也因功能不同而形态各异,如血细胞为圆形;肌细胞为梭形或长圆柱形;神经细胞有较长的突起。

第58讲　神经系统

神经系统是人体结构和功能最复杂的系统,是由数以亿万计的相互联系的神经细胞所组成。在体内起主导或统帅作用。

1. 神经系统组成　神经系统包括脑、脊髓(中枢神经)及附于脑和脊髓的周围神经。

(1)脑:位于颅腔内,一般可分为六个部分:端脑(即大脑)、间脑、中脑、脑桥(也称桥脑)、延髓和小脑(也称后脑),中脑、脑桥和延髓合称为脑干。脑和脊髓共同组成中枢神经系统(图 8-1)。

大脑分为左右大脑半球,管理着我们的情感、认知、语言和行为等高级神经活动。小脑负责调节运动,延髓是生命中枢,是呼吸、循环中枢的所在地。间脑分为背侧丘脑、下丘脑、上丘脑和后丘脑等几部分,各部分都有其特殊功能,但主要功能表现为对躯体性与内脏性感觉(嗅觉除外)冲动的接受和初步整合,中继给大脑皮质特定感觉区,它又是大脑皮质下自主神经和内分泌的调节中枢。中脑是视觉、听觉、运动、姿势等反射的皮质下中枢。脑桥有调节呼吸和调节肌肉运动的功能。另有胼胝体,是由联络左右大脑半球的神经纤维组成的一种纤维束板,呈弓状结构,位于大脑正中矢状切面上。

(2)周围神经系统:是指与脑和脊髓相连的神经,即脑神经、脊神经和内脏神经。其中脑神经共有十二对。

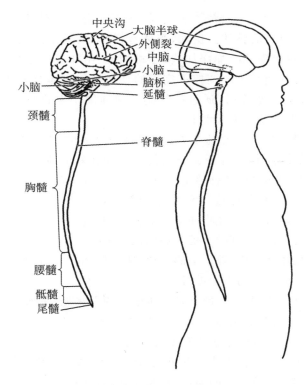

图 8-1　中枢神经系统

十二对脑神经歌

1 嗅 2 视 3 动眼①, 4 滑 5 叉 6 外展②,

7 面 8 听 9 舌咽③, 迷走副舌 12 全④。

注: ①嗅神经、视神经、动眼神经; ②滑车神经、三叉神经、展神经; ③面神经、听神经、舌咽神经; ④迷走神经、副神经、舌下神经。

2. 神经系统的功能 ①控制和调节其他系统的活动，使人体成为一个有机的整体。例如，当体育锻炼时，除了肌肉强烈收缩外，同时也出现呼吸加深加快、心跳加速、出汗等一系列变化，这些都是在神经系统的调控下完成的。②维持机体与外环境间的统一，如天气寒冷时，通过神经调节使周围小血管收缩，减少散热，使体温维持在正常水平。

神经系统活动的基本方式是反射，反射的物质基础是反射弧，由感受器、传入神经、中枢、传出神经和效应器构成。神经系统通过与它连接的各种感受器，接收内、外环境的各种刺激，经传入神经传至中枢（脊髓和脑）的不同部位，经过整合后发出相应的神经冲动，经传出神经将冲动传至相应的效应器，产生各种反应，称为反射。因此，神经系统既能使机体感受内、外环境的刺激，又能调节机体适应内、外环境的变化，使机体能及时做出适当反应，以保证生命活动的正常进行。

脑是人体的"司令部"，是人体精髓的汇集处，是所有行动、感情、思想和情绪的统帅。人脑的平均重量为 1200 克，体积为 1.5 立方分米。人脑的重量的多少与人的智力的高低并无直接关系，如俄罗斯作家屠格涅夫大脑重 2012 克，法国作家佛朗哥大脑仅重 1017 克，而狼孩儿的脑重为 2850 克，却很笨。

人的大脑分为左、右两个半球，大脑皮质上面那些大大小小的褶皱，即大脑沟回，属于高级神经活动的基础，与人类的智力息息相关。人的感觉、意识、思维、记忆、情绪、行为等极为复杂的生理、心理活动都是在这片神经元网络中进行的。据神经生物学家推算，一个人的大脑神经细胞数目，与天上银河系中的恒星数目相差无几，约有 140 亿之多；一个人的大脑神经细胞回路，比当今世界上所有的电话线网络还要复杂 1400 多倍。但耗能功率仅为 10 瓦。人脑每天可处理 8600 万条信息，以此类推，人的一生，约能处理 100 万亿条信息。脑细胞的神经网络四通八达，神经冲动的速度可达每小时 400 公里。人脑的调度、指挥能力非凡，速度之快,灵敏度之高,都是世上无双的。

人体有五种感觉器官:听觉、嗅觉、味觉、触觉和视觉,将信息通过 12 对脑神经传递到中枢。但是五种感觉器官在不断地接收的信息中,仅有 1% 的信息经过大脑来处理,其余 99% 均予筛去。人脑的两个半球之间有 2 亿条神经纤维相联系,每秒钟在两个半球之间可以往返传递 40 亿个信息。一种物体的光进入眼,由视神经传给脑,使脑产生电活动,从而识别这个物体,约需时间 1/500 秒。每一秒钟,脑要进行 10 种不同的化学反应。若要把一个人的记忆充分利用起来,脑能相当于美国国会图书馆里所藏书内容的 50 倍,即 5 亿多册书合起来的知识总量。目前还没有一台计算机能完成脑的全部功能。

当然,人的大脑也有它自身的短板,当外部的信息像潮水般地涌来的时候,人脑则应接不暇,而只能选择其中一种重要的信息进行处理,其余的只好"置之脑后",所谓"一心不能二用"就是这个道理。生活中,我们想要办好一件事,最讲究的就是"一心一意",或者"全心全意",如果要两者兼顾,"三心二意",最后的结果只能是一事无成。例如一个小学生,他放学后又想完成作业,又想看电视里的动画片,其结果必然是作业也写不好,动画片也看不完整。

但也有例外的情况。当一个人遇到一个突发、紧急的事件,对身体或生命构成重大威胁的时候,大脑将放弃当前正在处理的信息,而以最快的速度调动全身各个器官来应急应对,如心跳加快、血压升高、血流加速、呼吸急促、全身肌肉缩紧等。当你身边突然发生一声巨响,你全身的肌肉会立刻收缩甚至跃起,这就是平常所说的"吓一跳"。当你在冰上行走时滑了一下,你内耳的平衡器官就会告知你的大脑身体失去了平衡,大脑马上指挥你相关的肌肉收缩,以期恢复平衡,同时指挥你的双臂,向将要摔倒的方向伸去,以防止你摔得过重或伤到头部重要器官。神经系统为你所做的这一切,都是在瞬间完成的,是不需要你思考,也来不及思考的。平常所说的"下意识怎样怎样"就是这个道理。

人的神经系统活动是非常微妙的。也许你正在看书、听课、学习，也许你正在和别人谈话、商议事情，也许你正在聚精会神地完成一道工程工序，但与此同时，你身体内的各个部门也在有条不紊地工作着，如你的心脏在不快不慢地跳动，你的肺在均匀地呼吸，你的胃肠道在不断地蠕动。所有的一切，都不需要大脑皮质直接指挥，而由皮质下的自主神经中枢管辖，但同时，又离不开大脑皮质的调控。当你遭受精神创伤，情绪发生重大变化，如过度忧虑、愤怒、悲伤、恐怖的时候，你的中枢神经功能发生障碍，皮质下的这些自主神经中枢会受到直接影响，循环、呼吸、消化等各个方面就会出现问题，疾病也就随之发生。

3. 神经系统的常见症状　有头痛、眩晕、语言障碍（失语）、偏瘫（一侧肢体运动障碍）、截瘫（身体某一平面以下运动障碍）、抽搐、惊厥和意识障碍（按表现程度分为嗜睡、意识模糊、昏睡、昏迷）等。

4. 神经系统的疾病　涉及临床上的神经内科、神经外科和精神科。

神经内科的疾病：包括脑神经疾病（如三叉神经痛、视神经炎、面神经炎、梅尼埃病等）、脊神经疾病（如多发性神经根炎、坐骨神经痛等）、脊髓疾病（如急性脊髓炎、脊髓压迫症、脊髓空洞症、遗传性共济失调症等）、脑部疾病（如癫痫、脑出血、蛛网膜下腔出血、脑梗死、颅内肿瘤、脑积水、震颤麻痹、小舞蹈病等）、肌肉疾病（如重症肌无力、周期性瘫痪、进行性肌营养不良症等）、自主神经系统疾病（原发性直立性低血压、自主神经功能紊乱）等。

神经外科疾病：包括颅脑损伤、外伤性脑出血、颅内肿瘤、髓内肿瘤、各种椎管内和脊柱肿瘤、先天性脑积水、颅裂、脊柱裂及各种需要手术治疗的脑血管病等。

精神科疾病：包括精神分裂症、抑郁症、躁狂抑郁症、更年期抑郁症、中毒感染性精神病、老年性痴呆（又称阿尔茨海默病）、神经官能症(包括神经衰弱、癔症、强迫症)、智能发育不全、病态人格等。

5.神经系统的常用检查方法

(1)CT:CT 是"计算机 X 射线断层摄影术"的英文简称。CT检查是从 X 射线检查发展而来的一种检查方法,其分辨率和定性诊断正确率都明显高于一般 X 线检查。CT 可以检查脑的结构是否异常,是否有脑出血、脑肿瘤、脑梗死等。

(2)磁共振(MRI):其基本原理是将人体置于特殊的磁场中,用无线电射频脉冲激发人体内氢原子核,引起其共振,并吸收能量。在停止射频脉冲后,氢原子核按特定频率发出射电信号,并将吸收的能量释放出来,被体外的接收器接收,经电子计算机处理获得图像,称为磁共振。由于 MRI 彻底摆脱了电离辐射对人体的损害,又有参数多、信息量大、可多方位成像,以及对软组织有高分辨力等突出特点。已被广泛应用于临床疾病的诊断。MRI 可以检查脑和脊髓的各种疾病,包括畸形、炎症、梗死、出血、肿瘤等。

(3)脑电图:是神经科常用的电生理检查方法,通过贴在头皮上的电极,间接地记录大脑皮质神经细胞自发性电活动,从而对神经系统疾病进行诊断和鉴别诊断。主要用于检查各种类型的癫痫。

(4)经颅多普勒(TCD):用较低频率的多普勒超声检测大脑前动脉、中动脉、前交通动脉、后交通动脉、椎动脉、基底动脉和小脑下后动脉的血流信号。从而了解这些脑部血管是否有狭窄、闭塞,以及狭窄、闭塞的部位、程度,也可以推测病变血管远端及近端的改变。

(5)肌电图:人体的肌肉在运动时可以产生生物电活动,将此生物电用电极引导,通过仪器放大,显示出一定的波形,称之为肌电图。用于测定肌肉在某种生理状态(放松或收缩等)下的肌电活动,是诊断神经疾病和肌肉疾病的一种常用检查项目。

第 59 讲　心血管系统

1. **心血管系统组成与功能**　包括心、动脉、毛细血管和静脉。

（1）心（图 8-2）：主要由心肌构成，是连接动、静脉的枢纽和心血管系统的"动力泵"，并且具有重要的内分泌功能。心内部被房间隔和室间隔分为互不相通的左右两半，每半又分为心房和心室，故心有 4 个腔：左心房、左心室、右心房和右心室。同侧心房和心室借房室口相通。心房接受静脉，心室发出动脉。在房室口和动脉口处均有瓣膜，它们颇似泵的阀门，可顺流而开启，逆流而关闭，保证血液定向流动。

（2）动脉（图 8-3）：是运送血液离心的管道，管壁较厚，含平滑

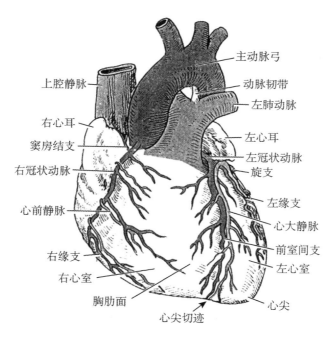

上腔静脉	主动脉弓
右心耳	动脉韧带
窦房结支	左肺动脉
右冠状动脉	左心耳
心前静脉	左冠状动脉
右缘支	旋支
右心室	左缘支
胸肋面	心大静脉
心尖切迹	前室间支
	左心室
	心尖

图 8-2　心

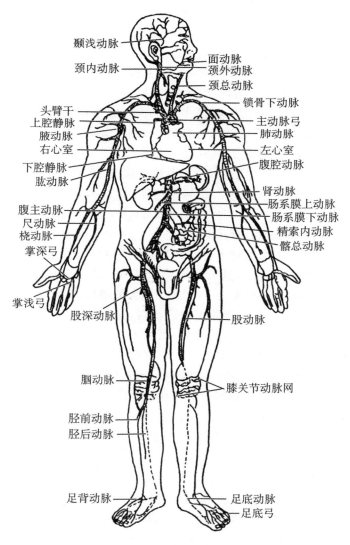

颞浅动脉

颈内动脉

面动脉
颈外动脉
颈总动脉

锁骨下动脉

头臂干
上腔静脉
腋动脉
右心室

主动脉弓
肺动脉
左心室

下腔静脉
肱动脉

腹腔动脉

肾动脉
肠系膜上动脉
肠系膜下动脉
精索内动脉
髂总动脉

腹主动脉
尺动脉
桡动脉
掌深弓

掌浅弓

股深动脉

股动脉

腘动脉

膝关节动脉网

胫前动脉
胫后动脉

足背动脉

足底动脉
足底弓

图 8-3　全身动脉

肌和弹力纤维。心脏射血时,管壁被动扩张,心脏舒张时,管壁弹性回缩,推动血液继续向前流动。动脉在行程中不断分支,越分越细,最后移行为毛细血管。

（3）毛细血管:是连接动、静脉末梢间的管道。管径一般为6～8微米,彼此吻合成网,除软骨、角膜、晶体、毛发、牙釉质外,遍布全身各处。毛细血管数量多,管壁薄,通透性大,管内血流缓慢,是血液与血管外组织液进行物质交换的场所。

（4）静脉:静脉是引导血液回心的血管。小静脉由毛细血管汇合而成,在向心回流过程中不断接受属支,逐渐汇合成中静脉、大静脉,最后注入心房。静脉管壁薄,管腔大,弹性小,容血量较大。

人身体的血管连起来,差不多有 96 500 公里长,心脏作为一个动力泵,往这些血管里输送血液,每分钟约 5.6 升,每天超过 8000 升,重达 8 吨多,其所做的功,足以把 900 千克的重物举高 1.2 米。心脏只有拳头大小,竟有如此大的能量,实属世间奇迹。

心脏在人体内不分昼夜地跳动着,是一个不知疲倦的勤劳者。但心脏真的不需要休息吗? 当然不是。在两次心跳之间,心脏还是可以得到片刻休息的。左心室收缩并把血液推送到全身,约需 0.3 秒钟,然后心脏约有半秒钟的休息时间。特别是在夜间,人在睡觉,心脏也得到充分的休息。因为此时,身体的耗能量是最低的,心脏没有必要把血液推进到全身各部的毛细血管中去,心跳的次数也由正常情况下的每分钟 70 几次减少到 50 几次。

心跳从胎儿时期开始,直到人死亡时才终止,有时把某某人"心脏停止了跳动"作为其死亡的代名词。那么,是什么原因使心脏伴随着生命而不停地跳动呢? 是因为心脏有一种特殊的心肌细胞,具有自律性和传导性,由它构成的心脏传导系统,有使心脏起搏和传导冲动的作用,该系统包括窦房结、结间束、房室结区、房室束,左、右束支和浦氏纤维。其中窦房结是心脏的起搏点,产生的冲动依次下传到心房和心室,以完成一次完整的心跳。

在健康体检时,经常看到心电图上有"窦性心律"的诊断,说明是正常心律,是由窦房结发出冲动启动的心律。如果窦房结因某种原因失去作用(如病窦综合征等)或其他部位的心肌兴奋性增高时,则出现异位心律,如房性心律、结性心律、室性心律等。

临床上出现的心律失常,不仅种类繁多,而且原因也各有不同,其中因心脏传导系统异常引发的心律失常占有很大比重。不管什么原因引起的心律失常,只要造成心率过快(如心房颤动、心房扑动、阵发性心动过速、心室扑动等)和过慢(如三度房室传导阻滞等)都会对生命造成威胁,须高度重视。

心脏是人体耗氧最多的器官之一,心脏在安静的状态下耗氧量占全身的12%。在剧烈体力活动时,血流量可增加到休息时的6~7倍。因此,供应心脏血液的血管,即冠状动脉肩负着重要的使命,不能出现任何问题。

冠状动脉是为心脏供应血液的动脉,走行在心脏的表面,像树干一样逐级分出许多分支,包绕整个心脏。从外形看,它就像网状帽子一样,扣在心脏表面,因此人们形象地称之为"冠状动脉"。一旦冠状动脉因为粥样硬化造成狭窄或阻塞时,就会严重影响心肌供血,即为临床上所说的冠状动脉粥样硬化性心脏病,简称"冠心病"。急性冠心病可引起心肌梗死或猝死,病死率非常高,是威胁人类健康的头号杀手。

2. 心血管系统疾病的常见症状及常见疾病

(1)心血管疾病的常见症状:有心悸、胸痛、眩晕、发绀、呼吸困难、水肿等。

(2)心血管系统的疾病:包括心脏疾病和周围血管疾病。

心脏疾病,除了上面所说的心律失常和冠心病之外,还包括高血压、心力衰竭、心肌炎、心肌病、心包炎、风湿性心脏瓣膜病、感染性心内膜炎、肺源性心脏病(肺心病)、先天性心脏病(先心病)、梅毒性心脏病和心脏神经官能症等。

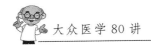

周围血管疾病,包括动脉粥样硬化、夹层动脉瘤、雷诺综合征、血栓性静脉炎等。

临床上将心血管系统疾病划分为心内科和心外科。简单说来,心内科是以药物治疗和介入治疗为主,心外科是以手术治疗为主。

心内科的介入手术包括治疗冠心病的支架植入术、治疗心动过缓和传导阻滞的心脏起搏器植入术和治疗各种快速心律失常的射频消融术等;心外科的手术包括先天性心脏病的手术、冠心病的搭桥手术、心脏瓣膜病的换瓣手术,还有心脏的外伤及复杂的心血管畸形疾病、夹层动脉瘤等,都需通过手术治疗,以达到治愈的目的。

3. 心血管系统疾病的常用检查方法

(1)心电图:是诊断心血管疾病最常用和最基本的方法,具有操作简便、价格低廉、诊断可靠的特点。心电图检查的特长是心律失常和冠心病的诊断,目前已成为内科急诊病人的常规检查项目。

(2)动态心电图:也称 24 小时心电监护,简称 Holter。是通过一种随身携带的记录器,连续 24 小时动态监测人体心电图变化,能够捕捉到一过性、暂时性或阵发性的心律失常和心肌缺血,大大提高发作性心律失常和冠心病的检获率。

(3)心电图平板运动试验:是心电图负荷试验中最常见的一种,是目前诊断冠心病最常用的一种辅助手段,对冠心病的诊断、病变程度的判断和预后均有重要意义。

(4)心脏超声:也称超声心动检查,是唯一能动态显示心脏结构、心脏搏动和心脏、血管内血液流动的检查方法,擅长先天性心脏病、心脏瓣膜病和心肌病的诊断。

(5)冠状动脉增强 CT 检查:是临床上广泛应用的一种检查冠心病方法,容易受心率的影响(心率高于 60/分钟时,效果不理想)。如果显示冠状动脉没有狭窄,可以排除冠心病;如果显示冠状动脉中、重度以上狭窄,则需要进行冠状动脉造影。

(6)冠状动脉造影检查:是一种普通微创手术类检查。取桡动脉或股动脉穿刺插进导丝或导管,到冠状动脉后打造影剂,记录显影过程,可以观察冠状动脉是否狭窄、栓塞,结果直观准确,是冠心病诊断的金标准。同时,可行支架植入术治疗。有一定的风险。

(7)心肌酶:包括肌酸激酶、肌酸激酶同工酶、乳酸脱氢酶和α-羟丁酸酶。心肌酶升高,特别是前两项升高对诊断心肌梗死和心肌炎,具有重要意义。

第60讲 呼吸系统

1. 组成与功能 呼吸系统(图8-4),是由呼吸道和肺组成。通常称鼻、咽、喉为上呼吸道;气管和各级支气管为下呼吸道。肺由实质组织和间质组成,前者包括支气管树和肺泡;后者包括结

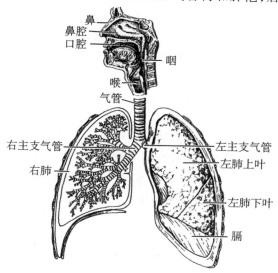

图8-4 呼吸系统

缔组织、血管、淋巴管、淋巴结和神经等。呼吸系统的主要功能是进行气体交换,即吸入氧,排出二氧化碳。同时肺还具有内分泌功能。

呼吸时,气体从鼻或口腔进入,经过咽、喉进入气管、支气管,最后在肺泡内进行气体交换。

气管位于喉与左、右主支气管分叉处的气管杈之间,由14～17个缺口向后呈"C"形的透明软骨环及平滑肌和结缔组织构成,临床上的气管切开术,常在第3～5气管软骨环处实行。

支气管是由气管分出的各级分支,其中一级分支为左、右主支气管,由于左肺两叶,右肺三叶,所以左主支气管细而长,右主支气管短而粗,经气管坠入的异物多进入右侧。主支气管又分为肺叶支气管,左肺有上叶和下叶支气管;右肺有上叶、中叶和下叶支气管。肺叶支气管进入肺叶后,又分为肺段支气管。全部各级支气管繁复分支形成树状,称为支气管树。

肺位于胸腔,坐落于膈肌上方、纵隔的两侧。肺的表面被覆脏层胸膜和壁层胸膜,两层胸膜之间形成密闭的、负压的胸膜腔,腔内有少量液体,起润滑作用。如果因某种原因,腔内进入多量气体,称为气胸;如果腔内存有多量液体,称为胸腔积液;如果腔内液体和气体同时存在,则称为液气胸。

人从生下来第一声啼哭开始,到生命的最后一刻,双肺都在昼夜不停地工作着。肺泡是肺内气体交换的最小单位,肺泡周围像蜘蛛网一样覆盖着有通透性的毛细血管。在这里,血液当中的红细胞把二氧化碳带入肺泡,又携带氧气从肺泡进入血液。每一个肺泡直径只有0.25毫米,相当于一粒米的1/10,但全肺共有5亿多个肺泡,若将这些肺泡的总面积加起来,约为100平方米,足以建造一套三室二厅的住房。而每当一个人躺在床上安静休息时,1分钟内就需要吸入9升空气;如果坐在椅子上,一分钟需要18升;如果散步则需要27升;如果快步奔跑则需要60升。由此可见,肺的工作量何其之大。

肺的呼吸,在大多数情况下都是由延髓的呼吸中枢自主控制,如人在专心致志地工作、学习时,或在夜间睡眠时,双肺都在均匀地呼吸着,丝毫不会怠慢;人在从事某项体力劳动或锻炼时,双肺的呼吸会自主地加深加快,以满足身体对氧气的需求。但在某些情况下,呼吸又受大脑皮质的直接支配。当人高兴时会大笑,悲伤时会哭泣,愤怒时会吼叫,忧虑时会叹气,这时的呼吸完全受主观意识的支配,成为各种情绪发泄和表达的方式。另外,在人说话、讲演、唱歌,或者吹生日蜡烛的时候,呼吸完全成为人的一种能力的体现。所以说,人的呼吸是受呼吸中枢和大脑皮质双重支配的一种生理活动。

　　正常健康的肺,应该是粉红色的,但人的一生当中难免要吸入大量的城市污染空气,尤其是有吸烟嗜好的人群,几十年的吸烟历史,会使人的肺变成带黑色斑点的鼠灰色。慢性支气管炎、肺气肿,甚至肺癌、鼻咽癌等,都是嗜烟者常发生的疾病。

　　2. 呼吸系统疾病的常见症状　　是咳嗽、咳痰、咯血、呼吸困难、发热等。

　　3. 呼吸系统疾病及表现

　　(1)上呼吸道感染(或称上感或感冒):轻咳、咽痛,或伴有低热。

　　(2)气管炎、支气管炎:咳嗽、咳痰。

　　(3)慢性支气管炎:长期慢性咳嗽,咳黏液性痰或脓痰。

　　(4)支气管扩张、肺脓肿:咳脓痰伴咯血。

　　(5)支气管哮喘:发作性呼吸困难,常在接触过敏原后发作。

　　(6)喘息性支气管炎:长期咳嗽、咳痰、呼吸困难,时轻时重。

　　(7)肺结核:时而干咳、咯血,伴午后低热,消瘦、乏力。

　　(8)肺癌:咳嗽、痰中带血或咯血、胸痛、声音嘶哑、发热。

　　(9)肺炎:发热、咳嗽、咳痰、呼吸困难。常由细菌、病毒等病原体引起,根据病变范围,可分为大叶性肺炎和支气管肺炎。

　　(10)气胸、脓胸、大量胸腔积液:常有胸痛、呼吸困难等表现。

4. 呼吸系统疾病常用的检查方法

（1）胸透（X线胸部透视）：方便、快捷，可以观察器官的运动和功能，但影像不够清晰，图像不能保留，对人体的放射伤害比较大。常用于健康体检和肺部疾病的筛查。

（2）X线胸部拍片：是目前临床应用非常广泛，具有经济、方便、快捷特点的检查手段，以检查肺、心脏和胸腔为主。

（3）胸部CT：是胸部病变的重要检查手段，比普通胸片更加清晰地看到胸部病变的位置及性质改变，有助于对胸片发现的问题做出定性诊断。可以对肺、心脏、大血管、纵隔、胸膜、胸壁等结构的病变做出诊断。

（4）肺功能：肺功能检查是呼吸系统疾病的必要检查方法之一，主要用于检测呼吸道的通畅程度和肺容量的大小。对于早期检出肺、气道病变，估计疾病的严重程度及预后，评估肺功能对手术的耐受力或劳动强度耐受力等方面有重要的临床价值。

（5）气管镜：是一种有创检查。用于患者出现明显的咳嗽、咳痰、胸痛、咯血、呼吸困难等呼吸道症状，胸片或胸部CT未见明显病变，以及胸片或胸部CT发现肺部肿块、肺不张，需要进一步明确病因等情况。有活动性大咯血、严重的高血压和心律失常、新近发生的心肌梗死、严重的心肺功能障碍及有出血倾向等情况，禁做气管镜检查。

第 61 讲　消化系统

消化系统（图 8-5），包括消化管和消化腺两大部分。消化管是指从口腔到肛门的管道，其各部功能不同，形态各异，可分为口腔（包括牙齿和舌）、咽、食管、胃、小肠（十二指肠、空肠和回肠）和大肠（盲肠、阑尾、结肠、直肠和肛管）。临床上通常把从口腔到十二指肠这部分管道称上消化道；空肠以下的部分称下消化道。消化腺按体积的大小和位置不同，可分为大消化腺和小消化腺两

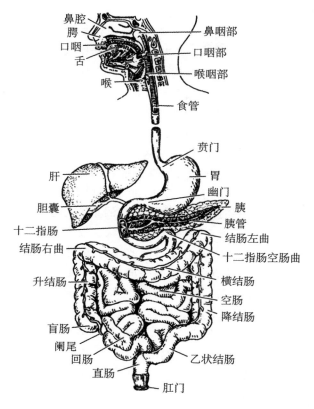

鼻腔
腭
口咽
舌
喉
鼻咽部
口咽部
喉咽部
食管
贲门
肝
胆囊
十二指肠
结肠右曲
升结肠
盲肠
阑尾
回肠
直肠
肛门
胃
幽门
胰
胰管
结肠左曲
十二指肠空肠曲
横结肠
空肠
降结肠
乙状结肠

图 8-5 消化系统

种。大消化腺位于消化管壁外,成为一个独立的器官,所分泌的消化液经导管流入消化管腔内,如大唾液腺、肝和胰;小消化腺分布于消化管壁内,位于黏膜层或黏膜下层,如颊腺、食管腺、胃腺和肠腺等。

1. 消化系统的组成

(1)食管:是一前后扁平的肌性管状器官,是消化管各部中最狭窄的部分,长约 25 厘米。食管在形态上最重要的特点是有 3

处生理性狭窄:第一处狭窄为食管的起始处;第二处狭窄为食管在左主支气管的后方与其交叉处;第三处狭窄为食管通过膈的食管裂孔处。3个狭窄处是食管内异物容易滞留及食管癌的好发部位。食管的肌层有2种成分构成,上1/3段为骨骼肌,下1/3段属平滑肌,中1/3段由骨骼肌和平滑肌混合组成,这就是人能随意下咽食物、药物、唾液等的原因所在。

(2)胃:是消化管各部中最膨大的部分。胃上连食管的入口为贲门,下续十二指肠的出口为幽门。全胃分为胃底、胃体和胃窦三部分。胃前壁朝向前上方,胃后壁朝向后下方。凹向右上方的部分称为胃小弯,凸向左下方的部分称胃大弯,胃小弯最低点折转处称胃角或角切迹,是胃镜检查时的重要标志。胃在完全空虚时略呈管状,在高度充盈时可成球囊状。成人胃的容量约1500毫升。胃除有受纳食物和分泌胃液的作用外,还有内分泌功能。

(3)小肠:是消化管中最长的一段,在成人长5～7米,上端起自幽门,下端接续盲肠,分十二指肠、空肠和回肠三部分。十二指肠介于胃和空肠之间,全长25厘米,位于腹腔上部深处,称"C"形,包绕胰头,可分为上部、降部、水平部和升部4部分。十二指肠既接收胃液,又接收胰液,消化功能十分重要,又是溃疡的好发部位。空肠和回肠上端起自十二指肠空肠曲,下端接续盲肠。空肠和回肠一起被肠系膜悬系于腹后壁,合称系膜小肠,有较大的活动范围,是形成肠扭转、肠套叠和作为疝内容物突出腹膜外的解剖学基础。小肠是进行消化和吸收的重要器官,被称为"九曲十八弯的食品加工厂"。

(4)大肠:是消化管的下段,全长1.5米,全程围绕空、回肠的周围,可分为盲肠、阑尾、结肠、直肠和肛管5部分。大肠的主要功能为吸收水分、维生素和无机盐,并将食物残渣形成粪便,排出体外。

盲肠是大肠的起始部,长6～8厘米,其下端为盲端。阑尾是附属于盲肠的一段肠管,形似蚯蚓,因管腔狭小,末为盲端,排空欠佳,极易发炎,临床上称为阑尾炎。

结肠是介于盲肠与直肠之间的一段大肠,整体呈"M"形,分为升结肠、横结肠、降结肠和乙状结肠4部分,其中乙状结肠是憩室和肿瘤等疾病的多发部位。

直肠是消化管位于盆腔下部的一段,全长10～14厘米,上接乙状结肠,下移行于肛管,是癌症的好发部位。

(5)肛管:长3～4厘米,上端接续直肠,下端终于肛门。肛管下端的锯齿状齿状线是黏膜和皮肤的分界线,其上、下部分的肠管在动脉来源、静脉回流及神经支配等方面都不相同,这在临床上有很重要的意义。例如,在肛管下部黏膜下层的静脉丛形成静脉曲张后称为痔,痔发生在齿状线以上者称内痔;发生在齿状线以下者称外痔;跨越齿状线上、下者称混合痔,由于神经分布的不同,所以内痔不痛,以出血为主,而外痔常感疼痛。

(6)肝:是人体内最大的腺体,成年人肝的重量占体重的1/40～1/50。肝的血液供应十分丰富,有肝动脉和门静脉两套血管在肝内分布,故活体的肝呈棕红色。肝的质地柔软而脆弱,易受外力冲击而破裂,从而引起腹腔内大出血。

肝的功能极为复杂,它是机体新陈代谢最活跃的器官,不仅参与蛋白质、脂类、糖类和维生素等物质的合成、转化与分解,还参与激素、药物、有毒物质等的转化和解毒。肝的主要功能是分泌胆汁,以促进脂肪的消化和吸收。此外,肝还具有吞噬、防御及在胚胎时期造血等重要功能。肝被誉为人体内最大的化工厂。

在肝下面的胆囊窝内,有贮存和浓缩胆汁的囊性器官——胆囊。胆囊呈长梨形,虽然不大,却有极其重要的意义。临床上,胆囊炎、胆囊结石的发病率非常高;胆道蛔虫症、化脓性胆管炎和胆囊肿瘤等疾病也时有发生。

(7)胰:是人体第二大消化腺,由外分泌部和内分泌部组成。胰的外分泌部(腺细胞),能分泌胰液,内含多种消化酶(如蛋白酶、脂肪酶及淀粉酶等),有分解消化蛋白质、脂肪和糖类等作用;

其内分泌部即胰岛，散在于胰实质内，主要分泌胰岛素，调节血糖浓度，使胰成为集消化、调糖双任于一肩的重要器官。

2. 消化道的主要疾病及症状

（1）消化道的主要疾病：反流性食管炎、食管癌、胃炎（包括急性胃炎、慢性胃炎、肥厚性胃炎、腐蚀性胃炎）、消化性溃疡（包括胃溃疡和十二指肠溃疡）、胃癌、肠结核、克罗恩病、溃疡性结肠炎、大肠癌（包括结肠癌和直肠癌）、功能性消化不良（也称胃肠功能紊乱或失调）、慢性肠炎等。

（2）消化道疾病的主要症状：恶心与呕吐、反酸与烧灼感、食欲缺乏、腹痛、呕血、便血、腹泻、便秘等。

3. 消化道的主要检查方法

（1）消化道造影：包括上消化道造影、全消化道造影和下消化道造影，其中上消化道造影和全消化道的造影，也称钡餐造影；下消化道造影也称钡灌肠造影，是通过吞入或灌入造影剂——硫酸钡，在X线下，进行胃肠道检查的一种方法。其禁忌证是消化道穿孔、出血和肠梗阻。

（2）纤维胃镜、电子胃镜：纤维胃镜是用导光玻璃纤维束组成的胃镜。操作时从口腔插入，通过食管进入胃部，具有柔软可曲、冷光光源、窥视清晰直接、操作安全等优点。电子胃镜比纤维胃镜在技术手段上更先进，将诊断和治疗巧妙地配合起来，由一根直径很小，内部装有光导纤维的橡皮管组成，头端装有微型摄像机，末端连接监视器，检查时可将探查到的图像，通过光导纤维传输到监视器上，可以十分清晰地观察到胃内各种病变，包括针尖大小的微小病变。对于可疑病变，可以取活体组织，做病理检查。

比较而言，胃镜检查要比造影检查看得更清晰，诊断更明确。

（3）胶囊胃镜、肠镜：是一种全新的、无创、无痛、无交叉感染的消化道简便检查手段。其中的胶囊肠镜可做小肠（包括十二指肠、空肠、回肠）、大肠（包括结肠、直肠）的全程检查，但也存在不能全方位覆盖（如胶囊胃镜不能检查食管和十二指肠），不能取活体组织检查的局限性。

（4）幽门螺杆菌检查：利用碳13或碳14呼气实验检测幽门螺杆菌感染，有很高的敏感性和特异性。幽门螺杆菌感染是慢性胃炎、胃及十二指肠溃疡、胃癌等消化系统疾病的重要发病因素，因此碳13或碳14呼气实验目前已列为消化系统疾病诊断的常规检查项目，并根据有无幽门螺杆菌感染来决定治疗方案。

4. 肝、胆、胰主要疾病症状和检查方法

（1）肝、胆、胰的主要疾病：急性肝炎、慢性肝炎（包括慢性病毒性肝炎、自身免疫性肝炎等）、肝硬化、原发性肝癌、肝性脑病、胆囊炎、胆石症、胆管肿瘤、胰腺炎（包括急性胰腺炎、慢性胰腺炎）、胰腺癌等。

（2）肝、胆、胰疾病的突出症状：腹痛、恶心呕吐、腹胀、水肿、黄疸等。

（3）肝、胆、胰疾病的主要检查方法

①B超：也称二维超声显像诊断法，是将回声信号以光点的形式显示出来，为辉度调制型。回声强则光点亮，回声弱则光点暗。光点随探头的移动或晶片的交替轮换而移动扫查。由于扫查连续，可以由点、线扫描出脏器的解剖切面，是二维空间显示，又称二维法。B超检查腹部的肝、胆、胰、（脾、肾），具有无创伤、无痛苦、经济、安全、方便、诊断准确率高等优点，被广泛应用于临床。对于诊断肝囊肿、脂肪肝、肝血管瘤、肝硬化、肝癌、胆囊炎、胆石症、胆囊息肉、胆管肿瘤及胰腺炎、胰腺癌等，都具有重要意义。

②腹部CT：特别是腹部强化CT，能检查出腹部各个脏器的具体情况，如肝、胆、脾、胰、肾等，为临床是否需要手术治疗和手术方案的确定，提供重要的参考依据。

如果将腹部B超和CT加以比较的话，可以说是难分伯仲。因为两种检查的原理不同，方法不同，各有其长。一般来说，诊断胆囊结石和肾结石这类结石性的疾病，B超检查更为擅长；对于肝、肾等器官的占位性病变,CT检查会比较准确一些。

③腹部磁共振:对于做完B超和CT仍不能明确诊断的疾病,有必要再做磁共振检查,与CT相比而言,磁共振对于疾病的细节看得更加清楚。

④实验室检查:检查肝的有肝功能,包括丙氨酸氨基转移酶(ALT)和天门冬氨酸氨基转移酶(AST)。

ALT反映肝损伤的灵敏度高于AST,即在轻型肝炎时,ALT明显升高,但在比较严重的肝损伤时,AST升高显著。

病毒性肝炎,分甲、乙、丙、丁、戊五型,其中甲型肝炎和戊型肝炎,以饮食传播为主要传播途径;乙型肝炎、丙型肝炎、丁型肝炎,以血液传播为主要传播途径。专查乙型肝炎的项目为乙肝5项(俗称"两对半"):乙型肝炎表面抗原(HBsAg)、乙型肝炎表面抗体(抗-HBs)、乙型肝炎e抗原(HBeAg)、乙型肝炎e抗体(抗-HBe)、乙型肝炎核心抗体(抗-HBc)。

检查胰腺炎的指标有血淀粉酶和尿淀粉酶。

第62讲　内分泌系统

什么是内分泌?什么是外分泌?这是首先需要搞清的问题。

没有分泌管道的腺体称为内分泌腺,它们所分泌的物质称为激素,直接进入周围的血管或淋巴管中,由血液或淋巴液将激素输送到全身。

有导管的分泌腺体称为外分泌腺,其分泌物不进入血液,而由导管流入空腔脏器或体外。如肝产生胆汁,通过胆总管流入十二指肠;汗腺分泌汗液,经导管流到体外。

1. 内分泌系统的组成(图8-6)　由内分泌腺和内分泌组织两部分组成,内分泌腺是以独立的器官形式存在于体内,如垂体、甲状腺、甲状旁腺、肾上腺、松果体、胸腺等;内分泌组织则以细胞团块形式分散存在于其他器官内,如胰腺内的胰岛,卵巢内的卵泡

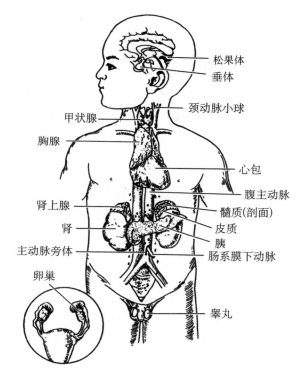

图 8-6 内分泌系统

和黄体,睾丸内的间质细胞等。

　　内分泌腺和内分泌组织分泌的激素,直接进入血液,经血液循环被带到身体各部参与调节和促进机体的新陈代谢、生长发育和生殖活动。因此,内分泌腺的功能亢进和低下,都能影响机体的正常功能,甚至产生疾病。

　　内分泌系统是神经系统之外的另一重要调节系统,它的活动又是在神经系统的调节下进行的,神经系统通过内分泌腺的作用,间接地调节了人体各器官的功能,这种调节称为神经体液

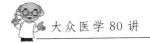

调节。

（1）垂体：借垂体柄、神经和血管与下丘脑相连，是机体内最重要的内分泌腺。垂体分泌多种激素，调控其他许多内分泌腺，在神经系统与内分泌腺的相互作用中处于重要的地位。

垂体位于颅底蝶鞍垂体窝内，呈卵圆形，前后径约 1.0 厘米，横径 1.0～1.5 厘米。在冠状切面上，从鞍底上缘至垂体上缘的最大距离，称为垂体的高度，是诊断早期垂体瘤的主要指征之一。成人垂体高度约 0.5 厘米。

垂体分腺垂体和神经垂体两部分，腺垂体又分为远侧部、结节部和中间部；神经垂体分为神经部和漏斗。远侧部和结节部合称垂体前叶，约占垂体体积的 75％，能分泌生长激素、促甲状腺激素、促肾上腺皮质激素、促性腺激素等；中间部和神经部合称垂体后叶，也称神经垂体，有贮存和释放加压素（抗利尿素）和催产素的功能。加压素作用于肾，增加对水的重吸收，减少水分由尿排出；催产素有促进子宫收缩和乳腺泌乳的作用。

（2）甲状腺：呈"H"形，分左、右两个侧叶和峡部（中间的狭窄部分）。侧叶位于喉下部与气管上部的两侧面；峡部位于第 2～4 气管软骨环前方。有的人甲状腺叶向下延伸至胸骨柄的后方称为胸骨后甲状腺。

甲状腺分泌甲状腺素，主要作用是调节机体的新陈代谢，促进机体的生长发育。分泌过剩时称为甲状腺功能亢进，出现心跳加速、体重减轻及眼球突出等症状；分泌不足时称甲状腺功能减退，成人可出现黏液性水肿，小儿则见身体矮小、智力低下，称为呆小症。

（3）甲状旁腺：大小如黄豆，数目 2～8 个，通常是上下两对。位于甲状腺旁或埋入甲状腺实质内。甲状旁腺分泌甲状旁腺素，能调节体内钙、磷代谢，维持血钙平衡。若行甲状腺切除术时误将甲状旁腺切除，则血钙浓度降低，出现手足搐搦，甚至死亡。

（4）肾上腺：左、右各一，重约 5 克，分别位于左、右肾上极的上内方,由皮质和髓质两部分组成。肾上腺皮质分泌调节体内水盐代谢的盐皮质激素、调节糖类的糖皮质激素、影响性行为和副性特征的性激素。肾上腺髓质分泌肾上腺素和去甲肾上腺素,有使心跳加快、心收缩力加强、小动脉收缩维持血压和调节内脏平滑肌活动的作用。

(5)松果体:为一椭圆形小体,长5～8毫米,宽3～5毫米,重120～200毫克,位于上丘脑的后上方。松果体的功能是产生吲哚胺和肽,参与调节生殖系统的发育及动情周期、月经周期的节律,对儿童有抑制性早熟作用。松果体病变引起功能不全时,可出现性早熟或生殖器官过度发育;其功能过盛,可导致青春期延迟。

(6)胰岛:是胰的内分泌部分,为许多大小不等和形状不一的细胞团,散在于胰腺实质内,以胰尾为最多。胰岛分泌激素称胰岛素,主要调节血糖浓度,如胰岛素分泌不足则患糖尿病。

(7)生殖腺:生殖腺的内分泌组织男女不同。

睾丸是男性生殖腺,位于阴囊内,产生精子和男性激素。精子经输精管排出体外;男性激素由精曲小管之间的间质细胞产生,经毛细血管进入血液循环。男性激素的作用是激发男性第二性征的出现,并维持正常的性功能。

卵巢为女性生殖腺,产生卵泡。卵泡壁的细胞主要产生雌激素(雌酮和雌二醇),也可产生黄体酮。卵泡排卵后,残留在卵巢内的卵泡壁转变为黄体,主要作用是分泌孕激素和一些雌激素,雌激素可刺激子宫、阴道和乳腺的生长发育,出现并维持第二性征。孕激素能使子宫内膜增厚,准备受精卵的种植,同时使乳腺逐渐发育,准备授乳。

内分泌系统除以上讲到的固有内分泌腺外,尚有分布在心、肺、肝、胃肠、肾、脑的内分泌组织和细胞。它们所分泌的激素,可通过血液传递(内分泌),也可通过细胞外液局部或邻近传递(旁分泌),或直接作用于自身细胞(自分泌)。内分泌系统辅助神经系统将体液性信息物质(激素)传递到全身各细胞组织,发挥其对

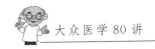

细胞的生物作用。

2. 内分泌系统的常见疾病　垂体瘤、巨人症和肢端肥大症、腺垂体功能减退症、生长激素缺乏性侏儒症、尿崩症、抗利尿激素分泌失调综合征、单纯性甲状腺肿、甲状腺功能亢进(甲亢)、甲状腺功能减退(甲减)、亚急性甲状腺炎、库欣综合征(为肾上腺分泌过多糖皮质激素所致病症的总称)、原发性醛固酮增多症、原发性慢性肾上腺皮质功能减退症、嗜铬细胞瘤、原发性甲状旁腺功能亢进症、甲状旁腺功能减退症等。糖尿病,可归内分泌系统疾病,也可归代谢疾病范畴。

3. 内分泌系统常用检查方法

(1)影像学检查:蝶鞍X线平片、CT、MRI等,可鉴定下丘脑垂体疾病、肾上腺肿瘤、胰岛肿瘤等。

(2)超声检查:适用于甲状腺、肾上腺、胰腺、性腺(卵巢和睾丸)。

(3)放射性核素检查:甲状腺扫描(采用^{131}I、^{251}I)、肾上腺皮质扫描(采用^{131}I-胆固醇)等。

(4)细胞学检查:细针穿刺细胞病理活检、免疫细胞化学技术、精液检查、激素受体检测等。

(5)激素水平检测:如查甲状腺,可取静脉血查甲状腺功能5项[结合甲状腺素(T_4)和游离甲状腺素(FT_4)、三碘甲状腺原氨酸(T_3)、游离三碘甲状腺原氨酸(FT_3)、促甲状腺激素(TSH)];查糖尿病,可取血查胰岛素。

(6)静脉导管检查:选择性静脉导管在不同部位取血测定激素水平,以明确病变部位,如垂体、甲状腺、肾上腺、胰岛等。

第63讲　泌尿系统

泌尿系统(图8-7)由肾、输尿管、膀胱和尿道组成。

1. 肾　是实质性器官,左、右各一,形似蚕豆,分别位于腹膜后、脊柱下半部两侧。右肾受肝的影响,比左肾低1～2厘米。肾

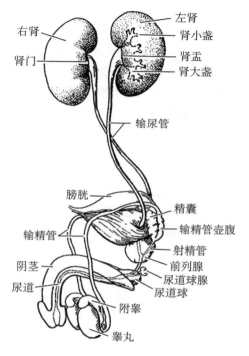

图 8-7 泌尿系统

的内侧缘中间凹陷称肾门,为肾的血管、神经、淋巴管及肾盂出入的门户。肾的重量 134～148 克。肾实质分为肾皮质和肾髓质两部分,肾皮质由肾小体与肾小管组成,每个肾小体和肾小管组成一个肾单位,肾小体又分为肾小球和肾小囊,是为肾内最小的过滤单位。一侧肾包含有 100 多万个肾单位。

肾的过滤方法也很特别,首先把除血细胞等血液有形成分和大颗粒血浆蛋白之外的全部血液滤出,再把 99％的水分和维生素、氨基酸、葡萄糖、激素、大部分电解质等有用物质回吸收,其余的部分就形成尿液排掉了。两侧肾每小时要把身体里的全部血液过滤 2 遍,每天流经肾的血液约有 1890 升,同时产生 2 升多含废料的尿液。

2. 输尿管 是成对的、位于腹膜外位的肌性管道。起自肾盂末端,终于膀胱。长 20～30 厘米,管径平均 0.5～1.0 厘米。分为输尿管腹部、输尿管盆部和输尿管壁内部三部分。输尿管全程有三处狭窄:上狭窄位于肾盂输尿管移行处;中狭窄位于骨盆上口,输尿管跨过髂血管处;下狭窄在膀胱的壁内,即输尿管壁内部,狭窄处口径只有 0.2～0.3 厘米。

3. 膀胱 是储存尿液的肌性囊状器官,其形状、大小、位置和壁的厚度随尿液充盈程度而异。一般正常成年人的膀胱容量为 350～500 毫升,超过 500 毫升时,因膀胱张力过大而产生疼痛。膀胱的最大容量为 800 毫升,女性的容量小于男性,老年人因膀胱肌张力低而容量增大。

空虚的膀胱成三棱锥体形,分尖、体、底和颈四部。膀胱内面被覆黏膜,在膀胱底内面,有一由两个输尿管口和尿道内口形成的三角区,此处膀胱黏膜与肌层紧密连接,缺少黏膜下层组织,无论膀胱扩张或收缩,始终保持平滑,称膀胱三角,是肿瘤、结核和炎症的好发部位。

4. 尿道 男性尿道兼有排尿和排精的功能,起自膀胱的尿道内口,止于阴茎头的尿道外口,成人尿道长 16～22 厘米,管径平均 5～7 毫米。女性尿道长 3～5 厘米,管径 5～7 毫米,较男性尿道短而直,是女性易患尿路感染的原因所在。

泌尿系统的主要功能是排出机体新陈代谢过程中产生的废物,如尿素、尿酸、肌酐及无机盐和多余的水分等。在肾内形成尿液,经输尿管注入膀胱暂时储存,当膀胱内的尿液达到一定量时,经尿道排出体外。肾不仅是排泄器官,而且对调节体液、保持酸碱平衡及电解质平衡也起重要作用。这种作用是基于肾小球有巨大滤过面积,充足的血流供应及灵活的滤过调节能力,加上延伸甚长的肾小管各段强大的重吸收及分泌能力而完成的。在这过程中,还有赖于肾内部及肾外部的众多神经、体液因子对肾单位各部位的调节作用而实现。上述这些神经、体液因子的调节,又紧密地和内环境状态,包括血流动力学、离子浓度等相联系。

如果肾功能发生障碍,代谢产物则蓄积于体液中,改变了内环境的理化性质,从而影响机体新陈代谢的正常进行,严重时可出现尿毒症,危及生命。此外,肾还有内分泌功能,产生促红细胞生成素和对血压有重要影响的肾素。

5. 泌尿系统疾病　涉及临床上的泌尿内科和泌尿外科。

(1)泌尿内科疾病:肾小球肾炎(急性、慢性、隐匿性)、肾病综合征、IgA 肾病、间质性肾炎(急性、慢性)、尿路感染、肾小管性酸中毒、肾动脉狭窄、肾动脉栓塞和血栓形成、小动脉性肾硬化症、肾静脉血栓形成、急性肾衰竭、慢性肾衰竭等。

(2)泌尿内科疾病的症状:急性肾炎的症状,以突起的血尿、蛋白尿、少尿、高血压及肾功能减退为表现,严重时伴有充血性心力衰竭、水肿、水钠潴留及酸碱平衡失调,以及中枢神经系统的症状。

肾病综合征的症状:主要表现为水肿、大量蛋白尿、低蛋白血症、水肿及高脂血症等。

另有高血压、无症状性尿异常(持续性蛋白尿、血尿)、慢性肾功能衰竭、尿频、尿急、尿痛等尿路刺激征等。

(3)泌尿外科疾病:泌尿系损伤、感染、结核、肿瘤、尿石症、肾下垂、肾积水、急性尿潴留等。

(4)泌尿外科疾病的症状:尿频、尿急、排尿困难或排尿不尽、尿潴留、尿失禁、血尿、脓尿、乳糜尿、晶体尿及疼痛、肿块等。

6. 泌尿系统常用检查方法

(1)尿常规检查:非常重要,常为诊断有无泌尿系统疾病的主要依据。如发现蛋白尿、血尿、管型尿和白细胞尿等,都有重要的临床意义。

(2)肾功能检查:通常肾功能检查包括尿素、二氧化碳结合力、肌酐、尿酸、膀胱抑素 C。

(3)器械检查:如导尿检查、膀胱镜检查等。

(4)其他:X 线检查、CT、磁共振等。

第 64 讲   生殖系统

生殖系统分为男性和女性,其主要功能是产生生殖细胞、分泌性激素和繁殖后代。

1. 男性生殖系统(图 8-8)   分为内生殖器和外生殖器。内生殖器由生殖腺(睾丸)、输送管道(附睾、输精管、射精管、男性尿道)和附属腺体(精囊、前列腺和尿道球腺)组成。睾丸产生精子和分泌男性激素,精子先贮存于附睾内,当射精时经输尿管、射精管和尿道排出体外。精囊、前列腺和尿道球腺的分泌液参与精液的形成,并供给精子营养及有利于增加精子的活动。外生殖器包括阴茎和阴囊,前者是男性性交的器官,后者容纳睾丸和附睾。

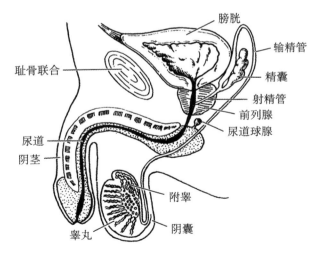

图 8-8 男性生殖器

2.男性生殖系统疾病 一般都划归泌尿外科管辖,但近些年许多医院都建立男科,专门治疗男性生殖系统疾病。

(1)隐睾:胎儿期睾丸在腹部形成,逐渐降至阴囊。如果出生后睾丸仍停留在腹膜后、腹股沟管或阴囊入口处,称为隐睾症,一般需手术治疗。

(2)前列腺疾病:前列腺位于膀胱与尿生殖膈之间。中年以后腺部逐渐退化,结缔组织增生,常形成老年性前列腺肥大,也是癌症的好发部位。

(3)包茎与包皮过长:阴茎为男性的性交器官,主要由两条阴茎海绵体和一条尿道海绵体组成,外包筋膜和皮肤。包茎和包皮过长是阴茎部位多发的疾病。包茎是包皮口狭窄或包皮与阴茎头粘连使包皮不能上翻外露阴茎头;包皮过长是包皮覆盖于全部阴茎头和尿道口,但仍可上翻。包茎应早期行包皮环切术。包皮过长如包皮口宽大易于上翻,不需要手术,但应经常上翻清洗,保持局部清洁。

(4)阴囊疾病:阴囊部位肿胀,常见腹股沟斜疝和鞘膜积液。腹股沟斜疝(属于普通外科范畴)是腹腔内的脏器(主要指小肠),经腹壁薄弱点或孔隙落入阴囊而致;鞘膜积液是指鞘膜腔内积聚的液体超过正常量而形成的囊肿。这两种病都需要手术治疗。

(5)性功能障碍:是男性生殖系统的常见疾病,阴茎不能勃起或勃起不坚而致不能性交者称为阳痿;无性交而排精者称为遗精;性交一开始即射精者称为早泄。

(6)男子不育症:病因比较复杂,包括先天发育异常,内分泌功能障碍,生殖系统感染(如睾丸炎、附睾炎、淋病、结核、丝虫病等引起的输精管梗阻及衣原体感染等)、免疫性因素和性功能障碍等。

(7)其他:生殖器官疾病还包括发育畸形、外伤和肿瘤等。

男性生殖系统的检查,包括询问病史、物理检查、前列腺液检查、精液检查、超声检查、X线检查、磁共振检查等。

3. 女性生殖系统（图 8-9）　分为内生殖器和外生殖器。内生殖器包括生殖腺（卵巢）、输送管道（输卵管、子宫和阴道）及附属腺（前庭大腺）组成。外生殖器即女阴。

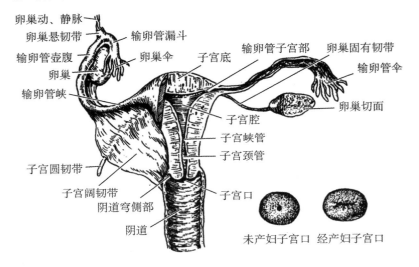

卵巢动、静脉
卵巢悬韧带　　输卵管漏斗
输卵管壶腹　　卵巢伞　　子宫底　　输卵管子宫部　卵巢固有韧带
卵巢　　　　　　　　　　　　　　　　　　　　　　　输卵管伞
输卵管峡　　　　　　　　　　　　　　　卵巢切面
　　　　　　　　　　　　　　子宫腔
　　　　　　　　　　　　　　子宫峡管
　　　　　　　　　　　　　　子宫颈管
子宫圆韧带
子宫阔韧带
阴道穹侧部　　　　　　子宫口
阴道
未产妇子宫口　经产妇子宫口

图 8-9　女性生殖器

卵巢产生的卵子成熟后，突破卵巢表面的生殖上皮，排至腹膜腔，再经输卵管腹腔口进入输卵管，在输卵管受精后游移至子宫，植入子宫内膜发育成胎儿。分娩时，胎儿出子宫口，经阴道娩出。如未受精，卵细胞在输卵管内退化、消失。乳房在起源上虽属皮肤结构，但其功能活动与女性生殖系统有关，故归附于女性生殖器范畴。

卵巢为一对扁椭圆形的性腺，有产生卵子和分泌激素的功能。

输卵管为一对细长而弯曲的管，为卵子与精子相遇的场所。因输卵管炎症、狭窄或功能障碍，可使受精卵游移子宫受阻，而形成宫外孕（也称异位妊娠），破裂后可引起腹腔内大出血，可危及生命。

　　子宫为一空腔器官，腔内覆有黏膜，称子宫内膜。从青春期到更年期，子宫内膜受卵巢激素的影响，有周期性增生、脱落、出血，形成月经。月经过多、过少和不定期，称为月经不调；月经停止，称为闭经；子宫内膜出现在身体的其他部位，称为子宫内膜异位症。

　　4. 女性生殖系统疾病　涉及临床上的妇科、产科和生殖科。

　　(1)妇科疾病：包括女性生殖器发育异常、损伤、肿瘤、炎症、痛经、更年期综合征、外阴白色病变、外阴瘙痒、葡萄胎、绒毛膜癌等。

　　(2)产科疾病：包括流产、早产、妊娠剧吐、高危妊娠、前置胎盘，胎盘早期剥离、羊水过多或过少、过期妊娠、死胎、异常分娩(如产力异常、产道异常、胎位异常、胎儿发育异常等)、分娩期并发子宫破裂、产后出血、羊水栓塞、胎儿窘迫，以及产褥感染等。

　　(3)造成女子不孕的因素：排卵障碍(包括中枢性、全身性和卵巢局部的因素)、输卵管因素(包括炎症和子宫内膜异位症引起的粘连、扭曲)、子宫因素(包括发育不良、宫腔粘连、息肉、肌瘤等)和外阴、阴道因素(如无孔处女膜、阴道横隔、先天性无阴道等)。

　　(4)妇科的常用检查方法：阴道分泌物检查、人乳头瘤病毒HPV23基因分型检测、宫颈液基细胞学检测(TCT)、阴道镜和活体组织检查等。

　　(5)妊娠的诊断

　　①早期妊娠的诊断：停经史、早孕反应、乳房变化、生殖器官变化、妊娠试验、超声检查等。

　　②中、晚期妊娠的诊断：停经史与症状(腹部增大、胎动)、检查与体征(子宫增大、胎心、胎体)、超声检查等。

第65讲 运动系统

运动系统由骨、关节和骨骼肌组成,约占成人体重的60%。全身各骨借关节相连形成骨骼,构成坚硬的骨支架,支持体重,保护内脏,赋予人体基本形态。如颅保护脑,胸廓保护心、肺、肝、脾诸器官。骨骼肌附于骨,在神经系统支配下收缩和舒张,收缩时,以关节为支点,牵引骨改变位置,产生运动。运动中,骨起着杠杆作用。关节是运动的枢纽,骨骼肌则是运动的动力。骨和关节是运动系统的被动部分,骨骼肌是运动系统的主动部分。

1. 骨(图8-10) 主要由骨组织(骨细胞、胶原纤维和基质)构成,有一定的形态和构造,外被骨膜,内容骨髓,含有丰富的血管、淋巴管及神经,不断进行新陈代谢和生长发育,并有修复、再生和改造的能力。经常锻炼可促进骨的良好发育,长期废用则出现骨质疏松。基质中有大量钙盐和硫酸盐沉积,是钙、磷的储存库,参与体内钙、磷代谢。骨髓具有造血功能。

成人有206块骨,其中躯干骨51块(颈椎7块、胸椎12块、腰椎5块、骶骨1块、尾骨1块、胸骨1块、肋骨12对)、颅骨23块(额骨1块、筛骨1块、蝶骨1块、颞骨2块、枕骨1块、顶骨2块、下颌骨1块、舌骨1块、犁骨1块、上颌骨2块、腭骨2块、鼻骨2块、泪骨2块、下鼻甲2块、颧骨2块)、听骨6块、上肢骨64块(锁骨2块、肩胛骨2块、肱骨2块、桡骨2块、尺骨2块、腕骨16块、掌骨10块、指骨28块)、下肢骨62块(髋骨2块、股骨2块、髌骨2块、胫骨2块、腓骨2块、跗骨14块、跖骨10块、趾骨28块)。

把除了上肢、下肢、听骨132块骨之外的74块躯干骨、颅骨编成歌诀。

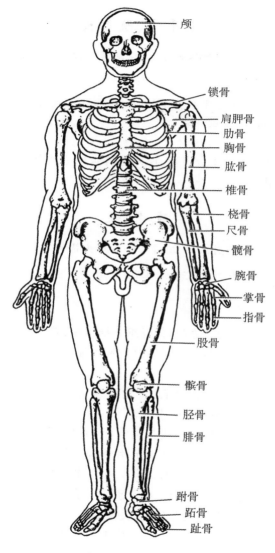

颅

锁骨

肩胛骨
肋骨
胸骨

肱骨

椎骨

桡骨
尺骨

髋骨

腕骨

掌骨

指骨

股骨

髌骨

胫骨

腓骨

跗骨
距骨
趾骨

图 8-10　全身骨骼

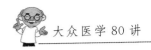

躯干骨、颅骨歌

颈胸腰骶尾胸肋[①]，额筛蝶颞枕顶会[②]，

舌骨犁骨下颌骨，上颌鼻鼻颧腭泪[③]。

注：①指 51 块躯干骨；②指 8 块头颅骨；③指 15 块面颅骨，前句是 3 块不成对骨，后句是 6 对成对骨。

人的双腕活动十分灵巧，原因是各自的 8 块腕骨构成的腕关节起的作用。

腕 骨 歌

舟月三角豆[①]，大小多角头状钩[②]。

注：①指手舟骨、月骨、三角骨和豌豆骨；②指大多角骨、小多角骨、头状骨和钩骨。

2. 关节　骨与骨之间，借纤维结缔组织、软骨或骨相连，形成骨连结。按骨连结的不同方式可分为直接连结和间接连结两大类。

（1）直接连结：见于颅骨之间的缝连结，肋骨与胸骨之间的软骨连结，脊椎骨之间的纤维连结等。

（2）间接连结：基本构造为关节面、关节囊和关节腔，辅助结构有韧带、关节盘、关节唇和关节滑囊等。关节的运动方式有移动、屈和伸、收和展、旋转、环转等。按关节轴的数目可分为单轴关节（如桡尺近侧关节、指间关节等）、双轴关节（如桡腕关节、拇指腕掌关节等）和多轴关节（如肩关节等）。

髋关节是人体承载上半身连接下半身的关节。容易发生股骨头坏死。

膝关节是人体最大、最复杂的关节。容易发生半月板损伤和韧带撕裂。

肩关节是人体最灵活的关节,属多轴关节,可以做各个方向的运动,容易发生脱臼。

骨和关节的疾病,涉及临床上的骨科和运动医学科。

(3)骨骼、关节的常见疾病:骨折、关节脱位,运动系统的慢性损伤(如滑囊炎、腱鞘炎、腕管综合征、腱鞘囊肿、跖痛症、跟痛症、肩关节周围炎、疲劳骨折、骨软骨病等)、骨与关节化脓性感染、结核、非化脓性关节炎(如骨性关节炎、风湿或类风湿关节炎、强直性脊柱炎、大骨节病等)、营养代谢性骨病(如佝偻病、骨质软化症、痛风性关节炎等)、运动系统畸形、脊髓灰质炎后遗症、脑瘫、脊髓压迫症、骨肿瘤等。

3. 肌 根据构造不同,可分为平滑肌、心肌和骨骼肌。平滑肌主要分布于内脏的中空器官及血管壁,收缩缓慢而持久;心肌为构成心壁的主要部分;骨骼肌主要存在于躯干和四肢,收缩迅速而有力,但易疲劳。心肌与平滑肌受内脏神经调节,不直接受主观意志的管理,属于不随意肌;骨骼肌受躯体神经支配,直接受人的意志控制,故称为随意肌。肌具有舒缩功能。在显微镜下观察,骨骼肌与心肌一样都有横纹,均属横纹肌。

骨骼肌(图 8-11,图 8-12)是运动系统的动力部分,多数附着于骨骼,在人体内分布极为广泛,共有 639 块,约有 60 亿条肌纤维组成,占体重的 35%～45%。其中最大的肌肉是臀大肌,是保持人体直立的重要肌肉;最长的肌肉是缝匠肌,是使腿部向内侧弯曲的细长的大腿肌肉。

(1)人体最主要的肌肉:腓肠肌、股四头肌、臀大肌、腹直肌、胸大肌、背阔肌、三角肌、肱二头肌、肱三头肌等。

人体的肌肉,不仅是医学研究的对象,也受到画家和健美运动员的特别关注,尤其是从体表可以看到其轮廓的标志性肌肉。如头颈部的咬肌、颞肌、胸锁乳突肌;躯干部的斜方肌、背阔肌、竖脊肌、胸大肌、前锯肌、腹直肌。上肢的三角肌、肱二头肌、肱三头

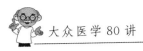

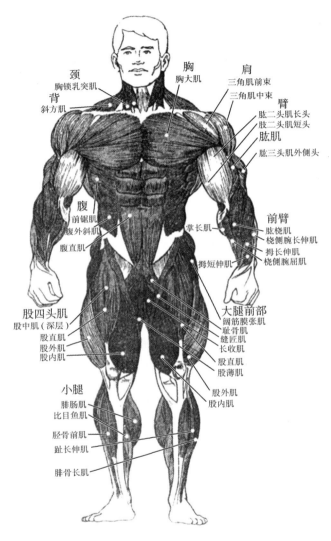

颈
胸锁乳突肌

背
斜方肌

胸
胸大肌

肩
三角肌前束
三角肌中束

臂
肱二头肌长头
肱二头肌短头

肱肌
肱三头肌外侧头

腹
前锯肌
腹外斜肌
腹直肌

掌长肌

前臂
肱桡肌
桡侧腕长伸肌
拇长伸肌
桡侧腕屈肌

拇短伸肌

股四头肌
股中肌（深层）
股直肌
股外肌
股内肌

大腿前部
阔筋膜张肌
耻骨肌
缝匠肌
长收肌
股直肌
股薄肌

股外肌
股内肌

小腿
腓肠肌
比目鱼肌

胫骨前肌

趾长伸肌

腓骨长肌

图 8-11　骨骼肌（正面）

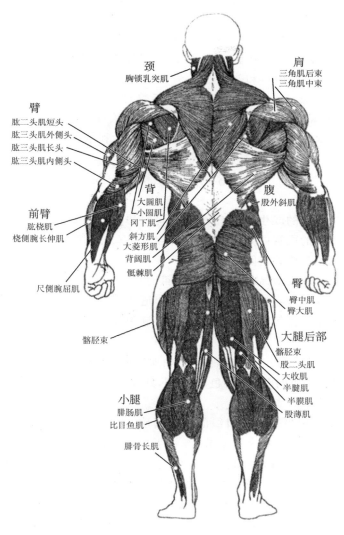

颈
胸锁乳突肌

肩
三角肌后束
三角肌中束

臂
肱二头肌短头
肱三头肌外侧头
肱三头肌长头
肱三头肌内侧头

背
大圆肌
小圆肌
冈下肌
斜方肌
大菱形肌
背阔肌
骶棘肌

腹
腹外斜肌

前臂
肱桡肌
桡侧腕长伸肌

尺侧腕屈肌

臀
臀中肌
臀大肌

髂胫束

大腿后部
髂胫束
股二头肌
大收肌
半腱肌
半膜肌
股薄肌

小腿
腓肠肌
比目鱼肌

腓骨长肌

图 8-12　骨骼肌(背面)

肌、肱桡肌、掌长肌；下肢的股四头肌、臀大肌、股二头肌、半腱肌、半膜肌、小腿三头肌等。

（2）经常发生的肌肉疾病有：多发性肌炎、肌萎缩、代谢性疾病、先天性肌病、重症肌无力、肌无力综合征、周期性瘫痪等，涉及临床上的神经内科和普通内科。

4. 运动系统的检查方法　包括物理检查、X 线拍片、CT 检查、MRI 检查和肌电图检查等。其中物理检查是运动系统最主要和最基本的检查方法，包括望诊、触诊、动诊和量诊等内容。

第 66 讲　血液系统

从生命的诞生到生命终止的每时每刻，血液一直在大约 12 万公里长的血管内奔流不息，负责全身 60 万个细胞的气体交换、营养供给和废物清除。

1. 血液系统的组成　有不同的说法，但一般认为，血液系统包括在循环系统中流动的血液和造血器官红骨髓。至于淋巴结、脾和胸腺等，因以生成淋巴细胞为主，归入免疫系统更为合适。

血液是结缔组织的一种类型，由血浆和血细胞、血小板等有形成分组成。新鲜的血液呈红色，不透明，具有一定的黏稠性，有形成分混悬于血浆中。

血浆相当于结缔组织的细胞间质，为黄色液体，占血液容量的 55％左右，含有大量水分、纤维蛋白原、白蛋白、球蛋白、酶、各种营养物质（蛋白质、脂肪、糖类、维生素等）、代谢产物、激素、无机盐等。这些成分在机体内各自起着重要作用。当血液流出血管后，溶解状态的纤维蛋白原转变为不溶解的纤维蛋白，使血液凝固成血块，具有止血作用。血块形成后，析出清明淡黄色液体，称为血清。

有形成分约占血液容积的 45％，包括红细胞、白细胞和血小板。它们对人体都具有十分重要的功能意义。红细胞具有携氧和一部分二氧化碳的功能；各种白细胞具有防御、保护和免疫功能；血小板参与止血和凝血过程。在正常生理情况下，血细胞和血小板的形态结构和数量相对稳定。人体发生疾病时，它们的数量及形态结构可有改变，成为临床诊断的重要依据。

血液保持一定的酸碱度（pH 7.4），渗透压（相当于 0.9% 的氯化钠溶液的渗透压），以及各种离子的浓度等，以维持各种组织和细胞生理活动所需的适宜条件。

2. 血液各种有形成分的正常值

红细胞：$(3.5\sim5.0)\times10^{12}/L$。

白细胞：$(4\sim10)\times10^{9}/L$。

　　　　　中性粒细胞：百分比为 50%～70%；绝对值为 $(2\sim2)\times10^{9}/L$。

　　　　　嗜酸粒细胞：0.5%～5%；绝对值为 $(0.05\sim0.5)\times10^{9}/L$。

　　　　　嗜碱粒细胞：0～1%；绝对值为 $(0\sim0.1)\times10^{9}/L$。

　　　　　淋巴细胞：20%～39%；绝对值为 $(0.8\sim4.0)\times10^{9}/L$。

　　　　　单核细胞：3%～8%；绝对值为 $(0.12\sim0.8)\times10^{9}/L$。

血小板：$(100\sim300)\times10^{9}/L$。

人体中各种血细胞经常不断地衰老、死亡。红细胞寿命约120 天，白细胞的寿命长短不一，短者几天，长者数月至数年，血小板只能存活十天左右。因此，血细胞需要不断地生成补充。正常情况下，通过整体调节，血细胞的破坏与生成保持着动态平衡。一旦这种平衡发生紊乱，就可能出现血细胞数量和质量的异常，成为病理状态，甚至造成严重后果。

造血干细胞是各种血细胞与免疫细胞的起源细胞，经进一步增殖分化后形成各系血细胞，如红细胞、白细胞、血小板、淋巴细胞、浆细胞等。各系血细胞的增殖发育大体上经历原始、幼稚（又分早、中、晚期）及成熟三个阶段。造血干细胞除具有多项分化增

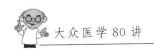

殖能力外,还具有不断自我更新能力,而且两者保持动态平衡,其数量相对稳定。

红骨髓是成人的主要造血器官,不仅可以生成各种血细胞,而且是各种血细胞的共同祖先——造血干细胞的所在地。成人红骨髓主要分布在长骨骨骺端、不规则骨及扁骨等的骨松质中。成人长骨骨干的骨髓腔为脂肪细胞所占,形成黄骨髓,具有潜在的造血功能。

3. 血液系统的常见疾病

(1)红细胞疾病:如各类贫血和红细胞增多症等。

(2)白细胞疾病:如白细胞减少和白细胞缺乏症,中性粒细胞分叶功能不全、类白血病反应等。

(3)单核细胞和巨噬细胞疾病:如反应性组织细胞增多症、恶性组织细胞病等。

(4)淋巴细胞和浆细胞疾病:如各类淋巴瘤、急慢性淋巴细胞白血病、多发性骨髓瘤等。

(5)造血干细胞疾病:如再生障碍性贫血、阵发性睡眠性血红蛋白尿、骨髓增生异常综合征、急性非淋巴细胞白血病、骨髓增生性疾病(慢性粒细胞白血病、真性红细胞增多症、原发性血小板增多症、骨髓纤维化)等。

(6)出血性及血栓性疾病:如血管性紫癜、血小板减少性紫癜、凝血功能障碍、弥散性血管内凝血、血栓性疾病等。

(7)其他:脾功能亢进。

4. 血液系统疾病的常见症状

(1)贫血的症状:表现为面色苍白、眩晕、乏力,活动后心慌、胸闷等。

(2)感染的症状:尤其常见于急性白血病、再生障碍性贫血等,容易出现感染、发热的症状。

(3)出血的症状:与血小板减少有关,表现为皮肤黏膜的出血点、瘀斑、鼻出血和呕血、黑粪等内脏出血的情况。

（4）淋巴结和肝脾增大，常见于白血病、淋巴瘤等。

5．血液系统疾病的检查方法

（1）询问病史、体格检查。

（2）实验室检查，如血常规、各种凝血试验、免疫学检查、骨髓穿刺液涂片检查（是血液病诊断中不可缺少的步骤）等。

（3）超声、CT、磁共振（MRI）、正电子发射计算机体层显像（PET）等。

第67讲　免疫系统、皮肤黏膜

1．**免疫系统**　免疫系统由免疫器官、免疫细胞（淋巴细胞、单核吞噬细胞、中性粒细胞、嗜碱粒细胞、嗜酸粒细胞等），以及免疫活性物质（抗体、补体、免疫球蛋白等）组成。

（1）免疫器官包括脾、胸腺、淋巴结、扁桃体、阑尾、骨髓等。

①脾：是人体最大的淋巴器官，位于左季肋部，胃底与膈之间，正常时在左肋弓下触不到脾，脾的位置可随呼吸和体位不同而变化。脾具有储血、造血、清除衰老红细胞和进行免疫应答的功能。脾大见于感染性疾病（如肝炎、伤寒、疟疾、血吸虫病等）、非感染性疾病（如肝硬化、右心衰竭、缩窄性心包炎等）、血液性疾病（如白血病、恶性淋巴瘤等）和脾肿瘤、脾囊肿等。

②胸腺：位于胸骨柄后方的前纵隔上部，由不对称的左、右两叶而组成，其形状不一。是中枢淋巴器官，培育、选择和向周围淋巴器官（淋巴结、脾、扁桃体）输送 T 淋巴细胞，还有内分泌功能。

③淋巴结：属于淋巴系统的小结，散在分布于全身各处。正常情况下淋巴结较小，直径多在 0.2～0.5 厘米，质地柔软，多集中在颈部、颌下、锁骨、腋窝、腹股沟或内脏的大血管附近，其中表浅部位的可以摸到。淋巴结有过滤病毒和细菌的作用。

④扁桃体：属于淋巴器官。咽后上方有咽扁桃体、两侧的咽鼓管扁桃体、腭扁桃体和舌扁桃体，共同构成咽淋巴环，对消化道

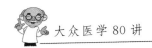

和呼吸道具有防御功能。

⑤阑尾:阑尾是附属于盲肠的一段肠管,形似蚯蚓。多少年来,阑尾一直被人们认为是一个容易"招事"的废用器官。说它"招事",是因为临床上阑尾炎的发病率非常之高,以至于任何一个与医学无关的人都知道"阑尾"这个名称。但说它完全废用,却也有失公平,因为阑尾内含淋巴滤泡,是有一定免疫功能的,当然这种功能比较微弱,因患阑尾炎切掉阑尾,对身体没有太大的影响。

⑥骨髓:骨髓是造血器官,也算作免疫器官,是因为骨髓在生成红细胞的同时,也生成淋巴细胞、单核吞噬细胞、中性粒细胞等,这些细胞都具有免疫功能,被称为免疫细胞。

免疫系统之所以被称为人体的万里长城,是因为它既能抵御外来入侵的"敌人",又能清除体内对身体有害的"内奸"。

免疫最初是指机体免除疫病的一种能力。目前认为,免疫系统具有免疫监视、防御和自我稳定的作用。

免疫系统分为非特异性免疫(又称固有免疫或先天免疫,指机体先天固有的正常生理防御功能)和特异性免疫(又称获得性免疫或适应免疫,指只针对一种病原体的免疫),其中特异性免疫,又分为体液免疫(即以浆细胞产生抗体来达到保护目的的免疫)和细胞免疫(即以致敏 T 细胞杀伤抗原的免疫)。

免疫系统的三大功能:识别和清除外来入侵的抗原,如病原微生物等;识别和清除体内发生突变的肿瘤细胞、衰老细胞,死亡细胞或其他有害的成分;通过自身免疫耐受和免疫调节,使免疫系统内环境保持稳定。

如果免疫的三大功能发挥正常,那么人体的万里长城便稳如泰山,人体自然安然无恙;如果免疫功能过弱,则易发多种感染;免疫功能过强,则过敏反应多发;免疫识别错误,则会引发多种自身免疫性疾病。

(2)自身免疫性疾病:是由于机体对自身抗原失去耐受,免疫系统攻击自身组织,引起器官和组织损伤的一类疾病。这类疾病包括很多不同的类型,常见的有系统性红斑狼疮、干燥综合征、类风湿关节炎、多发性肌炎、皮肌炎、硬皮病、自身免疫性甲状腺疾病等。

（3）免疫性疾病的实验室检查:包括免疫球蛋白检测（IgG、IgA、IgM、IgD 和 IgE）、补体检测（总补体 CH50 和补体 C1～C9）和淋巴细胞（T 细胞、B 细胞及 NK 细胞）检测。

目前,许多医院都建立了风湿免疫科,是专治这些疾病的科室。

2．皮肤黏膜

（1）皮肤:被覆全身表面,由上皮性的表皮和结缔组织性的真皮组成。皮肤是人体最大的器官之一,约占体重的 16%。表皮是皮肤最为重要的部分,皮肤的屏障保护作用主要由表皮实现,可保护体内组织,免受外物和细菌的损伤和侵害,防止体内水分、电解质等物质丢失。表皮内有黑色素,可抵御日光中紫外线的辐射损伤。表皮和真皮内有丰富的感觉神经末梢,使皮肤成为人体的一个广大的感受面。皮肤附有皮脂腺、毛发和汗腺,皮脂腺、毛发可保护皮肤;汗腺分泌汗液,在调节体温,排出代谢产物,以及维持水、电解质平衡方面具有一定的作用。此外,皮肤还参与脂肪、胆固醇的代谢、维生素 A、维生素 D 的合成等。

（2）黏膜:是被覆在器官里面的一层由上皮组织和结缔组织构成的膜状结构。黏膜的结缔组织部分称为固有层,其上皮组织部分称为上皮,内有血管、神经,能分泌黏液。消化、呼吸、泌尿、生殖等器官的内壁因黏膜分泌黏液而保持表面湿润,并成为人体免疫系统的第一道防线。许多器官的皮肤和黏膜相互移行而衔接。皮肤和黏膜联合起来,使人体形成一个密闭的系统,当外界的有毒物质或细菌等病原体与人体接触时,皮肤和黏膜首先将它们隔离,避免入侵人体造成伤害。因此,把皮肤和黏膜形象地比喻成万里长城的前沿阵地。

（3）皮肤黏膜疾病：可分为感染性和非感染性两大类，前者包括病毒、细菌、真菌、螺旋体、寄生虫等感染引起的皮肤黏膜病；后者包括物理性、变态反应性、神经功能障碍性、红斑丘疹鳞屑性、结缔组织疾病、血管性等类型的皮肤黏膜病。

临床上的皮肤性病科，是专门治疗皮肤黏膜疾病和性病的科室。

第 68 讲　眼

眼（图 8-13），是人体当中结构最为复杂、功能最为重要的感觉器官。因为有眼，世界色彩斑斓；如果没有眼，世界将变得一片黑暗。

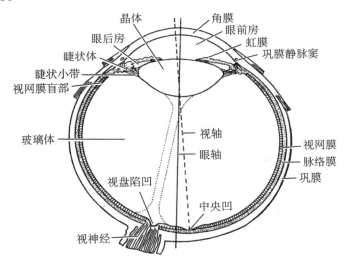

图 8-13　眼球的水平切面（右侧）

1. 眼的组成及功能　眼由眼球和眼附属器共同组成。眼球的功能是接受光刺激，将感受到的光波刺激转变为神经冲动，经视觉传导通路至大脑视觉中枢产生视觉,分辨外界物体。眼附属器包括眼睑、结膜、泪器、眼球外肌等,对眼球起支持、保护和运动作用。眼球可分为眼球壁和内容两部分。

（1）眼球壁由三层膜构成。

①外层为纤维膜,组织坚韧,保护眼球内组织。其前面 1/6 为透明的角膜,后 5/6 为瓷白色不透明的巩膜,两者的移行处称为角膜缘。

②中层为葡萄膜,又称血管膜,具有丰富的血管和色素,有营养眼内组织、遮蔽和调节光线的功能。由前向后葡萄膜分为虹膜、睫状体、脉络膜三部分。

虹膜:为葡萄膜的最前部,位于晶状体前面。中央有一直径 2.5～4 毫米的圆孔,称为瞳孔。瞳孔可因射入光线的强弱而呈现缩小或放大,从而调节进入眼内的光线。

睫状体:前接虹膜根部,后移行于脉络膜,是葡萄膜的中间部分。睫状体内含睫状肌,收缩时晶状体凸度增加,屈光力加强,起调节作用。

脉络膜:葡萄膜的最后部分,含有丰富的血管和色素细胞,有营养视网膜外层的功能,并能阻断透过巩膜进入眼内的光线,以保证成像清晰。

③内层为视网膜是感受光线刺激和传导神经冲动的重要组织。视网膜上大约有 1.37 亿个感光细胞,包括感受弱光的"视杆细胞"和感受强光、辨别颜色的"视锥细胞"。视网膜上的黄斑,距眼球后极的视盘 3～4 毫米,中心为一小凹,称为中心凹,是视力的最敏感处。

（2）眼球内容物:包括房水、晶状体、玻璃体等透明组织,联同角膜,构成眼的屈光系统。

①房水:是透明的液体,充满前房和后房,有营养角膜、晶体、玻璃体的功能,同时也是维持和影响眼压的主要因素。房水由睫状突产生后,先进入后房,经瞳孔进入前房,最后经前房角部的小

梁网进入血液循环。房水循环的正常通路受阻后,会引起眼内压增高,临床上称为青光眼。瞳孔缩小有利于房水循环,因此在治疗青光眼时宜用缩瞳药,不宜用散瞳药。

②晶体:为富有弹性的透明体,位于虹膜、瞳孔之后,形如双凸透镜,具有曲折光线的功能。晶体混浊称为白内障,有多种类型,其中以老年性白内障最为常见。

③玻璃体:为透明的胶质体,充满在晶体后面的眼球腔内。玻璃体 99% 为水,其余成分为胶质及透明质酸。其功能除有屈光作用外,主要是支撑视网膜的内面,使之与色素上皮层紧贴。玻璃体若脱失或液化时,支撑作用减弱,导致视网膜脱离。

2. 眼的主要疾病

(1)眼睑病:睑缘炎、睑腺炎、睑板腺囊肿、倒睫、睑内翻、睑外翻、上睑下垂、眼裂闭合不全(兔眼症)等。

(2)泪器病:泪囊炎、泪腺炎、眼干燥症等。

(3)结膜病:细菌性结膜炎、衣原体性结膜炎(如沙眼等)、病毒性结膜炎(如流行性角膜结膜炎、流行性出血性结膜炎等)、变态反应性结膜炎、结膜干燥症、翼状胬肉等。

(4)角膜病:细菌性角膜溃疡、病毒性角膜炎、真菌性角膜溃疡、角膜软化症、角膜变性(如老年环等)、先天性角膜异常等。

(5)巩膜病:巩膜炎等。

(6)晶体病:白内障、晶状体变性等。

(7)玻璃体病:玻璃体炎症、玻璃体积血、玻璃体混浊等。

(8)青光眼:原发性青光眼(包括闭角青光眼、开角青光眼)、继发性青光眼、先天性青光眼等。

(9)葡萄膜病:葡萄膜炎、交感性眼炎等。

(10)视网膜病:视网膜血管阻塞(如视网膜中央动脉或静脉阻塞)、黄斑病变(干性、湿性)、黄斑前膜、视网膜炎、视网膜变性、视网膜脱离和由高血压、肾炎、糖尿病等引起的视网膜病变。

（11）眼屈光不正：近视、远视、散光等。

（12）眼外肌病：弱视、斜视。

（13）其他：另有眼眶病、眼部肿瘤、眼外伤和职业性眼病等。

3．眼病的检查

（1）视功能检查：视力（5 米以外为远视力，30 厘米为近视力）、视野（中心视野、周边视野）、色觉、暗适应、立体视觉、对比敏感度、视觉电生理检查（如视网膜电图，眼电图等）。

（2）影像学检查：眼底血管造影、眼部超声波检查、OCT（光学相干断层扫描）、眼眶磁共振检查等。

（3）其他：另有裂隙灯检查、眼底检查、眼压检查等。

第 69 讲　耳

眼固然重要，但耳的重要性也丝毫不容忽视。如果没有耳的听觉，生活将陷入单调、无声的境界，如果没有耳的平衡觉，人将无法站立、寸步难行。

1．耳的组成与功能　　耳（图 8-14），分为外耳、中耳和内耳三

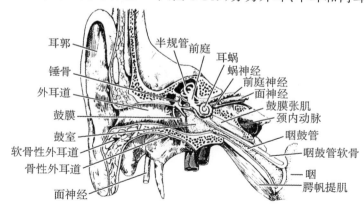

图 8-14　耳的全貌模式图

部分。听感受器(听器)和位觉感受器(平衡器)位于内耳;外耳和中耳是声波的传导装置。听器是感受声波刺激的感受器,位觉器是感受头部位置变动、重力变化和运动速度刺激的感受器。二者功能虽不同,但结构上关系密切。

(1)外耳:包括耳郭、外耳道和鼓膜三部。

①耳郭:除下面的耳垂之外,大部分是由弹性软骨和结缔组织构成,具有收集声波和辨别声音方向的作用。

②外耳道:是从外耳门至鼓膜的管道,成人长 2.5～3.5 厘米,呈"S"形弯曲,外 1/3 为软骨部,内 1/3 为骨部。外耳道经常发生疖肿和耵聍栓塞等疾患。

③鼓膜:是位于外耳道与鼓室之间,呈椭圆半透明的薄膜,其作用为传递声波。临床上,因压迫、扎刺及中耳炎等原因引起鼓膜穿孔是很常见的,发生后会对听力产生很大影响。

(2)中耳:主要由鼓室和咽鼓管组成,是传导声波的主要部分。鼓室是一个不规则的含气小腔,位于鼓膜与内耳之间,经咽鼓管与咽相通,内容听小骨。

①鼓室内的三块听小骨:分别为锤骨、砧骨和镫骨,它们之间以关节相连,构成听小骨链,恰似一曲折的杠杆系统。当声波振动鼓膜时,引起听小骨的串联运动,声波振动得以放大,并经前庭窗传至内耳。

②咽鼓管(也称耳咽管):是连接鼻咽部和鼓室的通道。其作用是使鼓室的气压与外界的大气压相等,以保持鼓膜内外两面的压力平衡。小儿咽鼓管短而宽,故咽部感染可经咽鼓管侵入鼓室引起中耳炎。当人患感冒时,常引起咽鼓管黏膜肿胀而闭塞,造成耳鸣及听力障碍。

(3)内耳(图 8-15):又称迷路,全部位于颞骨岩部的骨质内,其形状不规则,构造复杂,可分为骨迷路和膜迷路两部。骨迷路是骨密质围成的不规则腔隙,膜迷路套在骨迷路内,是密闭的膜性管腔或囊,两腔内充淋巴,互不相通。

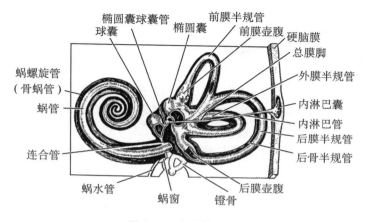

图 8-15　内耳模式图

迷路主要由半规管(包括骨半规管和膜半规管)和耳蜗(包括骨蜗管和蜗管)组成。

①半规管:是位觉感受器(平衡器),三个不同朝向的半规管,分别负责探测上下、前后和侧向运动。前半规管弓向上方,外半规管弓向外侧,后半规管弓向后外方。每个半规管,都有两个骨脚连于前庭,因前、后两个单骨脚合成一个总骨脚骨,故三个半规管共有五个孔开口于前庭的后上壁。

②耳蜗:是听感受器(听器),可感受经空气传导的声音和经骨传导的声音。耳蜗位于前庭的前方,形如蜗牛壳,由蜗轴和蜗螺旋管构成。蜗顶朝向前外,蜗底朝向内耳道底,蜗轴的骨松质内有蜗神经和血管穿行。

③其他:此外,膜迷路还包括位于前庭后上方椭圆囊隐窝内的椭圆囊和其前下方球囊隐窝内的球囊,两者的功能是感受头部静止的位置及直线变速运动引起的刺激。

2.耳的主要疾病　先天性耳畸形、耳外伤、非化脓性耳郭软骨膜炎、外耳道炎、外耳道疖、外耳道真菌病、耵聍栓塞、外耳道异物、出血性疱疹性鼓膜炎、非化脓性中耳炎、急性化脓性中耳炎、乳突炎、周围性面神经麻痹、耳硬化症、颞颌关节症候群、耳肿瘤、膜迷路积水、聋、聋哑等。

特别需要解释一下后面的三个病。

(1)膜迷路积水：临床上有一种以眩晕为主要症状的疾病，称内耳眩晕症，又称梅尼埃综合征，是因为位觉感受器膜迷路(球囊及蜗管)积水而膨大，前庭膜受压变位，从而刺激前庭终器引起眩晕，所以从病理学角度看，称之为膜迷路积水，更能反映疾病的实质。

(2)聋：通常根据听力下降的部位分成传导性聋、感音神经性聋及混合性聋。①传导性聋：主要是因耳道闭塞、鼓膜穿孔或听骨链不相连导致空气传导障碍引起的，听力损失程度较低；②感音性聋：指内耳声音的语音信息转化为电信号的机制被损害；③神经性聋：指听神经损害，甚至中枢损害。一般医学上将二者合二为一，称感音神经性聋属完全性聋；混合性聋是中耳、内耳病变同时存在，影响声波传导与感音所造成的听力障碍。

(3)聋哑症：在婴幼儿时期，因各种原因严重损害听力，失掉学习语言的机会，或者原曾学会一些，但此后因故聋，听不见他人语声，长期不用已建立的听说系统，得不到巩固和增强，或由于听觉器官发育缺陷，严重影响听力，不能学习讲话，成为既听不见，又不会说话的人，即聋哑人。其原因有先天性和后天性两种，后天性最常见的原因是氨基糖苷类抗生素(如链霉素、庆大霉素等)损害听神经和急性传染病(如脑膜炎、脑炎等)所致。

3. 耳病的检查

(1)一般检查：包括外耳检查、耳镜检查。

(2)咽鼓管功能检查：有捏鼻吞咽法、咽鼓管吹张法、捏鼻鼓气法、咽鼓管导管吹张法、气压舱检验房等。

(3)听力检查：耳语检查法、音叉检查法(气导骨导比较实验、骨导偏向实验、骨导对比实验等)、语音试验。

（4）前庭功能实验:冷热实验、旋转实验、头位性眼震颤试验。

（5）其他:X线拍片检查。

第70讲 鼻

鼻（图 8-16），是呼吸道的起始部，又是嗅觉器官，并辅助发音。

1. 鼻的组成及功能　鼻由外鼻、鼻腔和鼻旁窦三部分组成。外鼻位于面部中央，下端游离突出，易受外伤。鼻腔是位于两侧面颊之间的腔隙。在鼻腔的上方、上后方和两旁，由左右成对的鼻窦环绕。鼻腔和鼻窦位于颅前窝、颅中窝、口腔和眼眶之间，仅由一层薄骨板相互隔开，故严重的鼻外伤可伴发于其周围结构的外伤，鼻部疾病也可向邻近器官扩散。

（1）外鼻:上部位于两眼之间的部分为鼻根，向前下延为鼻背。下端突出的部分称鼻尖，鼻尖两侧的部分叫鼻翼，呼吸困难（如支气管哮喘发作）时，鼻翼可出现明显扇动。左、右鼻翼下方

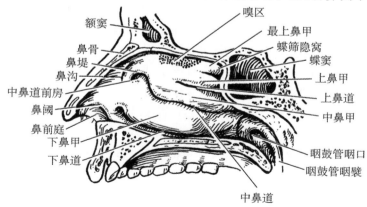

图 8-16　鼻腔外侧壁（右侧）

各围成一个鼻孔,为气体出入的门户。外鼻由鼻骨和软骨作支架,被覆皮肤而成。鼻尖和鼻翼处的皮肤较厚,富含皮脂腺和汗腺,易发生鼻疖和痤疮。鼻翼和面颊交界处有鼻唇沟,患面瘫时患侧鼻唇沟变浅,是重要的神经疾病体征。

(2)鼻腔:位于外鼻的深部,为一狭长腔隙,顶窄底宽,前后径大于左右径,向前经鼻孔通外界,向后经鼻后孔通鼻咽部。每侧鼻腔都可分为前方的鼻前庭和后方的固有鼻腔两部分。

①鼻前庭:由鼻翼围成,内衬以皮肤,生有鼻毛,有阻挡灰尘吸入的作用。固有鼻腔是鼻腔的主要部分,由鼻中隔分为左、右鼻腔。鼻腔及鼻中隔均为骨和软骨覆以黏膜而成。鼻中隔前下部血管丰富,位置表浅,是鼻出血的好发部位。鼻中隔偏曲是临床上常见的病症。

②鼻腔:外侧壁三个呈阶梯状排列的,略呈贝壳形的长条骨片,外覆黏膜,称鼻甲。各鼻甲上缘连接于鼻腔外壁,游离缘皆向内下方悬垂于鼻腔内。各鼻甲外下方的间隙称鼻道,故有上、中、下3个鼻甲及上、中、下3个鼻道。

下鼻甲骨最宽、最长也最低,为一独立骨片,前端接近鼻前庭,后端距咽鼓管咽口1.0～1.5厘米,故下鼻甲增大时易引起鼻塞,咽鼓管的通气引流也受到影响。

上鼻道的蝶筛隐窝,有后组蝶窦开口;中鼻道有前组筛窦开口和上颌窦开口;下鼻道前上部有鼻泪管开口,其外壁前段接近下鼻甲附着处,壁薄易刺透,是上颌窦穿刺冲洗法的适宜进针部位。

位于上鼻甲内侧面以及与其相对的鼻中隔部分为嗅部黏膜,具有嗅觉功能。

(3)嗅神经:分布于嗅区黏膜中的嗅细胞,其中枢突汇聚成多数嗅丝,经筛孔穿过筛板进入嗅球。嗅神经的鞘膜由硬脑膜延续而来,故手术损伤嗅区黏膜,继发感染可循此入颅,引起鼻源性颅内并发症。

（4）鼻旁窦（也称副鼻窦、鼻窦，图 8-17）由骨性鼻旁窦衬以黏膜而成，可协助调节吸入空气的湿、温度，对发音起共鸣作用。鼻旁窦共有 4 对，即上颌窦、额窦、筛窦和蝶窦，它们分别位于同名的颅骨内。由于鼻旁窦内衬的黏膜与鼻腔黏膜相延续，鼻腔黏膜发炎时可以蔓延至鼻旁窦，引起鼻旁窦炎。上颌窦是鼻旁窦中最大的一对，其上壁隔一较薄的骨板与眼眶毗邻，上颌窦炎症或肿瘤时可经此壁侵入眶内。下壁贴近上颌磨牙，此处的骨质菲薄而且缺失，故牙根的感染极易侵入窦内，引起牙源性上颌窦炎。

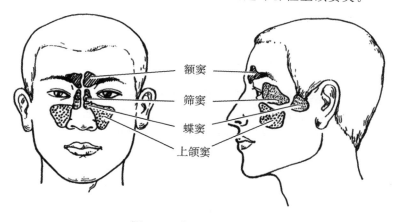

额窦
筛窦
蝶窦
上颌窦

图 8-17　鼻旁窦体表投影

2. 鼻的主要疾病　鼻外伤、鼻前庭炎及鼻疖、急性鼻炎，慢性鼻炎（慢性单纯性鼻炎、慢性肥厚性鼻炎）、萎缩性鼻炎、过敏性鼻炎、鼻息肉、鼻中隔偏曲、鼻出血（鼻衄）、鼻腔异物、鼻硬结肿、化脓性鼻窦炎（急性、慢性）、鼻囊肿、鼻肿瘤（血管瘤、乳头状瘤、骨瘤、外鼻恶性肿瘤、鼻腔及鼻窦恶性肿瘤）、恶性肉芽肿等。

3. 鼻病的检查　鼻腔检查是鼻部检查的重点，囊括了几乎所有最基本的重要内容。鼻腔检查主要在于区分鼻腔正常解剖结构和异常变化，其中鼻腔外侧壁的病理表现鉴别十分重要，尤其是下鼻甲和中鼻甲性状及其与鼻腔其他结构的关系,对鼻炎的症状表现影响极为明显。

(1)鼻前庭检查法:可直接用眼观察,注意鼻前庭皮肤有无充血、肿胀、溃疡、疖肿等情况。

(2)前鼻镜检查法:用鼻镜检查,注意鼻甲有无充血、肿胀、肥厚、萎缩,中鼻甲有无息肉样变,各鼻道及鼻底有无分泌物,鼻中隔有无偏曲、穿孔、出血、血管曲张和溃疡、糜烂等情况。

(3)后鼻镜检查法:将后鼻镜送入软腭与咽后壁之间,检查后鼻孔、各鼻甲及鼻道后缘、鼻中隔后缘情况。

第71讲 咽 喉

1. 咽 咽为前后略扁,呈漏斗型的肌性管道。位于颈椎前方,上起颅底,下在第6颈椎体下缘接续食管,全长约12厘米。咽的前壁不完整,向前分别通鼻腔、口腔和喉腔。故咽为呼吸和消化系统的共同通道或交叉路口。咽部的疾病常影响到吞咽、呼吸两方面的功能。

(1)咽的构成关系:分为鼻咽、口咽和喉咽3部分(见图8-5)。

①鼻咽:位于鼻腔后方,在鼻咽两侧壁有咽鼓管咽口,通往中耳鼓室,可调节鼓膜两侧气压。同时,咽部的炎症也可通过此管口蔓延到中耳,引起中耳炎。咽鼓管咽口附近有咽隐窝,是鼻咽癌的好发部位。鼻咽部后壁黏膜和咽鼓管咽口附近黏膜内的淋巴组织,分别称为咽扁桃体和咽鼓管扁桃体。

②口咽(图8-19):位于软腭与会厌之间,向前借咽峡通口腔。两侧的腭舌弓和腭咽弓之间有扁桃体窝,容纳腭扁桃体。

腭扁桃体、咽扁桃体,咽鼓管扁桃体和舌扁桃体共同组成咽淋巴环,构成呼吸道和消化道防御的门户。

③喉咽:位于会厌至第6颈椎体下缘之间,向前通喉腔,吞咽时会厌关闭喉口,食物经喉咽入食管。在喉口两侧各有一纵行的

深窝,称梨状隐窝,异物常滞留于此。

(2)咽的主要疾病:急性咽炎、慢性咽炎、咽异感症、急性扁桃体炎、慢性扁桃体炎、腺样体肿大、咽部脓肿,咽异物、咽肿瘤(鼻咽纤维瘤、鼻咽癌)等。

慢性扁桃体炎经常急性发作,或肥大、脓肿,或引起其他脏器病变,如心内膜炎、心肌炎、风湿热、风湿性关节炎、肾炎时,可行扁桃体切除术。

(3)咽病的检查

①口咽检查:简便、实用。医师只需要用压舌板和手电筒,嘱患者张口,发出"啊"的声音,即可看到咽部的状态。

②鼻咽镜检查:方法与上相似,医师借助鼻咽镜可以观察到整个鼻咽部。

③咽拭子检查:是取咽喉部的分泌物,进行细菌培养和药敏试验,其结果可为咽部感染性疾病的临床治疗提供重要依据。

2. 喉　喉既是呼吸的管道,又是发音的器官。位于颈前,上借甲状舌骨膜与舌骨相连,下与气管相接,其活动性较大,可随吞咽或发音上下移动。喉的前方被舌骨下肌群覆盖,后方是咽腔喉部,两侧有甲状腺侧叶及颈部大血管、神经。

(1)喉的构成:喉由软骨、软骨间连接、喉肌和喉腔构成。

①喉软骨(图 8-18):是喉的支架,有甲状软骨、环状软骨、会厌软骨和成对的杓状软骨等构成。

甲状软骨构成喉的前壁和侧壁,由左右两个四边形软骨板组成,其前缘互相愈着,称前角。成年男子的前角上端向前突出,称喉结,为男性标志。

环状软骨,是位于甲状软骨下面的软骨环,有支撑呼吸道,保持其通畅的作用。

会厌软骨呈叶状,位于舌根和舌骨体后上方,被覆黏膜称会厌,是喉口的活瓣,在吞咽时候随咽上提并前移,封闭喉口,阻止食物入喉,并引导食物进咽。

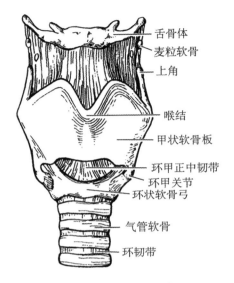

图 8-18　喉软骨连接(前面)

　　杓状软骨坐落于环状软骨板上缘两侧,构成环杓关节。向前伸出的突起称声带突,有声韧带附着;向外侧伸出的突起称肌突,大部分喉肌附着于此。

　　喉各软骨间、软骨与舌骨、气管间借关节、韧带和膜相互连接。

　　②喉肌:是发音的动力器官,具有紧张或松弛声带、缩小或开大声门裂及缩小喉口等作用,如环杓肌、甲杓肌和杓肌等。

　　③喉腔是由喉壁(喉软骨、韧带和纤维膜、喉肌等构成)围成的管腔。上起自喉口,与咽腔相通;下联气管,与肺相通。喉腔分为喉口、喉前庭、喉中间腔和声门下腔四个部分。其中喉中间腔,内有喉室、声带、声门裂。

　　声带是人类发声的主要结构,由韧带、肌肉和黏膜组成。成年男性的声带一般在 18～22 毫米,平均长度为 20 毫米左右;成年女性声带一般在 14～18 毫米,平均 15 毫米左右。当肺部呼出的气流冲向靠拢的声带引起振动的时候,即发出声音,再经过咽、口、鼻、鼻窦、气管和肺等器官的共鸣作用和唇、牙、舌、软腭在神经系统协调下的运动,才形成各种不同的声音和语言。

两侧声带张开时,出现一个等腰三角形的裂隙,称为声门裂,是空气出入肺部的必经之路。声门裂大小的规律性变化是根据呼吸和发声的需要,在中枢神经的反射调节下,由喉部肌肉的作用来实现的。声带的长短、宽窄、松紧和声门裂的大小均能影响音调的高低和音色的变化。成年男子声带长而宽,发声音调低;女子声带短而窄,发声音调高。青少年 14 岁开始变音,一般要持续半年左右。

从极轻微的声嘶到完全失声,多为声带病变或其他病因使声带的正常运动发生障碍所致。

(2)喉的主要疾病:喉外伤、急性会厌炎、急性喉炎、慢性喉炎、喉阻塞、喉肿瘤(喉良性肿瘤、喉癌)、癔症性失音、喉麻痹等。

当发生喉阻塞,或因昏迷、外伤等引起下呼吸道分泌物阻塞的患者,常需在喉下行气管切开术,以抢救生命。

(3)喉病的检查:包括喉的外部检查、间接喉镜检查、直接喉镜检查、电子喉镜检查等。

第 72 讲　口　　腔

1. 口腔的组成与功能　口腔(图 8-19)是消化道的起始端,有唇、舌用以吮吸进食;牙齿用以咀嚼食物;唾液腺分泌唾液,用于润滑口腔黏膜和食物,并通过其中的淀粉酶将食物进行初步消化。进食时舌和双颊的活动,可使唾液与食物拌匀,送入上下牙齿间进行咀嚼,使食物研细以利吞咽,还可借舌的味觉感受器辨别食物的味道。

此外,口腔的唇、舌、齿、腭的动作,对完成发音和语音的清晰

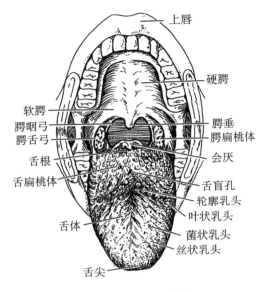

图 8-19　口腔及咽峡

起到很大作用,当鼻腔堵塞,或做剧烈运动时,口腔还能辅助呼吸。

组成口腔的组织器官,有牙齿、颌骨、唇、颊、腭、舌和唾液腺等。

当闭口时,牙前为口腔前庭,牙后为固有口腔。

(1)口腔前庭:位于口腔前部,为界于牙列、牙槽突、牙龈与唇颊之间的潜在腔隙,其上、下界为唇、颊黏膜移行至牙龈转折处,此处前为唇沟,侧为颊沟,统称为前庭沟。

两侧正对上颌第二磨牙的颊黏膜上有一突起乳头,为腮腺导管的开口;两侧前庭沟在第三磨牙后方与固有口腔相通,当口腔颌面部疾患或全身性疾患引起牙关紧闭时,可经此通道进食。

(2)唇:分为皮肤、肌肉和黏膜三层,故外伤或手术时应分层缝合,恢复其正常解剖结构,才不致影响其外貌和功能。唇部皮肤有丰富的汗腺、皮脂腺和毛囊,为毛囊炎与疖的好发部位。唇部皮肤向黏膜的移行部称为红唇缘,常呈弓背形,外伤缝合或唇裂整复手术时应注意恢复其外形,以免造成畸形。

(3)固有口腔:是口腔的主要部分,其范围上为腭,下为舌及口底,前界和两侧界为上、下牙弓,后界为咽。

①腭:分为硬腭及软腭,前面由上颌骨组成的骨质部分为硬腭,后面可以活动的肌肉部分为软腭。软腭的后缘中间有一舌状物体,称为悬雍垂,软腭两侧向下外方形成两个弓形黏膜皱襞,分别为舌腭弓和咽腭弓,两弓之间为扁桃体。

②舌:有味觉功能,能协助完成语言、咀嚼、吞咽等重要生理功能。舌是由横纹肌组成的肌性器官,运动灵活。舌背黏膜上有四种乳头状突起,分别为丝状乳头、菌状乳头、轮廓乳头和叶状乳头,其中菌状乳头和轮廓乳头含有味觉感受器——味蕾,以司味觉。舌象,是中医学的名称,包括舌质和舌苔的变化,在中医诊断中占有重要地位。

(4)牙齿:被称为"消化战场上最坚硬的尖兵",也是临床口腔科的主要治疗对象。人的一生中有两副牙齿,根据萌出的时间和形态,分为乳牙及恒牙。

①乳牙共 20 个,上下颌、左右侧各 5 个,其名称从中线起向两旁,分别为乳中切牙、乳侧切牙、乳尖牙、第一乳磨牙、第二乳磨牙。

乳牙萌出的时间和次序,从出生后 6—8 个月开始萌出乳中切牙,8—10 个月萌出乳侧切牙、12—16 个月萌出第一乳磨牙,16—20 个月萌出乳尖炎,24—30 个月萌出第二乳磨牙,2—2.5 岁乳牙全部萌出。

②恒牙(图 8-20)共 32 个,上下颌、左右侧各 8 个,其名称从中线起向两旁,分别为中切牙、侧切牙、尖牙、第一双尖牙、第二双尖牙、第一磨牙、第二磨牙、第三磨牙。

恒牙萌出时间和次序:从 6 岁左右开始,在第二乳磨牙后方

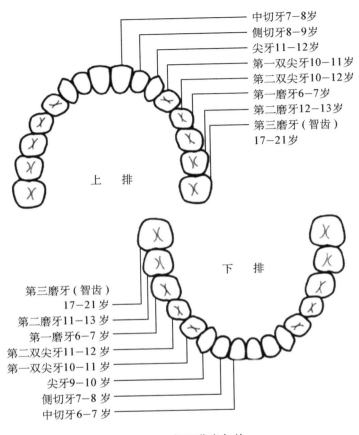

中切牙7—8岁
侧切牙8—9岁
尖牙11—12岁
第一双尖牙10—11岁
第二双尖牙10—12岁
第一磨牙6—7岁
第二磨牙12—13岁
第三磨牙（智齿）
17—21岁

上　排

下　排

第三磨牙（智齿）
17—21岁
第二磨牙11—13岁
第一磨牙6—7岁
第二双尖牙11—12岁
第一双尖牙10—11岁
尖牙9—10岁
侧切牙7—8岁
中切牙6—7岁

图 8-20　恒牙萌出年龄

萌出第一恒磨牙,同时恒中切牙萌出,乳中切牙开始脱落,随后侧切牙、尖牙、第一双尖牙、第二双尖牙、第二磨牙及第三磨牙依次萌出。其中第三磨牙常在 17—21 岁萌出,有一部分人甚至到 26 岁才萌出,因此称为"智齿",有时先天缺失,有时萌出困难或阻生,产生疼痛症状,临床上称为"阻生智齿"。

从 6—12 岁口腔内乳牙逐渐脱落,恒牙相继萌出,恒牙和乳牙发生交替,此时口腔内既有乳牙,又有恒牙,这种乳恒牙混合排列在牙弓上,称为混合牙列。有时乳牙未脱落,而恒牙萌出缺乏位置时,该恒牙乃错位萌出,大多位于乳牙舌侧,发生重叠,此时应拔除乳牙,便于恒牙在正常位置萌出。

牙体分为牙冠、牙根和牙颈三部分(图 8-21)。牙体组织由牙釉质、牙本质、牙骨质三种钙化的硬组织和牙髓软组织组成。牙髓中有血管、淋巴管和神经等,其中神经对痛觉感受异常敏感。牙周有牙槽骨、牙周膜及牙龈,是牙齿的支持组织。

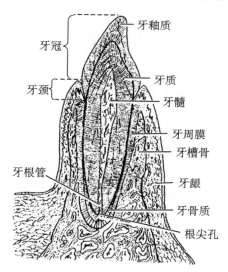

图 8-21 牙体结构(下颌切牙)

2. **口腔科常见疾病** 龋病、牙髓炎、牙根周围炎、牙龈炎、牙周病、口腔溃疡、唇疱疹、鹅口疮、颌面部感染(如颌周蜂窝织炎、牙源性颌骨骨髓炎、急性化脓性腮腺炎)、口腔颜面部损伤(如牙齿牙槽骨损伤、颌骨骨折、颧弓骨折、颞下颌关节脱位)、口腔颜面部肿瘤(如囊肿、血管瘤、口腔癌)等。

附:拔牙常识

牙病常给人们带来不小的痛苦和烦恼,而拔牙则是人的一生当中几乎难以避免的经历。因此,在讲解口腔之后,有必要详细介绍有关拔牙的适应证、禁忌证和注意事项。

1. **拔牙的适应证**　一般来说,不管是发生龋病还是牙周病,原则上都应该尽量保留牙齿。但是有些时候,保证牙齿的意义不大,有时病牙甚至会对其他健康牙齿产生不良影响,就只能拔牙了。

(1)牙齿有严重广泛的龋坏,成为残根、残冠且不能修复者,需要拔除;牙齿的根尖周病变,而且牙根弯曲,不能用根管治疗、根尖切除术等方法保留的,也需要拔除。

(2)牙周炎到了晚期,牙齿周围的牙槽骨大部分已被破坏、吸收,牙齿严重松动,无法保留的,应该拔除;或经常发生牙周脓肿,影响正常咀嚼功能的,也应该拔除。

(3)智齿的萌生受阻,经常发生冠周炎,引起面部肿胀、张口受限等颌面部软组织间隙感染,或者没有咬合的功能,而且会引起食物嵌塞、使邻牙龋坏的牙,应该拔除。

(4)形状异常,影响美观,位置不正或妨碍功能的多生牙,应予拔除。

(5)没有咬合功能,经常损伤口腔黏膜,以至于引起口腔黏膜长期不愈的创伤性溃疡的错位牙,应该拔除。

(6)外伤造成牙齿折断、劈裂或缺损至牙颈部以下,牙根不能被利用做桩冠修复的牙齿,应该拔除。

(7)乳牙滞留妨碍正常恒牙萌出者,需要拔除。

(8)由于正畸治疗需要进行减数的牙齿、被肿瘤或囊肿波及的牙齿、引起颌骨骨髓炎或上颌窦炎的病原牙齿,都应该拔除。

(9)对疑为某些疾病(如风湿病、肾炎、虹膜睫状体炎、视网膜炎等)的病灶牙,以及成为三叉神经痛"扳机点"的牙齿,也需要拔除。

（10）口腔中的残根、残冠不仅时常发炎，还可引起牙槽脓肿，甚至引起颌面部间隙感染；或因其锐利的边缘刺激舌体和颊部黏膜，引起口腔软组织损伤；以及长期的不良刺激引起局部黏膜不良病变者（尤其是老年人，更应该提高警惕），均应尽早拔除，去掉不良隐患。

2. 拔牙禁忌证

（1）处于口腔急性炎症期的患者不能拔牙，待炎症得到有效控制后，再行拔牙。

（2）患有口腔恶性肿瘤的患者，如果牙齿位于肿瘤中或已被波及的，不能单纯拔牙，否则会使肿瘤扩散，而且创口也不易愈合，一般应与肿瘤一起做根治手术。

（3）放射治疗后，不能轻易拔除位于治疗中心的牙齿，因为有可能会引起放射性骨坏死。

（4）急性心肌梗死或近3～6个月前发生过心肌梗死的，或者最近发作过心绞痛、心力衰竭等，不能拔牙。心肌梗死与拔牙手术间隔时间应不少于2年。

（5）血压高于160/90毫米汞柱的患者不能拔牙，应先治疗高血压，待血压得到控制后再行拔牙。否则拔牙后容易出血，甚至发生高血压危象。

（6）严重贫血，如血红蛋白低于80克/升，再生障碍性贫血急性期、急性白血病、血友病、出血性紫癜等患者不能拔牙，否则会引起出血不止和严重感染，甚至危及生命。

（7）糖尿病患者，血糖高于8.88毫摩/升不能拔牙，否则容易发生伤口感染且不易愈合，要先行降低血糖治疗。

（8）甲状腺功能亢进患者，一般只有在基础代谢率低于＋20％以下，脉搏不超过100次/分，而且在手术前后都采取了抗感染措施时，才可以拔牙，否则会引起甲状腺危象。

（9）肾衰竭或严重肾病患者不宜拔牙。

（10）急性肝炎期不宜拔牙。肝炎、肝硬化、肝功能损害者应在病情好转后拔牙。拔牙前后服用一定量的维生素 K,以免拔牙后出血。

(11)在妊娠初 3 个月拔牙容易引起流产,后 3 个月拔牙容易引起早产,因此在这两个阶段内都不宜拔牙和做口腔手术。

(12)月经期的血液凝固性降低,拔牙后可能会发生大出血,而且月经期身体抵抗力较低,拔牙后容易发生伤口感染,所以月经期不宜拔牙。

(13)急性感染性疾病和传染病,如肺炎、重感冒、痢疾、脑膜炎等在未治愈之前也不能拔牙,因此时抵抗力低下,拔牙后容易引起感染。

(14)一些慢性消耗性疾病如严重的肺结核、恶性肿瘤等也不宜拔牙,而且肺结核开放期的患者极具传染性,易引起疾病的传播。

3. 拔牙后的注意事项

(1)拔牙后应遵照医嘱咬紧棉球或纱布,过半个小时以后,再吐掉棉球和纱布,以防出血。

(2)拔牙后 2.5 小时吃东西比较合适。拔牙当天不能吃过硬、过烫的食物,宜吃一些温软的半流质食物,拔牙后切忌立刻洗热水澡或用热水洗脸。

(3)拔牙当天不能喝酒,不能吸烟,宜多休息,不宜多说话,情绪要稳定。

(4)对于有慢性病,或免疫力低下的患者,术后应服用一定剂量的抗生素,防止伤口感染;有出血倾向的患者,应该服用止血药。

(5)拔牙当天不能漱口,不能刷牙,也不要用舌头去舔伤口。如果拔牙后 2～3 小时伤口仍出血不止,应该去医院就诊。

(6)拔牙后 2 小时左右,麻醉药基本失效,伤口常有疼痛的感觉,一般不需要特殊处理。如果疼痛持续 2～3 天后不减,或有加重,可能有两种情况:一是创口感染引起;一是拔牙后遗留的尖锐骨缘刺激周围黏膜造成。应该去医院再次就诊。

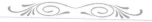

第九章　营养七大要素

人体需要的营养素有七大类：蛋白质、脂肪、糖类（碳水化合物）、矿物质、水、维生素和膳食纤维。其中蛋白质是生命的基础；脂肪是高能量物质；糖类是人体能量的主要来源；矿物质是人体的调节元素；维生素是生命的要素；水是生命的源泉；膳食纤维是后补的营养素，在通便、解毒、降血脂、降血糖和预防癌症等方面，都起着重要作用。

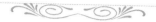

第73讲　蛋白质、脂肪、糖类

1. 生命的基础——蛋白质　从原始的单细胞到人体的组织器官，一切有生命的地方都有蛋白质，蛋白质是生命的基础。

在人体，蛋白质是构成细胞和组织的建筑材料，占人体重量的 20％，若以干重计算，人体的蛋白质含量最高，占人体干重的 45％，在某些器官可达 80％。从细胞的构成到人体的构造，从生长发育到受伤细胞的修复，从新陈代谢到各种酶、免疫抗体及某些激素，无一不与蛋白质有关。蛋白质参与人体的新陈代谢，防止人体受外界病原微生物的侵害，几乎参与了人体的每一项生理活动。人，如果要维持生命活力，延缓衰老，抵抗疾病，蛋白质是不可或缺的。

蛋白质的摄入量：一个正常的成年人，建议蛋白质提供能量占总能量的 20％～25％,儿童、青少年正在生长发育阶段,蛋白质的需要量要多一些;哺乳期妇女、患者、体力劳动者,蛋白质的需要量也要多一些。

蛋白质对人体那么重要,多多摄入好不好呢? 答曰:不好,过多摄入蛋白质对身体也是有害的。一方面,蛋白质摄入过多,会转变成脂肪储存起来,使人体发胖;另一方面,人体在排泄多余蛋白质的过程中,会产生大量的氮,从而增加肾的负担。

蛋白质是由碳、氢、氧、氮 4 种基本元素构成的一种大分子化合物,其组成的基本单位是氨基酸。人体需要的氨基酸中,有 8 种必须从食物中获取,人体自身不能合成,称之为必需氨基酸(赖氨酸、色氨酸、苯丙氨酸、甲硫氨酸、苏氨酸、异亮氨酸、亮氨酸、缬氨酸);其他氨基酸在体内可以合成,因此叫作非必需氨基酸。

食物中的必需氨基酸含量充足,比例适当,叫完全蛋白质,如乳类、肉类、蛋及大豆蛋白等;食物中的必需氨基酸种类基本齐全,但含量有多有少,比例也不够适当,叫半完全蛋白质,如麦类中的醇溶蛋白;食物中的必需氨基酸缺乏或含量很低,叫不完全蛋白质,如玉米中的玉米醇溶蛋白等。

总体来看,鸡蛋、牛奶、肉类和鱼虾海产等动物类食物要比大米、面粉、玉米、大豆、红薯等植物类食物所含必需氨基酸更接近人体需要,营养价值也更高。

在自然界中,无论是动物蛋白质还是植物蛋白质,没有一种能完全符合人类的需要。因此,进食要讲究多样化,避免偏食,以获得多种蛋白质,达到蛋白质互补作用。

尤其需要指出的是,对于老年人,不要一味地追求"老来瘦",而以素食为主。因为老年人的分解代谢大于合成代谢,对蛋白质的需求量比成年人要高,尤其应保证优质蛋白质的摄取,否则会发生因蛋白质不足而引起的营养不良,以至于过早衰老。

2. 高能量物质——脂肪 脂肪是人们常说的"油",也就是日常食用的动物油和植物油。脂肪由碳、氢、氧 3 种基本元素组成,在自然界分布广泛,是一组很重要的化合物,也是人体的重要组成部分。

脂肪包括三酰甘油和类脂,类脂又包括磷脂和胆固醇。三酰甘油和胆固醇,是临床上检查血脂的主要内容。

三酰甘油又称中性脂肪,含有 1 分子的甘油和 3 分子的脂肪酸,平常所说的脂肪就属这一类,在动物油中含量最多,食用的动物油和植物油中,除含有三酰甘油外,也含有类脂和脂溶性维生素。临床上三酰甘油增高,为心脑血管疾病的危险因素;其降低,见于甲状腺功能亢进、肾上腺皮质功能降低、肝功能低下和营养不良等。

胆固醇是一种小分子脂肪,是皮肤合成维生素 D 的原料,是肾上腺皮质激素和性激素的主要成分,也是人体生命活动不可缺少的物质。但胆固醇含量过高,会在动脉壁上沉淀,形成动脉硬化而成为心脑血管疾病的根源。

脂肪是高热能物质,供给人体的热量比同等量的蛋白质或糖类高出 1 倍。脂肪在人体内贮藏量很大,一个成年男子体内含 $10\%\sim20\%$ 的脂肪,女子体内的脂肪含量还要高一些。脂肪贮存最多的地方是皮下和大网膜周围。人体内的脂肪,除了作为能量的储存形式,需要时转变为糖或直接供给能量外,还有保持体温、保护神经末梢、血管、内部器官,固定内脏保持在一定位置和缓冲防震等作用。一些脂肪还对脂溶性维生素的吸收利用有重要意义,当摄入脂肪过少时,维生素 A、维生素 D、维生素 E 等的吸收可发生障碍而致缺乏。

“每日开门七件事,柴米油盐酱醋茶”,把“油”放在七件事的第三位,说明油是人们生活当中不可缺少的营养素之一。油,即脂肪,不仅能满足人们身体营养的需要,还能改善食物的性状,增加食物的芳香鲜美滋味,有助于增强食欲,帮助消化吸收。

油,可分为素油和荤油。素油即植物油,主要有菜籽油、豆油、玉米油、花生油、棉籽油、芝麻油、葵花籽油、橄榄油、椰子油等。现在市场上还有经过精炼的色拉油、加营养素强化的维 A 油和"四合一"油。荤油即动物的脂肪和乳脂,主要有猪油、牛油、羊油、奶油和鱼油等。

素油和荤油哪一种好更好一些呢?就营养而论,素油略优于荤油,因为素油所含的不饱和脂肪酸高,其溶点较低,吸收率高。同时,不饱和脂肪酸能促进胆固醇分解和排泄,对预防心脑血管病及某些皮肤病有一定的作用。而荤油溶点高,吸收率低,含饱和脂肪酸多,胆固醇也多,有增加动脉硬化的危险。但也有例外,如素油中的椰子油、棕榈油,含饱和脂肪酸和胆固醇就较多,而荤油中的鱼油就富含不饱和脂肪酸。

一般来说,多食素油有利于避免因胆固醇升高引起的高血脂和预防动脉粥样硬化。但科学合理的食用方法是素油和荤油兼顾,以素荤 2:1 的比例搭配为宜,以求得不饱和脂肪酸与饱和脂肪酸的合理比例。同时应当注意,无论素油、荤油都是脂肪,高脂肪饮食不仅能引起血脂升高,还与乳腺癌、结肠癌等病的发生有密切关系,因此在人们的膳食中,油的食用量以适中偏低些为宜。

3. 人体的主要能量——糖类 糖类,也叫碳水化合物,是人体能量的主要来源。葡萄糖以氧化的形式供给人体能量,主要有两种方式:一种是有氧氧化,一种是无氧氧化或称糖酵解。

在有氧条件下,葡萄糖氧化分解成二氧化碳和水,并释放出能量,这个过程称为糖的有氧氧化,是糖分解代谢的主要方式。大多数组织中的葡萄糖均进行有氧氧化分解,以供给机体能量。

在无氧或缺氧的条件下,葡萄糖分解为乳酸,同时产生少量能量的过程,称为无氧氧化。由于此过程与酵母菌使糖生醇发酵的过程基本相似,故称为糖酵解。实际上,糖酵解是所有生物体进行葡萄糖分解代谢所必须经过的共同阶段。

糖类包括很多种,如淀粉、糖原、麦芽糖、蔗糖、乳糖和葡萄糖等。按糖的结构可分单糖、双糖和多糖。单糖由一个糖分子组成,如葡萄糖、果糖、半乳糖;双糖由一个葡萄糖分子和一个果糖分子组成,如蔗糖、麦芽糖;多糖由多个葡萄糖分子组成,如淀粉、糊精,动物体内的糖原和纤维素,以及果胶等。

在糖里特别值得一提的是果糖,它是葡萄糖的同分异构体,与葡萄糖结合可以生成蔗糖。果糖甜味儿大,口感好,以游离状态大量存在于水果的浆汁和蜂蜜之中。果糖在体内代谢,较少依赖胰岛素,对血糖影响较小,不易使血糖上升,也不转为脂肪储存,在肝中生成糖原较葡萄糖快而且有保肝作用,对小儿和老年人都有益。

人体中需要的糖主要由粮食供给,粮食中的糖以淀粉的形式存在。一个淀粉分子,含有 20~30 个葡萄糖分子。淀粉在消化道中分解为葡萄糖被吸收到体内,由血液送到全身供人体组织和细胞利用。人体需要的能量 70% 由糖提供,糖除了供给人的能量外,还维持心脏和神经的功能,保肝、解毒、防止酸中毒;另外,糖也是组成细胞不可缺少的成分,所有的神经细胞和细胞核中都含有糖。

联合国粮农组织和世界卫生组织的专家们曾研究报告说,富含高糖类的食品,如粮食、糖、水果和蔬菜,不仅能维持人的正常生理需要,还有助于人体免遭某些疾病,特别是与食物有关疾病的侵害。专家们认为,糖应占一个人食物总量的 55%。该报告还建议孩子们在 2 岁时,就应该增加食物中糖类的含量,同时逐步减少富含脂肪的食物,待孩子 5 岁时,即可按糖类占 55% 的标准来配餐。糖除了供给肌肉消耗之外,还是大脑的重要能源,大脑占人体消耗糖的 20%。

一般情况下,人们在生活中从食物中即可获得足够的糖分,米、面、植物根茎、水果、蔬菜和食糖中都含有不同分量的糖,因此不必要另外补充。但对于昏迷、高热、腹泻和进食困难的患者,就需要另外补充葡萄糖了。

在人体内,三大营养物质糖、脂肪和蛋白质可以互相转化。糖转化为蛋白质,以补充摄入蛋白质之不足,供人体生长、发育、受伤细胞修复、新旧细胞更替和酶、抗体、激素的合成。人是按顿吃饭,而能量的消耗却是持续不断的,饭后肠道吸收大量的糖,除供当时的能量消耗之外,一部分以糖原的形式暂时储存在肝内和肌肉内,以备两餐之间的能量需求。另一部分过剩的糖则转化为脂肪,以脂肪这种高能量的物质形式储存起来。当人因某种原因得不到食物,或不能进食,或进食受阻时,葡萄糖的来源中断,则要动用糖的储备。首先调动脂肪,或直接氧化,或转化为葡萄糖氧化供能。脂肪耗尽以后,则要动用蛋白质,转化为糖供能以维持生命,久之,人会骨瘦如柴,生命危在旦夕。

第74讲 矿 物 质

矿物质也称无机盐,包括多种化学元素。这些元素,不仅构成人体直立的支柱——骨骼,同时,在生理活动的各个方面也起着重要的调节作用。

人体内的无机盐有50多种,占人体重的 $2.2\% \sim 4.2\%$。无机盐对人体有重要意义,如支撑人体直立的骨骼和坚硬的牙齿主要由钙、磷组成;钙、镁在维持人体神经、肌肉的正常生理功能方面起重要作用;钾、钠能调节水、电解质、酸碱度和渗透压的平衡;硒、锌、碘等微量元素,是人体多种酶的激活剂和组成部分。

如果越过"矿物质"这个概念范围,可以把体内的元素分为常量元素和微量元素两大类,常量元素占人体总重量的 $1/10\,000$ 以上,每日需要量超过 100 毫克。这类元素包括碳、氢、氧、氮、钙、磷、氯、钠、钾、硫和镁11种。微量元素占人体总重量 $1/10\,000$ 以下,每日需要量在 100 毫克以下,根据机体对微量元素的需要情况,可分为必需微量元素和非必需微量元素。人体必需的微量元素有铁、铜、锰、锌、碘、硒、钼、钴、铬、氟等10余种。必需微量元素在体内的作用日益受到重视,随着研究的深入,将会发现更多的必需微量元素。

为记忆方便,将常量和微量两类元素编成歌诀如下。

元素歌

常量钙镁磷与钾,碳氢氧氮氯硫钠,
微量元素铜铁氟,硒锰铬钼碘锌钴。

1. 常量元素

(1)钙:是保证人体健康的重要元素,是人体之本。钙不仅是构成人体骨骼、牙齿的主要成分,还参与人的凝血过程,降低毛细血管的通透性,抗炎、消肿、抗过敏,增加大脑皮质的抑制过程,调节人体水、电解质和酸碱平衡,维持肌肉、神经的正常功能,维持心肌的正常收缩和舒张,调节腺体、激素的分泌。总之,在人体的骨骼、肌肉、神经、凝血、免疫和心血管等各个系统中都离不开钙的参与。

一个成年人全身总钙量为体重的 1.5%～2%,为 1200～1300 克。钙 99% 存在于骨骼中,其余的 1% 以离子钙和结合钙的形式存在于人体的软组织和血液中,成年骨钙量约为 1180 克,软组织含钙约 7 克,细胞外液含钙约 0.0015%,约 1 克,其中血浆含钙为 300～500 毫克,组织间液为 650～700 毫克,牙齿含钙为 7 克。

缺钙的直接后果是血钙降低,引发神经、肌肉的兴奋性增强,产生惊厥、抽搐,甚至死亡。

补钙的最主要途径是从食物中获取,如豆类和豆制品,海带、海参、紫菜、鱼虾等海产品,香菜、雪里蕻等绿色蔬菜,以及牛奶、骨头汤等都含有丰富的钙。与此同时,选择适当的钙剂服用也是必要的,在服钙剂的同时补充维生素 D,效果更好。对于老年人更应该注意钙的补充,因为老年人肠道吸收力差,利用、贮存率低,更容易缺乏。老年人因骨质疏松而骨折就是缺钙引起的一种后果。

（2）磷：体内含量仅次于钙，也是构成骨骼和牙齿的重要材料。磷是组成细胞核蛋白质的一种主要成分，尤其是神经细胞最为重要，也是磷脂、辅酶等的组成原料，糖和脂肪的吸收与中间代谢也需要磷酸化合物作为桥梁，人体内三磷腺苷和肌酸磷酸的磷有储存和转移能量的作用，磷还是调节酸碱平衡和肌肉收缩时所需要的物质。磷的来源为乳、蛋、鱼、肉和粗粮、干豆、硬果、蔬菜等，水果中不含磷。

钙磷乘积：血浆中钙、磷浓度关系密切。正常时二者的乘积（Ca×P）为 30～40mg/dl。如＞40，则钙磷以骨盐形式沉积于骨组织；若＜30，则骨骼钙化障碍，甚至骨盐溶解。

（3）镁：成人体内的镁大部分以磷酸镁和碳酸镁的形式存在于牙齿和骨骼中，约 1/4 的镁存在于软组织和细胞间质中。镁是人体内磷酸化作用和其他酶系统不可缺少的活化剂，镁与钙互相制约保持机体组织兴奋和抑制的平衡。另外，镁离子和镁盐还有通便作用。绿色蔬菜、谷物中的粗粮、坚果和水果类食物，都含有丰富的镁元素。

（4）钠：在人体内大部分存在于细胞外液即血浆、淋巴液、组织液中，其主要功能为调节渗透压和维持体内酸碱平衡。钠摄入过多能使血容量增加，加大心脏负荷，诱发和加重心血管疾病和心力衰竭。钠一般与氯结合成氯化钠（食盐），成为人们饮食的必需调味品，成人一日需要约 6 克，不宜过多。

（5）钾：钾在人体中大部分存在于细胞内，约 1.2％存在于细胞外液。钾的生理功能与细胞的新陈代谢有关。在一定的浓度下，维持细胞内的一些酶的活动，调节渗透压和酸碱平衡。使神经肌肉系统保持正常的激动性能，钾过高则神经、肌肉高度兴奋，钾过低则陷入麻痹，成人每日需要钾 2～3 克。菌类食物（如猴头菇、香菇）、豆类食物和水果类食物，都含有丰富的钾元素。

2. 必需微量元素

（1）铁：成人体内含铁不足 4 克，约占体重的 1/10 万，但功效却十分重要,是合成血红蛋白的重要物质,血红蛋白中的含铁量占人体含铁总量的 72%,参与氧的运输和交换,在组织呼吸和氧化过程中起重要作用。老年人因胃酸不足,铁、维生素 B_{12} 的吸收发生障碍,容易出现缺铁性贫血;成年人和儿童如果铁摄入不足,也可产生缺血性贫血。一般铁需要量为每日 8～12 毫克。

（2）锌:在体内的含量与铁相似,主要分布在肝、骨骼和血液中,眼角膜表皮、虹膜、视网膜及晶体也含有锌。锌是体内 100 多种金属酶的有效成分和激活剂,幼儿的成长,女性的成熟,性腺、胰腺、脑垂体的活动都与锌关系密切,是生长发育所必需的。锌还是胰岛素的组成成分,糖尿病患者胰腺的含锌量只有正常成人的一半。锌还有生血和活化胆碱酯酶的作用,因此,有人称锌为"生命的火花"。成人每日需要锌 12～16 毫克,儿童和青少年性成熟期需要量还要大一些。

（3）铜:分布在身体各部分,以肝、肾、心、骨髓和脑为主。铜是生物系统的一种催化剂,有形成和保持细胞色素氧化酶的功能,并为骨骼代谢、铁代谢所必需。成人每日需要铜 1～3 毫克。孕妇和成长期的青少年应略有增加。铜主要随胆汁排泄。

（4）碘:成人体内含碘 20～50 毫克,其中有 30% 集中在甲状腺内,用于合成甲状腺激素,其余的碘都分布于其他组织中。甲状腺素有调节成人基础代谢率、促进儿童生长发育和抗氧化作用。碘主要由食物摄入,咸水鱼是碘最好的自然食物来源。成人每天的适宜需碘量为 150 微克,孕妇、乳母则为 175 微克。其缺乏可引起地方性甲状腺肿和呆小病,后者表现生长发育停滞、智力低下、聋哑及神经运动障碍等。

（5）硒:是人体不可缺少的元素,能加强维生素 E 的抗氧化作用。机体细胞在代谢过程中有过氧化物释放,而过氧化物可引起细胞膜和其他器官细胞损伤,但谷胱甘肽系统可将过氧化物水解为水和氧分子,硒是参与这个过程不可缺少的元素。硒还可促进人体生长发育、保护心血管和心肌、增强机体免疫力、解除体内重

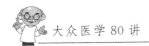

金属的毒性作用。临床研究表明,补充硒还可以降低某些癌症的发病率。

缺硒可以引发多种疾病,如糖尿病、心血管疾病、克山病、大骨节病和某些癌症等。因此,硒已被列入人体必需的微量元素。正常成人每天硒的需要量为 30～50 微克,海洋生物、肝、肾、肉及谷类是硒的良好来源,正常膳食一般无缺硒之虞。硒摄入过多可致中毒,表现为头痛、头晕,无力、呕吐、脱发等。

(6)钼:是黄嘌呤氧化酶、醛氧化酶及亚硫酸盐氧化酶的组成成分,三者均为正常人体的酶,钼缺乏时其活性降低,影响新陈代谢。多吃含钼的食物对眼有利,还可以预防食管癌的发生。萝卜缨和扁豆中含钼,每千克含 10～13 毫克。

(7)锰:正常成人体内含锰 12～20 毫克,主要分布在肝、肾、皮肤、骨骼及肌肉中。是人体多种酶的核心组成部分,参与机体的代谢,促进幼小机体的生长发育、性成熟及生长,对心脏、肾起着举足轻重的作用。正常人每日需锰 2～3 毫克。

(8)钴:正常成人体内含钴 1.1～1.5 毫克。从食物中摄入的钴必须在肠道内经细菌合成维生素 B_{12} 后才能被吸收利用,肝、肾和骨骼中钴的含量较高。钴是维生素 B_{12} 的组成部分,在体内参与造血,促进红细胞的正常成熟。钴缺乏可使维生素 B_{12} 缺乏,引起巨幼细胞贫血。

(9)氟:正常成人体内氟总量为 2～6 克,其中 90% 积存于骨骼及牙齿中,少量存在于指甲、毛发及神经肌肉中。氟在骨骼、牙齿的形成及钙、磷代谢中有重要作用,可以硬化牙齿,防止龋齿的发生。缺氟可致骨质疏松,易发生骨折,牙釉质受损易碎;氟过多可以对身体造成伤害,如牙釉质出现斑纹,或形成孔穴,还可导致骨脱钙和白内障,并可影响肾上腺、生殖器等多器官的功能。

(10)铬:正常成人体内铬含量约为 60 毫克,广泛分布于所有组织。胰岛素发挥作用必须有铬的参与,铬在蛋白质代谢中起重要作用。铬缺乏主要症状为葡萄糖耐量降低,以及生长停滞、发生动脉粥样硬化和冠心病等。

第 75 讲　水

从人的体重来看,人体的大部分是由水构成的。水约占人体体重的 70%,婴儿体内含水量达 80%,人体血液中所含水分占 83%。水在肌肉中占 76%;在心脏、肺中占 80%;在肾中占 83%;在肝中占 68%;脑中占 75%,即使看来很结实的骨头,也有 20% 以上的水。

人体内的这个盐水湖,就是 5 亿年前第 1 个有机体从孕育生命的温暖海洋中爬出,走上陆地时所带来的水环境。

我们称水为生命的源泉,可以从以下几个方面体现。

1. 构建人体细胞　人体内的水分称为体液,由一定比例的水和溶解于其中的多种元素和电解质共同组成。体液在人体内又分为细胞内液和细胞外液,大多数细胞内液占细胞总重量的 80% 以上,同时每个细胞又被细胞外液所包围,所以细胞生存的每时每刻都离不开水。

2. 参与和促进人体内的代谢反应　水是一种良好的溶剂,人体所需的多种营养物质和各种代谢产物都能溶于水中,即使不溶于水的物质,如脂肪和某些蛋白质,也能在适当的条件下分散于水中成为乳浊或胶体溶液。只有溶解或分散于水中的物质才容易起化学反应,所以人体内的所有化学反应或者说体内的代谢反应都是在水中进行的。

3. 水是人体中物质运输的载体　人体中的营养物、无机盐、非营养物、中间代谢产物及最终产物,都通过溶解在体液中吸收,再运输至各器官组织,而最终产物仍需溶解后运输至肾,再从尿液中排出体外。

4. 水能调节体温　水在体温升高时吸收热能,在体温降低时散发热能。另外,水的流动性大,能随血液迅速分布到全身,人体在代谢过程中产生的热,还可以通过血液输送到体表,经汗液蒸发散发到环境中去,使全身各部分保持均衡的温度。由此可知,水对调节体温,保持机体温度稳定起着很大的作用。

5. 水是体内摩擦的润滑剂 水的黏度小,可使摩擦面滑润,因此它在人体内还起着润滑作用,可减少体内脏器间的摩擦,防止损伤,并可使器官运动灵活。体内的关节、韧带、肌肉、浆膜等的润滑液体都是以水为主要成分的溶液。

6. 水可给人体提供一些无机盐和微量元素 人体必需的无机盐和微量元素,有5%～11.5%是由进入人体的水提供的。

7. 孕育生命 所有哺乳动物的胚胎,都是在母体的羊水中发育成熟的。从精液的构成到精子的泳动,从精卵相遇受精,到受精卵入宫着床,生命诞生的每一个环节都离不开水的参与。

据有关方面研究,人在有水无食的情况下,可以生存3周到1个月,但在无水的情况下,生存3天已为极限。水是人类生命的第一要素,是人体七大营养素之首。水在人体内携带许多溶解或悬浮的重要化学物质,流经所有的血管、淋巴管道,滋养着每个细胞,人体的任何部位缺了它,都无法生存。

正常情况下,一个成年人每天要从体内排出约2500毫升的水,这些失去的水,绝大部分需要通过喝水和食物来补充,因此正常人每天从饮食和饮水中摄取的水分为2500～2800毫升,以保持人体水量的平衡。一日三餐会补充一定量的水,各种营养素在体内代谢也要产生一定量的水。除此之外,每天还应补充1200～2000毫升的水。

人体缺水后,不仅仅表现口渴。当人出现无缘无故的疲劳、心烦、焦虑、急躁,抑郁、沮丧、灰心,脸热、潮红及呼吸短促、失眠、注意力不集中等情况时,很有可能是与缺水有关。这时补充足够的水分,这些表现可能会随之消失。有一位叫巴特曼的美国作者写了一本书《水是最好的药》,说的就是这个道理。

综上所述,可知水对人体的重要性。但是不是喝水越多越好呢？当然不是，当人摄入过量的水后，会导致血浆渗透压降低，出现细胞水肿的症状表现，如恶心呕吐、头晕头痛、嗜睡乏力、心率降低、呼吸减慢等，严重时还会对生命健康造成威胁，这种情况临床上称为"水中毒"。

每天适时适量饮水，喝无污染、无毒害、无退化和弱碱性的水，对身体健康有益；那些"不渴不喝""渴了再喝"和边吃饭边喝水及以饮料代水的不良习惯，均应在克服之列。

第 76 讲　维 生 素

维生素是维持机体正常生理功能所必需，不能合成或合成量很少，必须由食物供给的一类低分子量的有机物质。维生素在体内既不参与构成生物体的组成成分，也不是体内的能量物质，但在调节物质代谢和维持正常生理功能方面却有着重要作用。

维生素的缺乏，常由摄入不足、吸收困难、需要量增加和食物的贮存及烹调方法不当等原因引起。此外，长期服用抗菌药物，使消化道细菌的生长受到抑制，也可引起某些维生素缺乏，因为肠道中细菌能合成某些维生素，如维生素 K、维生素 PP、维生素 B_6 等，以供人体需要。

一般按维生素溶解性质将其分为脂溶性及水溶性两大类。脂溶性维生素，包括维生素 A、维生素 D、维生素 E、维生素 K；水溶性维生素，包括维生素 B_1、维生素 B_2、维生素 B_6、维生素 B_{12}、维生素 C、维生素 PP 和叶酸等。

1. 脂溶性维生素　脂溶性维生素 A、维生素 D、维生素 E、维生素 K，不溶于水而溶于脂肪或脂溶剂，在食物中多与脂类共同存在，并随脂类一同吸收。因胆汁缺乏或长期腹泻造成脂类吸收不良时，脂溶性维生素的吸收也大为减少，会引起缺乏症。如果长期摄入过多，也可出现中毒反应。

（1）维生素 A：构成视觉细胞内的感光物质，缺乏时对弱光的敏感性降低,暗适应能力减弱,严重时会发生"夜盲"。此外,还有维持上皮组织结构完整的作用,缺乏时黏液分泌减少,上皮组织干燥、增生和过度角化。动物肝、乳制品、肉类、蛋黄、鱼肝油等是维生素 A 的丰富来源。

(2)维生素 D:促进小肠黏膜细胞对钙和磷的吸收,与甲状旁腺素、降钙素共同调节体内的钙、磷平衡,提高血钙、血磷的浓度,有利于新骨的生成和钙化。缺乏时儿童可患佝偻病,成人可患软骨病,还可引起某些免疫性疾病的发生。维生素 D 主要存在于鱼油、肝、奶及蛋黄中,人体皮下储存的 7-脱氢胆固醇在紫外线照射下可转变为维生素 D_3。

(3)维生素 E:与动物的生殖功能有关,有抗氧化作用和促进血红素合成作用;在抗炎、维持正常免疫功能、降低心血管疾病危险性及延缓衰老等方面都有一定的作用。一般不易缺乏,严重的脂类吸收障碍和肝严重损伤时可引起维生素 E 缺乏,主要表现为贫血。

(4)维生素 K:有促进肝内凝血因子合成和激发其活性的作用,缺乏时凝血时间延长,常发生皮下、肌肉及胃肠道出血。维生素 K 广泛分布于动、植物组织,且肠道细菌也能合成,故一般不易缺乏。

2. 水溶性维生素　水溶性维生素包括 B 族维生素和维生素 C。水溶性维生素在体内的储存很少,所以必须经常从食物中摄取。体内过剩的水溶性维生素可由尿排出体外,因而在体内很少积蓄,很少有毒性现象产生。大部分水溶性维生素通过转变为辅酶参与人体的物质代谢。

(1)维生素 B_1:和糖代谢关系密切,与神经传导有关。缺乏时可引起脚气病,表现为多发性神经炎、皮肤麻木、四肢无力、心力衰竭、肌肉萎缩及下肢水肿等症状。维生素 B_1 主要存在于种子的外皮和胚芽中,米糠、麦麸、豆类中含量丰富。维生素 B_1 极易溶于水,做饭时米不宜多淘,以免损失。

（2）维生素 B_2：又名核黄素。能促进糖类、脂肪、蛋白质的代谢，对维持皮肤、黏膜和视觉的正常功能有一定的作用。缺乏时可引起口角炎、唇炎、舌炎、阴囊炎、眼睑炎、角膜血管增生等疾病。维生素 B_2 广泛存在于动、植物中，在酵母、肝、肾、蛋、奶及大豆中含量丰富。

（3）维生素 B_4：又叫腺嘌呤，是核酸的组成成分，参与遗传物质（DNA、RNA）的合成。能促进白细胞增生，用于防治各种原因引起的白细胞减少，特别用于肿瘤化学治疗、放射治疗及苯类等药物中毒所造成的白细胞减少症；对于急性粒细胞减少症，也有较好的疗效。存在于肉类、豆制品、鱿鱼、虾、菠菜、黑木耳、蘑菇等食物中。长期服用，有引起肝硬化、肝脂肪变性和动脉硬化的可能。严格地讲，"B_4"已不属于 B 族维生素之列。

（4）维生素 B_6：是体内百余种酶的辅酶，在代谢中发挥着重要作用。临床常用维生素 B_6 治疗婴儿惊厥、妊娠呕吐和精神焦虑等。高同型半胱氨酸血症是心血管疾病的一个危险因素，已知其发病与维生素 B_6、叶酸和维生素 B_{12} 缺乏有关，因此临床上常用维生素 B_6 治疗高半胱氨酸血症。维生素 B_6 广泛分布于动、植物食品中，肝、肉类、鱼、全麦、坚果、豆类等含量尤为丰富，一般很少发生维生素 B_6 缺乏病。

（5）维生素 B_{12}：是目前所知唯一含金属元素的维生素，在动物性食物中广泛存在，植物中无维生素 B_{12}。食物中的维生素 B_{12} 常与蛋白质结合而存在，当胰腺功能障碍时，可导致维生素 B_{12} 缺乏。其缺乏可引起巨幼细胞贫血（即恶性贫血）、神经系统疾患和高半胱氨酸血症，后者可增加患动脉硬化、血栓形成和高血压的危险性。

（6）维生素 C：参与体内多种羟化反应和氧化还原反应，并可增强机体的免疫力。维生素 C 缺乏后，可导致坏血病，表现为毛细血管脆性增加、牙齿松动、牙龈腐烂、骨骼脆弱易折断及创伤不易愈合等。维生素 C 广泛存在于新鲜蔬菜及水果中，尤以番茄、橘子、猕猴桃、鲜枣、山楂、刺梨及辣椒、豆芽等含量丰富,久存的蔬菜、水果,维生素 C 的含量会大为减少,烹饪不当,也会使蔬菜中的维生素 C 损失。

(7)维生素 PP:包括烟酸和烟酰胺。能抑制脂肪动员,从而降低血浆胆固醇。临床上常用于治疗高胆固醇血症,但大剂量服用烟酸时,可引起血管扩张、皮肤潮红、胃肠不适等不良反应。维生素 PP 广泛存在于自然界,以酵母、花生、谷类、肉类和动物肝中含量丰富。维生素 PP 缺乏病称为糙皮病,主要表现为皮炎、腹泻和痴呆等。长期服用抗结核药异烟肼,也可引起维生素 PP 缺乏。

(8)叶酸:因绿叶中含量十分丰富而得名。叶酸在蛋白质合成及细胞分裂与生长过程中具有重要作用,对正常红细胞的形成有促进作用,缺乏时可导致巨幼红细胞性贫血,以及高同型半胱氨酸血症,并可增加患某些癌症(如结肠癌、直肠癌)的危险性。孕妇适量补充叶酸可降低胎儿脊柱裂和神经管缺损的危险性。叶酸广泛存在于肝、酵母、鲜果及蔬菜中,肠道细菌也能合成。长期服用肠道抑菌药、抗惊厥药及口服避孕药者应适量补充叶酸。

(9)硫辛酸:有抗氧化和清除氧自由基的作用,主要用于治疗糖尿病神经病变,可抗衰老、保护肝、降血脂和降低癌症发生率。硫辛酸在自然界分布广泛,肝和酵母中含量尤为丰富,在食物中常和维生素 B_1 同时存在。

第 77 讲　膳食纤维

膳食纤维是一种不能被人体消化酶所消化的糖类(或称多糖),它既不能被胃肠道吸收,也不能产生热能。因此,曾一度被认为是一种"无营养物质",而长期得不到足够的重视。

然而,随着营养学和相关科学的深入发展,人们逐渐发现了膳食纤维具有相当重要的生理作用,以至于在膳食构成越来越精细的今天,膳食纤维成为学术界和普通百姓关注的物质,并被营养学界补充认定为第七类营养素,和传统的六类营养素——蛋白质、脂肪、糖类、维生素、矿物质与水并列。

约万余年前,最早的农业社会建立后,人们在开始选择高脂肪动物食品的同时,仍大量食用高纤维的植物性食物充饥。直到发明了谷类粗加工工艺后,埃及人第一次吃上了"白面包"。以后,注重健康的古希腊人发现吃全谷粒黑面包时大便增加。此后,在一段很长的时期内,人们对膳食的兴趣反复游弋于粗粮与细粮之间。直到20世纪60年代,几位英国医师报道,某些非洲国家的居民由于食用高纤维食物,平均每日粗纤维摄入量高达35～40克,糖尿病、高脂血症等疾病的发病率比膳食纤维摄入量仅为4～5克的欧美国家居民明显降低。因此,重新唤起了人们对膳食纤维的兴趣,并开始系统地研究。

1. **膳食纤维的食品含量**　膳食纤维主要存在于植物性食物中,主食、蔬菜、水果都含有大量的膳食纤维,尤其是粗粮和带叶的蔬菜膳食纤维含量比较高。有许多蔬菜的膳食纤维能直接看到,如芹菜、韭菜、香菜、葱等。

(1)蔬菜类:辣椒超过40%,笋类的纤维素含量达到30%～40%,其余含纤维素较多的有蕨菜、菜花、菠菜、南瓜、白菜、油菜等。

(2)菌类:纤维素含量最高,其中松蘑(也称松菇、松伞蘑,属野生菌)的纤维素含量接近50%。30%以上的按从多到少排列为:发菜(也称发状念珠藻)、香菇、银耳、木耳。此外,紫菜的纤维素含量也较高,达到20%。

(3)麦麸:纤维素含量31%。谷物含量4%～10%,从多到少排列为小麦、大麦、玉米、荞麦、薏苡仁、高粱、黑米。麦片含量8%～9%,燕麦片含量5%～6%。

(4)红薯类:纤维素含量约为3%。

(5)豆类:6%～15%。从多到少排列为:黄豆、青豆、蚕豆、芸豆、豌豆、黑豆、红小豆、绿豆。

无论谷类、薯类还是豆类,一般来说,加工得越精细,纤维素含量越少。

(6)坚果:3%～14%。10%以上的有黑芝麻、松子、杏仁;10%以下的有白芝麻、核桃、榛子、胡桃、葵花子、西瓜子、花生仁。

(7)水果:含量最多的是红果干,纤维素含量接近50%,其余有酸角(又名酸果、罗望子)、桑葚干、樱桃、酸枣、黑枣、大枣、小枣、石榴、苹果、鸭梨。

各种肉类、蛋类、奶制品、各种油、海鲜、酒精饮料、软饮料(又称清凉饮料,指乙醇含量低于0.5%的天然或人工配制的饮料)都不含纤维素,各种婴幼儿食品的纤维素含量都很低。

2. 膳食纤维的作用

(1)促进减肥:纤维素比重小,体积大,进食后充填胃腔,延长胃排空的时间,使人容易产生饱腹感,减少热能的摄取。纤维素在肠内会吸引脂肪而随之排出体外,有助于减少脂肪的积聚,从而起到降脂、减肥和降糖的作用。

(2)解毒作用:食物在消化分解的过程中,会产生毒素,刺激肠黏膜上皮,引起黏膜发炎。毒素吸收到血液内,可加重肝的解毒负担。纤维素在胃肠道中遇水形成致密的网络,可吸附有机物、无机物和水分,对维持胃肠道的正常菌群结构起着重要作用;同时,肠内容物中的毒素会被纤维素吸附,随粪便排出体外。

(3)防治便秘:食物纤维体积大,可促进肠蠕动,其中的水分不易被吸收,从而有通便作用。粪便在大肠内停留时间过长,是诱发大肠癌的重要原因之一。膳食纤维可以加快粪便在肠道内的移动速度,因而避免了致癌物与肠黏膜接触时间过长,降低了患癌的危险。增加膳食纤维摄入量,能有效地防止便秘,从而预防直肠癌和痔疮的发生。

3. 膳食纤维过少与疾病　我国人民的膳食素以谷类食物为主,并辅以蔬菜、果类,所以本无膳食纤维缺乏之虞,但随着生活水平的提高,食物精细化程度越来越高,动物性食物所占比例大为增加。一些大城市居民膳食脂肪的产热比例，已由几十年前的20％～25％增加至目前的40％～45％，而膳食纤维的摄入量却明显降低，即所谓"生活越来越好，纤维越来越少"。因此导致一些所谓"现代文明病"，如肥胖症、糖尿病、高脂血症、高血压，以及一些与膳食纤维过少有关的疾病，如便秘、肠道息肉、肠癌等发病率日益增高。

综上所述，可知膳食纤维对人体有诸多益处。但是不是摄入膳食纤维越多越好呢？当然不是。在本书第2讲里，曾提到饮食要讲平衡、讲均衡，平衡是指进食的量，要与自身消耗的能量相平衡，也就是供需平衡。均衡是指食物的质，要多样化，不要偏食。如果一味地强调多吃膳食纤维，而忽略了鱼、肉、蛋、奶等高蛋白、高营养物质的补充，则会顾此失彼，出现营养的缺乏，同样对身体造成伤害。

第十章　病原八大类别

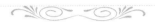

　　病原即病因，指引起疾病发生的内、外因素。可分为物理性（如外伤）、化学性（如中毒）、遗传性（如色盲）、生物性（如病原微生物）、营养性和精神性等。但病原的概念，往往是专指引起疾病的微生物，包括细菌、病毒、衣原体、支原体、立克次体、螺旋体、放线菌和真菌八类。这也是本章所要介绍的内容。

第78讲　细　菌

　　细菌是一种具有细胞壁的单细胞生物。细菌个体很小，通常以微米作为测量单位，一般需用显微镜放大几百倍以上才能看到。不同种类的细菌，大小很不一致，球菌的平均直径在 1.0 微米左右，杆菌长 2～3 微米，宽 0.5～1.0 微米。根据外形的不同，细菌的基本形态有三种，即球菌、杆菌和螺形菌。

　　球菌又分为双球菌（如脑膜炎双球菌）、链球菌（如溶血性链球菌）和葡萄球菌（如金黄色葡萄球菌）等。

　　杆菌的大小、长短、粗细很不一致，大的杆菌如炭疽杆菌，长 3～10 微米；中等大小的杆菌如大肠埃希菌，长 2～3 微米；小的杆菌如流感杆菌，长 0.7～1.5 微米；有的杆菌末端膨大成棒状，如白喉杆菌；有的杆菌形成侧支，称为分枝杆菌，如结核杆菌。

螺形菌菌体弯曲,可分两类:弧菌菌体只有一个弯曲,成逗点状,如霍乱弧菌;螺菌菌体有数个弯曲,如鼠咬热螺菌。

　　细菌的基本结构有细胞壁、细胞膜和细胞质,至于细菌有无细胞核的问题,始终存在争议,但细菌细胞中存在具有细胞核功能的 DNA 物质是可以肯定的,只是无核膜将其与细胞质分开而已。另有细菌的特殊结构:荚膜、鞭毛、芽孢等。

　　细菌的繁殖方式是简单无性二分裂法。大部分细菌繁殖速度很快,如在适宜条件下,每个大肠埃希菌繁殖一代仅需 20 分钟,若保持此速度繁殖,在 10 小时后,一个细菌可以繁殖成 1 亿个。但由于营养条件的消耗、毒性代谢产物的积聚等,实际上不能始终保持这样的繁殖速度。某些细菌(如结核杆菌)繁殖速度缓慢,繁殖一代需要 15～18 小时。

　　细菌因其代谢方式不同,可分为需氧菌(如枯草杆菌)、兼性厌氧菌(如铜绿假单胞菌、大肠埃希菌、化脓性链球菌)和厌氧菌(如肉毒杆菌)。

　　革兰染色是利用细菌细胞壁上生物化学性质的区别而采用一种鉴别细菌方法,可将细菌分为革兰阳性和革兰阴性两类。这一染色方法,对由细菌感染而引起疾病的临床诊断及治疗有着广泛的用途。

　　细菌的分布,细菌种类多,繁殖快,适应环境的能力强,因此在自然界中分布很广。在土壤、水、空气、食物、用具及人体(或动物)体表及与外界相通的腔道中,均有细菌和其他微生物存在。

　　据估计,人体内及表皮上的细菌细胞总数约是人体细胞总数的 10 倍,这些细菌多数情况下与人体"和平相处",但在某些情况下可以引发疾病,因此称为"条件致病菌"。

　　如人体的皮肤,常有葡萄球菌等细菌寄居,当皮肤受损时,这些细菌可趁机侵入,引起化脓性感染,如疖和脓疡等。

　　再如寄居在肠道的大肠埃希菌,一般情况下不致病,某些菌种能合成维生素 B 和维生素 K,还能产生大肠菌素,抑制肠道致病菌(如痢疾杆菌)和腐生菌的繁殖。但在机体极度衰弱的情况下或因外伤等原因,大肠埃希菌可侵入肠外组织或器官,引起化脓性炎症。某些致病性大肠埃希菌还可引起婴儿腹泻或急性胃肠炎。这也是我们把细菌说成"亦敌亦友"的典型示例。

1. 细菌分类 　细菌,大体上可以分为球菌、肠道杆菌、弧菌属、革兰阴性小杆菌、需氧芽孢杆菌属、厌氧芽孢杆菌属、棒状杆菌属,分枝杆菌属等。

(1)球菌:包括葡萄球菌(引起化脓性感染、败血症、食物中毒和肠炎等疾病)、链球菌(引起皮肤和皮下组织感染、扁桃体炎、鼻窦炎、中耳炎、猩红热等疾病)、肺炎球菌(引起肺炎、脑膜炎、中耳炎等疾病)和脑膜炎球菌(引起流行性脑脊髓膜炎)等。其中葡萄球菌的致病力取决于其产生毒素(如溶血毒素、杀白细胞素、肠毒素等)和酶(血浆凝固酶)的能力。

(2)肠道杆菌:是一群革兰阴性的无芽孢杆菌。有大肠埃希菌(包括普通大肠埃希菌和致病性大肠埃希菌)、沙门菌属(包括伤寒、副伤寒与引起食物中毒的一些沙门菌)、痢疾杆菌属(引起细菌性痢疾)、变形杆菌属(为条件致病菌)、克雷伯菌族(包括肺炎杆菌、产气杆菌)、耶尔森菌属(包括鼠疫杆菌、假结核杆菌和结肠炎杆菌,其中鼠疫杆菌系烈性传染病鼠疫的病原菌)。

(3)弧菌属:包括霍乱弧菌(引起烈性消化道传染病霍乱)、副溶血性霍乱(引起食物中毒)。

(4)革兰阴性小杆菌:有嗜血杆菌属(包括流感杆菌和副流感杆菌)、鲍特菌属(包括百日咳杆菌和副百日咳杆菌)、布氏杆菌属(引起人、畜的布氏杆菌病)等。

(5)需氧芽孢杆菌属:包括炭疽杆菌(引起烈性传染病炭疽)、枯草杆菌(属非致病菌)、多黏杆菌(属非致病菌,能产生多黏菌素)。

(6)厌氧芽孢杆菌属:包括破伤风杆菌、气性坏疽病原菌和肉毒杆菌(可分泌强烈的肉毒毒素,人误食后可发生严重的食物中毒,出现特殊的神经中毒症状)等。

(7)棒状杆菌属:包括白喉杆菌和类白喉杆菌(一般无致病性或仅能与其他化脓细菌产生混合感染)。

(8)分枝杆菌属:包括结核杆菌、非结核杆菌(能引起肺部或肺外结核样病变)和麻风杆菌。

2. 抗生素分类及功效 由细菌感染引发的疾病曾对人类健康造成严重威胁,直到抗生素发明和使用以后,这类疾病才得到有效的控制。

很早以前,人们就发现某些微生物对另外一些微生物的生长繁殖有抑制作用。随着科学的发展,人们从某些微生物体内找到了具有抗生作用的物质,并把这种物质称为抗生素,如青霉菌产生的青霉素,灰色链丝菌产生的链霉素等。由于最初发现的一些抗生素,主要对细菌有杀灭作用,所以抗生素又被称为抗菌素。

如今,抗生素种类繁多,临床应用十分广泛,甚至出现了过度使用和滥用抗生素的现象。

(1)青霉素类:对青霉素过敏者禁用,用前必须做皮肤过敏实验,以防过敏反应。

①窄谱青霉素类:有青霉素 G(注射用)、青霉素 V(口服用),抗菌作用强,可针对大多数革兰阳性球菌(如溶血性链球菌、肺炎球菌、金黄色葡萄球菌等)、革兰阳性杆菌(如白喉棒状杆菌、炭疽杆菌、破伤风梭菌、乳酸杆菌等)、革兰阴性球菌(如脑膜炎奈瑟菌等),对螺旋体和放线杆菌也有效果。

②广谱青霉素类:阿莫西林和各种"西林"类制剂,有口服制剂,也有注射剂。对大多数革兰阳性细菌和革兰阴性细菌都有杀灭作用,但对耐药金黄色葡萄球菌感染无效。其中美西林、替莫西林属抑菌药,对革兰阴性杆菌作用较强。

(2)头孢菌素类:具有抗菌谱广、杀菌力强、过敏反应少等特点。有口服制剂,也有注射剂。共分四代。

①第一代头孢菌素:主要有头孢唑林、头孢拉定、头孢氨苄

等。对革兰阳性菌的作用优于第二、三代头孢，对革兰阴性杆菌的作用弱于第二、三代头孢。主要用于治疗呼吸道和尿路感染、皮肤及软组织感染。

②第二代头孢菌素：主要有头孢呋辛、头孢孟多、头孢替安等。对革兰阳性菌作用略逊于第一代，对革兰阴性菌有明显作用，对厌氧菌有一定作用。用于治疗肺炎、胆管感染、菌血症、尿路感染等。

③第三代头孢菌素：主要有头孢噻肟、头孢唑肟、头孢哌酮、头孢曲松、头孢他定等。抗菌谱较第一、二代广，对革兰阴性杆菌包括耐第一、二代药物的细菌具有强大抗菌活性。可用于危及生命的败血症、脑膜炎、肺炎、骨髓炎及尿路严重感染的治疗。

④第四代头孢菌素：主要有头孢匹罗、头孢吡肟等。对革兰阳性、阴性菌均有高效，可用于治疗对第三代头孢菌素耐药的细菌感染。

（3）大环内酯类：属于窄谱抗生素，通常为抑菌作用，高浓度时有杀菌作用。主要有红霉素、罗红霉素、克拉霉素、阿奇霉素等。抗菌谱与青霉素相似，对大部分革兰阳性菌，如金黄色葡萄球菌、溶血性链球菌、肺炎球菌、白喉杆菌、炭疽杆菌等有较强的抗菌作用；对革兰阴性菌，如淋球菌、百日咳杆菌、布鲁菌属、流感杆菌也有抑制作用。这类抗生素的不良反应常引起胃肠道症状。

（4）林可霉素类：包括林可霉素和克林霉素。林可霉素抗菌谱与红霉素相似，主要对革兰阳性球菌和杆菌有较强抗菌作用，金黄色葡萄球菌、化脓性链球菌、肺炎球菌、白喉杆菌、破伤风杆菌对本品敏感；对革兰阴性菌几无作用。克林霉素抗菌谱与林可霉素相似，但抗菌作用较强，约为林可霉素的4倍，尤其对金黄色葡萄球菌和肺炎球菌有效。

（5）氨基糖苷类：主要有链霉素、庆大霉素、卡那霉素等。抗菌谱较青霉素广，对革兰阳性菌和革兰阴性菌都有良好的抗菌作用。其中链霉素主要用来抗结核杆菌；庆大霉素和卡那霉素主要针对大肠埃希菌、肺炎杆菌、沙门菌属和痢疾杆菌等。这类抗生素的不良反应除引起过敏外,主要是损害肾和对第Ⅷ对脑神经——听神经的损害。

(6)喹诺酮类:属人工合成的抗菌药。

①第一代喹诺酮:代表药萘啶酸,现已很少用。

②第二代喹诺酮:以吡哌酸为代表,主要对革兰阴性杆菌如大肠埃希菌、变形杆菌、沙门杆菌、痢疾杆菌活性较强。

③第三代喹诺酮:有诺氟沙星、氧氟沙星、环丙沙星、洛美沙星等,具有抗菌谱广、抗菌活性强、不良反应少等特点,对各种革兰阳性菌、革兰阴性菌都有较强的抗菌作用。

④第四代喹诺酮:不仅保持了第三代喹诺酮的优点,还进一步扩大到衣原体、支原体等病原体,如加替沙星、吉米沙星等。

(7)硝基咪唑类:有甲硝唑、替硝唑等。对所有致病的厌氧菌具有明显的抗菌作用,同时可以治疗阴道滴虫。

(8)抗结核类:主要有异烟肼、利福平、乙胺丁醇、链霉素和对氨基水杨酸等。新一代抗结核药有利福定、司帕沙星等。

第79讲 病 毒

病毒是一类体积微小、结构简单,只含一种核酸(DNA或RNA),必须在活细胞内寄生并以复制方式增殖的非细胞型生物。

目前已知多种病毒可侵害动物和植物,破坏畜牧业和农作物,造成国民经济的损失。在医学方面,病毒又是人类一些常见病和多发病的病原体,80%的传染病是由病毒引起,如流感、肝炎、麻疹、脑炎等。病毒性疾病的传染性强、传播广,并造成较高的病死率,而且到目前为止,尚缺乏确切有效的防治药物。这也是我们称病毒为人类的宿敌、顽敌的原因所在。

1. 病毒的大小与形态 病毒颗粒很小,用以测量病毒大小的单位为纳米。各种病毒的大小相差很大,最大的病毒(如牛痘苗病毒)直径超过 250 纳米,可用普通光学显微镜查看,但绝大多数病毒的大小在 150 纳米以下,必须用电子显微镜放大数千至数万倍才能看到。

病毒的形态多数呈球状,少数为杆状或砖块状,细菌病毒(噬菌体)多数呈蝌蚪状。当前在世界范围内肆虐的"新型冠状病毒",名为"冠状",其实也是球形。

2. 病毒的化学组成与结构　病毒体主要由核酸和蛋白质组成,核酸在中心部分形成病毒的核心,外面包围的蛋白质称为衣壳,核酸与衣壳组成核衣壳。最简单的病毒就是裸露的核衣壳,如小核糖核酸病毒。某些病毒的衣壳外,还有一层包膜,如流感病毒、单纯疱疹病毒等。此外,结构更为复杂的病毒称为复合病毒,如牛痘苗等痘类病毒。

病毒的核心,含有一种类型的核酸(DNA 或 RNA),储存着病毒的遗传信息(基因组),控制着病毒的遗传变异、增殖和对宿主的感染性等。病毒表面的衣壳,吸附于易感动物细胞表面的受体,使病毒能穿入细胞引起感染。衣壳蛋白质具有病毒抗原的特异性决定簇,能引起机体的免疫反应,产生相应的抗体。某些病毒的包膜表面,生有长短不一的突起,称为刺突。刺突的化学本质大多为糖蛋白,其功能各不相同,有的与病毒的吸附有关,有的与病毒的侵入有关。

3. 病毒的增殖　病毒的增殖是由宿主细胞供应原料、能量和生物合成的场所(如细胞器),在病毒核酸(基因组)控制下合成病毒的核酸(DNA 或 RNA)与蛋白质等成分。然后在宿主细胞的胞质或核内装配成为成熟的有感染性的病毒体,再以各种方式释放出细胞外,感染其他细胞。这种增殖方式称为复制,整个过程称为复制周期。

说通俗一点,病毒的繁殖方式就像"强盗抢劫",抢劫对象就是宿主细胞。虽然病毒有繁殖所需的遗传物质(新型冠状病毒的遗传物质就是 RNA),但是却不能独立完成这一过程,这就像工程师手握图纸,却没有工厂、工人、设备和原料一样。为了生存繁殖,病毒开始了强盗行径。

　　大多数病毒侵入宿主细胞和复制过程,包括六个步骤:吸附、穿入、脱壳、生物合成和装配及释放。其中吸附是决定成功与否的关键,这就像拿钥匙开锁,需要精准匹配。病毒吸附细胞后,需要通过不同的方式侵入宿主细胞,新型冠状病毒具有包膜,可以与人体细胞膜进行膜融合,随后病毒核心组分核酸从蛋白质衣壳内脱壳而出,进入细胞,开始了生物合成阶段。这一阶段胞质中无病毒颗粒,为潜伏期,新型冠状病毒的潜伏期长达 14 天。

　　病毒的"配件"生产之后,就在细胞核或细胞质内装配成核衣壳。绝大多数 DNA 病毒在细胞核内装配,像新型冠状病毒这类 RNA 病毒则在细胞质内装配。

　　等到大批量的病毒装配完成以后,被感染的细胞土崩瓦解,释放出病毒颗粒。从单个病毒吸附开始,到所有病毒释放,称为感染周期,病毒由此完成抢劫而实现了繁殖,并把宿主细胞杀灭,人也就生病了。

　　4. 病毒的分类　病毒的种类繁多,分类方法也有很多种,暂且根据病毒的传播途径和引起疾病的临床特点进行分类如下。

　　(1)呼吸道病毒:主要通过呼吸道进入机体,并在呼吸道进行初步增殖,引起呼吸系统感染,或进一步通过血液等途径侵犯其他系统,或引起全身性感染。这类病毒包括流感病毒、腺病毒、麻疹与风疹病毒、鼻病毒、流行性腮腺炎病毒、呼吸道合胞病毒和冠状病毒等。目前,禽流感病毒和新型冠状病毒对人类危害较大。

　　①禽流感病毒:属于甲型流感病毒。根据流感病毒对禽类的致病性不同,分为高、中、低/非致病性三级。当病毒在复制过程中发生基因重组,致使结构发生改变,获得感染人的能力,才可能造成人感染禽流感疾病的发生,至今发现能直接感染人的禽流感病毒亚型有 H5N1、H7N1、H7N2、H7N3、H7N7、H9N7 和 H7N9 亚型。其中新发现的 H7N9 尤为引人注目,不仅造成了人类的伤

亡,也重创了家禽养殖业。

②新型冠状病毒:冠状病毒直径 80～120 纳米,呈球形或椭圆形,具有多形性。是一个大型病毒家族,可引起感冒、中东呼吸综合征和严重急性呼吸综合征等较严重疾病。到目前为止,已发现大约 15 种不同冠状病毒毒株,其中可以感染人的有 7 种,2019 新型冠状病毒就是其中的一种。人感染了冠状病毒后常见体征有发热、咳嗽和呼吸困难等。在较严重病例中,感染可导致肺炎、严重急性呼吸综合征、肾衰竭,甚至死亡。新型冠状病毒主要的传播途径是呼吸道飞沫传播和接触传播。预防措施主要是做好自我防护,减少外出,避免聚集和密切接触,保持手部和呼吸道卫生,外出戴口罩,回家洗手消毒,坚持饮食安全,不吃生鲜肉类等。目前尚无特异治疗方法。

(2)肠道病毒:主要通过消化道进入机体,并在消化系统内初步增殖,以后可侵犯其他脏器,包括脊髓灰质炎病毒、柯萨奇病毒、艾柯病毒和胃肠炎病毒等。

(3)肝炎病毒:指引起人类病毒性肝炎的病毒,有两种入侵途径:甲型肝炎病毒和戊型肝炎病毒主要通过污染的食物和水经消化道侵入人体,乙、丙、丁型肝炎病毒主要通过血液、体液和母婴途径侵入人体。

(4)疱疹病毒:有单纯疱疹病毒、水痘-带状疱疹病毒、巨细胞病毒等,主要引起皮肤病变。

(5)虫媒病毒:由吸血节肢动物传播,病毒能在节肢动物中增殖,通过叮咬引起人体感染,包括流行性乙型脑炎病毒、森林脑炎病毒、登革热病毒等。

(6)狂犬病病毒:属弹状病毒,引起人畜共患的急性传染病——狂犬病。多见于犬、狼、猫等肉食动物,人多因被病兽咬伤而感染,主要症状是怕水、怕光、怕风,故又名"恐水症",死亡率接近 100%。

(7)人类免疫缺陷病毒:指艾滋病病毒,经血液或体液进入人体,引起获得性免疫缺陷综合征,有很高的病死率,被称为世界上"第一恐怖病毒"。

(8)**性传播病毒**:主要指艾滋病病毒。此外,性传播也是乙、丙、丁型肝炎病毒的传播途径之一。另有人乳头瘤病毒(HPV),感染部位主要为宫颈和阴道,可引起尖锐湿疣、生殖器疱疹,长期持续感染可能诱发宫颈癌。宫颈癌的早期症状是接触性出血和白带增多。

由于病毒的不断变异,以及新发现的病毒,病毒的种类也在不断增加。

5. **病毒性疾病的诊断**

(1)**临床症状**:病毒感染的患者经常会出现发热、全身中毒样症状,如全身肌肉关节酸痛、乏力、食欲减退等。

(2)**血常规检测**:白细胞常正常,淋巴细胞升高或者下降。

(3)**病原体检测**:包括病毒分离、培养、核酸检测、抗体 IgM、IgG 检测等。

6. **病毒性疾病的预防**　免疫学在预防病毒性疾病上有很大意义,大多数人患过传染病或隐性感染后,都能获得免疫性。

(1)**人工自动免疫**:包括减毒活疫苗(如牛痘苗、脊髓灰质炎疫苗、麻疹疫苗、流行性腮腺炎疫苗等)、灭活疫苗(如乙型肝炎疫苗、狂犬疫苗等)、亚单位疫苗、多肽疫苗、类毒素疫苗等。

(2)**人工被动免疫**:使用的生物制剂有免疫血清、胎盘球蛋白、丙种球蛋白,或与细胞免疫有关的转移因子等。注射人免疫球蛋白对传染性肝炎、麻疹、脊髓灰质炎等是紧急预防方法,可使接触者不出现症状或仅出现轻微症状。

(3)**其他**:控制感染源、保护易感人群和切断传播途径,是预防病毒感染的一般方法。

7. **病毒感染的药物治疗**

(1)**利巴韦林(病毒唑)**:为广谱抗病毒药,用于流感、腺病毒肺炎、甲型肝炎、疱疹、麻疹等。

（2）金刚烷胺：用于预防流感病毒引起的感染，也可用于震颤麻痹症。

（3）阿昔洛韦（无环鸟苷）：是治疗疱疹病毒感染的最佳药物。用于治疗单纯性疱疹、带状疱疹及乙型肝炎等。

（4）干扰素：具有广谱抗病毒、抗肿瘤及免疫调节三大功能。用于病毒性角膜炎、肝炎、流感等。

（5）吗啉胍（病毒灵）：为广谱抗病毒药。用于治疗普通感冒、流感、病毒性支气管炎、腮腺炎、麻疹及病毒性角结膜炎等。

（6）更昔洛韦：用于治疗严重免疫功能低下并发的感染症，如致盲性巨细胞病毒性视网膜炎、艾滋病等。

（7）恩替卡韦：适用于治疗病毒复制活跃的慢性乙型肝炎。

（8）拉米夫定：用于治疗艾滋病和慢性乙型肝炎。

第80讲 其他微生物

1. 衣原体 衣原体是一种比细菌小，但比病毒大，在专性细胞内寄生，发育繁殖有独特生活周期的微生物。

（1）与病毒的区别

①含有DNA与RNA两种类型核酸，而病毒只有其中的一种。

②具有由黏肽所组成的胞壁，且含胞壁酸。

③通过独特的生活周期，按二分裂方式繁殖。

④含有核糖体和较为复杂的酶系统，能进行一定的代谢活动。

⑤许多抗生素能抑制其生长繁殖。

（2）分类与致病

①沙眼衣原体：是沙眼的病原体。侵犯眼结膜和角膜，引起颗粒性结膜炎、角膜炎，并常形成瘢痕，可致盲。

沙眼可选择红霉素、四环素、阿奇霉素、左氧氟沙星、利福平等眼药水或眼药膏局部用药。

②包涵体性结膜炎衣原体：与沙眼衣原体相似。主要侵犯眼下睑，急性症状有绿疱及大量渗出物，一般数周至数月痊愈，无后遗症。该衣原体不仅侵犯眼部，也是男性非特异性尿道炎，女性子宫颈炎、输卵管炎和深部盆腔炎的重要病原体。

③性病淋巴肉芽肿衣原体：多见于热带及温带地区，通过两性接触传播，在我国少见。

④鹦鹉热衣原体：首先从鹦鹉体内分离出，为鸟类胃肠道及呼吸道感染的病原体。该衣原体可从鸟类传给人，使人发生肺炎。

2. 支原体　支原体是一群介于细胞与病毒之间、没有细胞壁、高度多形性、可通过滤菌器、能用人工培养基培养增殖的最小原核型微生物。

（1）形态与结构：其基本形状为球形和丝形。最小球形颗粒直径仅 125～250 纳米，有些大颗粒可达 2～3 微米。支原体没有细胞壁，只有由三层膜组成的细胞膜。胞质内含有数量较多的核糖体。无鞭毛，一般无动力。革兰染色呈阴性。

（2）致病性与免疫性：病原性支原体常定居于呼吸道、泌尿生殖道黏膜，对胸膜、腹膜、滑膜的间质细胞，以及中枢神经系统的亲和力强。

人类支原体中，仅肺炎支原体已肯定为人类原发性非典型性肺炎的病原体。人类经肺炎支原体感染后，血清中可出现具有保护性的表面抗原抗体。但患支原体肺炎后的免疫力并不巩固，有时仍可重复感染。治疗可用红霉素、四环素等药物。

3. 立克次体　立克次体是天然寄生在一些节肢动物体内（如虱、蚤、蜱、螨等），以这些节肢动物为媒介进行传播。立克次体是引起斑疹伤寒等传染病的病原体，为纪念因研究斑疹伤寒受到感染而牺牲的立克次医师而定名。

（1）生物学性状：有类似细菌的结构，电子显微镜下可见细胞壁及细胞膜。细胞壁由脂多糖蛋白质组成,与革兰阴性菌相似。部分立克次体在细胞壁表面有荚膜样物质和鞭毛的结构。胞质内有核糖体,核质集中在中央,为双股 DNA。在不同发育阶段,以及在不同宿主体内可出现不同的形态,如球形、哑铃形、长杆状或丝状。

(2)致病性与传播方式:流行性斑疹伤寒主要以人虱为媒介(包括体虱及头虱),在人群中传播,故又称虱型斑疹伤寒,常于冬春季流行。虱叮咬患者后,可因吸入患者血液而受感染,立克次体在虱肠管上皮细胞内繁殖,随粪便排出。在虱叮咬人时常排粪便于皮肤上,人由于抓痒,使虱粪中的立克次体从抓破的伤口进入正常人体,从而感染。

人受感染后,经两周左右的潜伏期,骤然发病,主要症状有高热、皮疹,也可伴有神经系统、心血管系统症状。病后可获得持久免疫。

经外-裴反应及补体结合反应等血清学检查可获明确诊断。

(3)防治原则

①灭虱是预防流行性斑疹伤寒的重要措施。

②疫苗预防接种有死疫苗及减毒活疫苗两种。接种后能产生免疫力,有效期至少一年。

③氯霉素及其他广谱抗菌生素治疗有效。

4.螺旋体　　螺旋体是一群细长、柔软、弯曲成螺旋状,运动活泼的单细胞微生物。在生物学位置上,介于细胞与原虫之间。具有细菌所有的基本结构,有细胞壁,二分裂繁殖,菌体外无鞭毛,但在胞壁与薄膜之间有轴丝,轴丝的屈曲与收缩使其能自由活泼运动。螺旋体在自然界及动物体内广泛存在,种类很多。

(1)大小与形状:钩体长 6~20 微米,宽 0.1~0.2 微米,具有细密而规则的螺旋,一部分菌体一端或两端屈曲成钩状。在暗视野显微镜下可见钩体像一串发亮的微细珠粒,运动活泼。可人工培养。

（2）分类与致病：对人致病的螺旋体有三种。

①疏螺旋体属：有 5～10 个粗、浅而不规则的螺旋，如回归热螺旋体与奋森螺旋体，分别引起回归热（是一种虫媒传染病，表现发热期与间歇期交替出现，寒热往来回归）和口腔炎（表现口腔黏膜大面积溃烂、疼痛）。

②密螺旋体属：有 8～14 个较细密而规则的螺旋。广泛分布，也常存在于人的口腔内。本属对人有致病性的有梅毒螺旋体和雅司螺旋体，分别引起梅毒（是一种性传播疾病，也可通过胎盘传染给胎儿，可累及生殖器和全身多个器官）和雅司病（又名热带莓疮，是一种接触性皮肤传染病，晚期可侵犯骨及骨膜）。

③钩端螺旋体：螺旋比密螺旋体更细密和规则，螺旋数目较多。菌体一端或两端呈钩状，广泛分布于水中。本属中一部分能引起人类及动物的钩端螺旋体病。

钩端螺旋体有较强的侵袭力，能通过皮肤的微小伤口、眼结膜、鼻或口腔黏膜侵入人体，迅速进入血液并繁殖引起败血症，随后进入肝、肾、肺、脑膜等器官，引起多种症状，即为钩端螺旋体病。

（3）检查及诊断

①钩端螺旋体病：可通过补体结合试验、血清显微凝集试验、酶联免疫吸附试验、血培养及分子生物学检查等以明确诊断。

②梅毒：皮肤黏膜渗液或淋巴结穿刺液暗视野显微镜检查，找到梅毒螺旋体，为诊断梅毒的金标准。此外，特异性的梅毒螺旋体颗粒凝集试验（TPPA），可以确定是否有梅毒感染；非特异性的快速血浆反应素环状卡片实验（RPR），是用来观察梅毒治疗的疗效和确定梅毒活动性及传染性的血清学检测指标。

（4）治疗：可选用青霉素类、头孢类、庆大霉素、异烟肼等药物治疗。

5. 放线菌　放线菌是类同细菌的原核细胞生物。无典型的核和核结构，细胞壁的化学组成接近细菌。以分裂方式繁殖。时呈分枝状,能形成孢子。革兰染色阳性。因菌落呈放射状而得名。大多数有发达的分枝菌丝,菌丝纤细,宽度近于杆状细菌,为0.2～1.2微米。

(1)分类与致病

①伊氏放线菌:正常人口腔、齿龈周围、扁桃体等部位,可发现放线菌,是口腔的正常菌丛。当机体免疫力降低,特别是由于拔牙、局部组织受损伤、继发感染时容易诱发放线菌病。该病为慢性化脓性肉芽肿性疾病。病变好发于面颈部及胸腹部,以向周围组织扩散形成瘘管,并排出带有硫黄样颗粒的脓液为特征。

②奴卡菌:是一群需氧性放线菌,广泛分布于土壤中。其中星形奴卡菌可引起原发性、化脓性肺部感染,出现类似肺结核的症状,称为肺奴卡菌病;巴西奴卡菌,可因外伤侵入皮下组织,产生慢性化脓性肉芽组织,表现为肿胀、脓肿及多发性瘘管,好发于足和腿部,即所谓足分枝菌病。

(2)治疗:青霉素、磺胺类、头孢菌素、林可霉素等是治疗放线菌病的有效药物。

6. 真菌 真菌在自然界广泛分布,其中有许多真菌与人类的日常生活联系密切,例如用真菌制酱酿酒和发酵饮食物;有的真菌用于农作物增产和抗生素生产,造福于人类。但有一部分真菌可以感染人体形成真菌病。某些真菌经常寄生于健康人体内,当人体受某些因素影响,而免疫功能降低时,往往可发生严重的真菌病,如念珠菌病等,称之为内源性真菌病。

(1)形态与结构:真菌是一大类以不分根、茎、叶和不含叶绿素为特征的叶状植物。真菌的形态结构比细菌复杂。有单细胞和多细胞两种类型,前者细胞呈圆形或椭圆形,常见于酵母菌和类酵母菌;后者多呈丝状,分枝交织成团,称为丝状菌,即一般通称的真菌。多细胞形态的真菌分菌丝和孢子两类结构。

(2)主要病原性真菌

①皮肤丝状菌:也称皮肤癣菌,主要侵犯皮肤、毛发和指(趾)

甲引起癣病。一般不侵犯皮下等深部组织或内脏。常由于接触癣症患者、染菌物体及患癣症的家畜(猫、狗、牛、马等)而感染。可用内服伊曲康唑,外用达克宁软膏等治疗。

②深部真菌:是能侵袭深部组织和内脏及全身感染的真菌,大多数引起慢性肉芽肿样炎症、溃疡和坏死等。其中以白色念珠菌病和新型隐球菌病比较常见。治疗可用氟康唑、伊曲康唑、制霉菌素、两性霉素 B 等。

白色念珠菌是条件致病菌,可引发鹅口疮、口角糜烂及阴道炎等疾病,也可引发肺炎、支气管炎、肠炎、食管炎、膀胱炎、肾盂肾炎和脑膜炎等内脏疾病。

新型隐球菌主要经呼吸道感染,在肺部引起轻度炎症。当机体免疫力下降时,向全身蔓延。易侵袭中枢神经系统,发生慢性脑膜炎。临床症状类似结核性脑膜炎、脑炎、脑肿瘤或脑脓肿等。此外,也可侵袭骨骼、肌肉、淋巴结和皮肤黏膜,引起慢性炎症及脓肿。

参 考 文 献

［1］ 万学红,卢雪峰.诊断学.8 版.北京:人民卫生出版社,2017.

［2］ 叶任高,陆再英.内科学.5 版.北京:人民卫生出版社,2002.

［3］ 郑怀美,苏应宽.妇产科学.2 版.北京:人民卫生出版社,1989.

［4］ 虞瑞尧.常见皮肤病诊断彩色图谱.北京:金盾出版社,2018.

［5］ 柏树令.系统解剖学.5 版.北京:人民卫生出版社,2002.

［6］ 童坦君,李刚.生物化学.2 版.北京:北京大学医学出版社,2009.

［7］ 杨宝峰.药理学.6 版.北京:人民卫生出版社,2005.

［8］ 任娟清.实用药物手册.2 版.济南:山东科学技术出版社,2000.

［9］ 张揆一.人体自身谈奇.北京:人民军医出版社,2005.

［10］贺经,程力华.小说健康.北京:军事医学科学出版社,2004.

［11］史德.健康长寿水为先.北京:金盾出版社,2017.

［12］谢惠兰,张凌夫.牙病防治190 则.北京:金盾出版社,2017.

［13］董明强.歌解健康四大基石.北京:人民军医出版社,2012.

［14］董明强.求医——中医西医的选择.北京:人民军医出版社,2013.

［15］董明强.健康体检365 问.郑州:河南科学技术出版社,2020.